Ästhetische Seitenzahnrestaurationen

Zahnfarbene Inlays und Onlays

David A. Garber, DMD • Ronald E. Goldstein, DDS

Ästhetische Seitenzahnrestaurationen

Zahnfarbene Inlays und Onlays

David A. Garber, DMD

Clinical Professor of Periodontics
Clinical Professor of Prosthodontics
Medical College of Georgia
School of Dentistry
Augusta, Georgia

Special Lecturer in Esthetic Dentistry
Emory University
School of Dentistry
Atlanta, Georgia

Privatpraxis: Atlanta, Georgia

Ronald E. Goldstein, DDS

Clinical Professor of Restorative Dentistry
Medical College of Georgia
School of Dentistry
Augusta, Georgia

Special Lecturer in Esthetic Dentistry
Emory University
School of Dentistry
Atlanta, Georgia

Adjunct Clinical Professor of Prosthodontics
Boston University
Goldman School of Graduate Dentistry
Boston, Massachusetts

Privatpraxis: Atlanta, Georgia

Übersetzt von: Monika Preischl, München

Quintessenz Verlags-GmbH
Berlin, Chicago, London, Tokio, São Paulo,
Moskau, Prag und Warschau

Titel der englischsprachigen Originalausgabe:
„Porcelain & Composite Inlays & Onlays. Esthetic Posterior Restorations."

Die Deutsche Bibliothek - CIP-Einheitsaufnahme

Ästhetische Seitenzahnrestaurationen: zahnfarbene Inlays und Onlays/David A. Garber; Ronald E. Goldstein. Übers. von: Monika Preischl. - Berlin ; Chicago ; London ; Tokio ; São Paulo ; Moskau ; Prag ; Warschau : Quintessenz-Verl.-GmbH, 1994
(Quintessenz-Bibliothek)
Engl. Ausg. u.d.T.: Porcelain & composite inlays & onlays
ISBN 3-87652-381-8
NE: Garber, David A.; Goldstein, Ronald E.; Preischl, Monika [Übers.]

quintessenz bibliothek

Satz: Grafisches Atelier Michael Gradias, Wolfenbüttel
Druck und Bindung: Everbest Printing Co, Ltd, Hong Kong
Printed in Hong Kong
ISBN 3-87652-381-8

Inhalt

Für Dr. Ralph Phillips, Professor für zahnärztliche Werkstoffkunde, Freund und Vorbild für uns alle, der großzügig seine Zeit, sein Talent und seinen wundervollen Sinn für Humor beitrug.

Mitautoren

Pinhas Adar, CDT
Master Ceramist
Adar Laboratories, Atlanta,Georgia

Barry P. Isenberg, DMD, MA
Professor
University of Alabama
School of Dentistry
Birmingham, Alabama

Karl F. Leinfelder, DDS, MS
Alumni/Volker Professor of Clinical Dentistry
Director of Biomaterials Clinical Research, and Acting Chairman
Department of Biomaterials
University Alabama
School of Dentistry
Birmingham, Alabama

Leonard Litkowski, DDS, MS
Assistant Professor
Program in Dental Materials
Department of General Dentistry
University of Maryland
Baltimore College of Dental Surgery
Baltimore, Maryland

Dan Nathanson, DMD, MSD
Professor and Chairman
Department of Biomaterials
Director, Division of Continuing Education
Boston University
Goldman School of Graduate Dentistry
Boston, Massachusetts

Howard Strassler, DMD, FADM
Associate Professor and Director of Operative Dentistry
Department of General Dentistry
University of Maryland
Baltimore College of Dental Surgery
Baltimore, Maryland

Vorwort

Dieses Buch handelt von möglichen Alternativen zu konventionellen Amalgamfüllungen im Seitenzahnbereich. Die Entwicklung von dentalen Werkstoffen bietet der Zahnheilkunde eine Vielfalt von Lösungen für das Problem von kariösen oder verfärbten Molaren. Seit Jahrhunderten ist nun dentales Amalgam allgemeiner Standard, an dem Zahnärzte und Werkstoffe gemessen wurden. In den vergangenen Jahren wurde die Praxis der Routineversorgung von Zähnen mit Amalgam erneut in Frage gestellt, aber, ungeachtet jeglicher Kontroversen über mögliche Auswirkungen von Quecksilber, können wir unseren Patienten Alternativen für die Versorgung der Seitenzähne anbieten. Dieses Buch enthält mögliche Lösungen für jene Millionen von Menschen, die eine Antwort auf die Frage suchen: „Gibt es Alternativen?"

Das Konzept eines Keramik*inlays* ist nicht wirklich neu, doch in der Vergangenheit waren solche Restaurationen nicht besonders erfolgreich, insbesondere da ein geeignetes Zementiermaterial fehlte. Die Möglichkeit, Keramik mit Hydrofloursäure anzuätzen (wie bei keramischen Verblendschalen), gepaart mit dem Dual-Bonding-Effekt der Komposits an Schmelz und Dentin, haben das Keramikinlay und das hitzebehandelte indirekte Kompositinlay zu definitiven Versorgungen gemacht; besonders im Vergleich zu den Kompromissen, die im Zusammenhang mit Amalgam, Gold, direkten Kompositfüllungen und Vollkronen gemacht wurden.

Dieses Buch ist ein Atlas der Vorgehensweise in dieser aufregenden neuen Methode auf dem heutigen Stand der Wissenschaft. Ebenso gibt es einen Ausblick auf zukünftige Trends, einschließlich CAD/CAM und anderer Computerverfahren.

Danksagung

Jedes Buch repräsentiert die Arbeit vieler verschiedener Menschen, dieser Text ist dabei keine Ausnahme. Das Manuskript wurde von Candare Paetzhold angefertigt, erneut getippt und redigiert; Margie Smith war wie immer mit Schreibarbeiten beschäftigt, mit Vergleichen und mit den verschiedenen Phasen der Herstellung des Buches befaßt. Unsere Techniker, Pinhas Adar und Mark Hamilton, sind zusammen mit Larry Lindke unzählige verschiedene Materialien, Produkte und Keramiken durchgegangen, im Bemühen, die beste Lösung für die Probleme zu finden, auf die wir bei der Verfeinerung dieser relativ neuen Technik stießen. Herrn Adars einzigartiges künstlerisches Geschick wird im ganzen Buch sichtbar. In der Schweiz führten uns Dr. Peter Schärer und Arnold Wohlwend in bemerkenswerte neue Konzepte ein und stellten uns freundlicherweise Diapositive zur Verfügung. Ebenso unterstützte uns Dr. Stefan Eidenbenz. Unser Team, ganz besonders aber Debby Michalec, unterstützt von Kim Nimmons, verbrachte viele lange Abende mit dem Katalogisieren von Diamaterial, Forschungsdaten und Informationen für dieses Buch. Unsere beiden Partner, Cathy Goldstein Schwartz und Cary Goldstein, bildeten einen Quell von Ratschlägen und Anleitungen und haben das Manuskript kritisch gelesen, wann immer es nötig war.

Wir möchten uns bedanken für die technischen photographischen Ratschläge und Hilfen, die wir von Herrn Howard Golden und Herrn John Johnny (Minolta Corporation) erhalten haben. Alle Abbildungen entstanden mit einer Minolta 7000, mit einer 100 mm Makrolinse und einem 1200 AF Elektronikblitz .

Die Zeit, die man braucht, um ein Buch zu schreiben, muß anderswo gestohlen werden. Wir nahmen sie von jener Zeit, die wir eigentlich mit unseren Familien hätten verbringen sollen, besonders mit unseren Kindern - Karen, Jennifer, Michael, Ken und Rick - ebenso mit unseren Frauen, Barbara und Judy. Wir schätzen ihr Verständnis, indem sie uns erlaubten, diese Arbeit zu vollenden.

1 Historische Perspektiven und Vergleich von Seitenzahnrestaurationen

Karl F. Leinfelder

Seit Jahrhunderten neigen Zahnärzte dazu, die Behandlung in Restaurationen im Front-und Seitenzahnbereich zu trennen. Aus einer Vielzahl von Gründen ist den Frontzähnen die meiste Aufmerksamkeit geschenkt worden, ebenso herrschte Übereinkunft bei den Versorgungsmöglichkeiten. Das Gegenteil tritt jedoch ein, wenn es um den Seitenzahnbereich geht. Hier entsteht eine Kontroverse einerseits um die bestmögliche, ästhetisch befriedigende Lösung, andererseits um die funktionellen Möglichkeiten, dem Patienten seine Bezahnung in optimalem Zustand zu erhalten. Die meisten Kontroversen gipfeln dann in dem Punkt, welches Material am besten für die Seitenzahnversorgung geeignet ist. Obwohl Amalgam allgemein anerkannt war, hat die Zahnheilkunde auch andere Materialien verwendet: Goldlegierungen, Komposits und verschiedene Keramikverbindungen. Hier sollen diese Materialien kurz diskutiert werden.

Amalgam

Dentales Amalgam spielte während des letzten Jahrhunderts eine Schlüsselrolle als Füllungsmaterial im Seitenzahnbereich. Obwohl andere Materialien für okklusale Füllungen entwickelt wurden, blieb dieses früh entwickelte Material das am meisten verwendete.

Seine kontinuierliche Beliebtheit wird am stärksten deutlich durch die Tatsache, daß es nahezu 75 % aller von Zahnärzten verwendeten Materialien ausmacht.

Die Gründe für die fortbestehende Akzeptanz von Amalgam sind zahlreich. Verglichen mit anderen restaurativen Materialien ist es relativ leicht zu verarbeiten, preiswert, klinisch dauerhaft, und - was vielleicht am wichtigsten ist - es ist nahezu unempfindlich gegenüber Verarbeitungsfehlern.

Die ersten Amalgame, die von Zahnärzten vor mehr als einem Jahrhundert benutzt wurden, bestanden aus Silber und Quecksilber. Während die physikalischen und mechanischen Charakteristika dieser Amalgame weit vom Ideal entfernt waren, sagte das Konzept, eine plastische und gut zu verarbeitende Masse in eine präparierte Kavität zu stopfen und dann in die gewünschte anatomische Form zu schnitzen, sofort einer großen Menge von Behandlern zu. Solch eine Technik war weitaus schneller und einfacher als die einzige Alternative, die im Kondensieren von Stopfgold lag. Leider differierte die Zusammensetzung der ersten verfügbaren Alloys für Amalgamrestaurationen stark von einem zum anderen Material. In ähnlicher Weise variierten verständlicherweise die Verarbeitungsmethoden und das klinische Verhalten.

Dank der Bemühungen von Black (1896) und Gray (1923) jedoch wurde die Zusammensetzung des Alloys dramatisch verbessert. Dann, im Jahre 1929, wurde von der American Dental Association ein Standard für Amalgam festgelegt. Als Folge davon etablierte sich eine Rangordnung von Bestandteilen, ebenso entstanden strenge Grenzwerte für Änderungen in den Dimensionen während der Amalgamierung. Diese Anstrengungen der ersten Zeit führten dazu, daß das verwendete Material einen akzeptablen Standard erreichte.

Zusammensetzung

Obwohl die Zusammensetzung der heute üblichen Formulationen variiert, enthält Amalgam-Alloy im allgemeinen mehr Silber als andere Komponenten. Die zweithäufigste Komponente ist Zinn, gefolgt von Kupfer. Obwohl auch Zink enthalten sein kann, sind die meisten der gewöhnlich verwendeten Formulationen frei davon. Das Silber-Zinn-Kupfer-Alloy wird mit reinem Quecksilber im Verhältnis 1:1 gemischt.

Vor fast 20 Jahren wurde ein neuer Typ von Amalgam in die Zahnheilkunde eingeführt. Als Amalgam mit hohem Kupferanteil enthielt dieses neuartige Material Kupferanteile bis zu 13 %. Einige der neueren Formeln enthalten Kupfer in einem Anteil von fast 30 %. Die Ergebnisse mehrerer klinischer Untersuchungen zeigten, daß die neuen Alloys ihren Gegenstücken mit geringem Kupferanteil deutlich überlegen waren. Der Nachweis im klinischen Verhalten zeigte eine Relation zum erhöhten Kupferanteil. Im Prinzip versucht das überschüssige Kupfer, eine Verbindung mit dem Zinn einzugehen, wodurch es die Bildung einer Zinn-Quecksilber-Phase reduziert oder verhindert. Bei Abwesenheit der korrosionsanfälligen Gamma-2-Phase ist Amalgam weitaus abrasionsbeständiger.

Die Lebensdauer von Amalgam mit hohem Kupfer-Anteil ist normalerweise länger als die von traditionellen oder von Zusammensetzungen mit geringem Kupferanteil. Speziell das Ausmaß an marginalen Frakturen oder Rissen ist erfreulich geringer. Weiterhin bewirken die Amalgame mit hohem Kupferanteil eine geringere Oberflächenkorrosion und Volumenexpansion sowie geringeren Flow oder Creep von der Kavitätenpräparation weg. Schließlich besitzen diese Materialien auch eine geringere Verarbeitungsempfindlichkeit als konventionelle Amalgame.

Ein Beispiel für das unterschiedliche klinische Erscheinungsbild von konventionellen Amalgamen und solchen mit hohem Kupferanteil ist in Abbildung 1-1 zu sehen. Gezeigt sind zwei Amalgamfüllungen, die zur selben Zeit gelegt wurden. Bei der Füllung am Zahn 14 handelt es sich um Velvalloy (SS White), eine konventionelle Zusammensetzung. Die Füllung am Zahn 15 ist ein Amalgam mit hohem Kupferanteil, Dispersalloy (Johnson & Johnson). Beide Füllungen sind 4 Jahre alt. Man beachte die augenscheinlichen Unterschiede im klinischen Erscheinungsbild. Das Amalgam mit hohem Kupferanteil zeigt weiterhin einen ausgezeichneten marginalen Randschluß, während die konventionelle Zusammensetzung allmählich eine starke Verschlechterung am Marginalsaum aufweist. Die gleichen beiden Füllungen nach 8 Jahren in situ zeigt Abbildung 1-2. Die Unterschiede im klinischen Erscheinungsbild der beiden Füllungen sind jetzt noch augenscheinlicher. In dieser Phase beginnt die Oberfläche der konventionellen Zusammensetzung einzubrechen, während die Füllung aus Amalgam mit hohem Kupferanteil weiterhin dieselben klinischen Charakteristika zeigt wie am Ende des 3. Jahres. Den Zustand nach 10 Jahren zeigt Abbildung 1-3. Man beachte den schweren marginalen Einbruch der konventionellen Zusammensetzung, ebenso die Erscheinungen von Flow und Creep, nicht nur okklusal, sondern auch approximal. Im Vergleich dazu zeigt die Füllung aus Amalgam mit hohem Kupferanteil weiterhin ausgezeichnete klinische Eigenschaften. Die beiden Restaurationen nach 16 Jahren in situ zeigt Abbildung 1-4.

Nach 4 Jahren

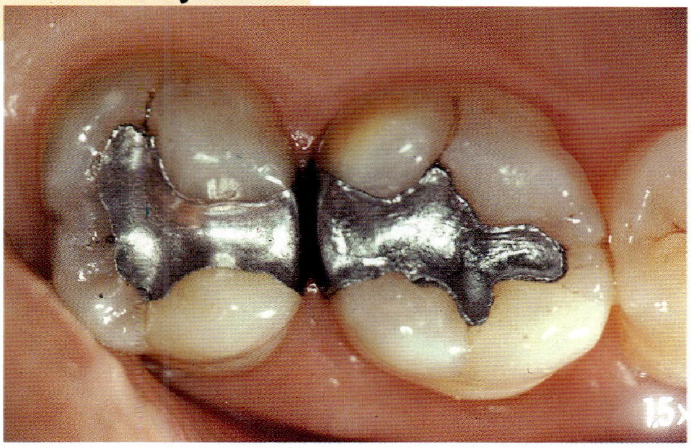

Abb. 1-1 Zwei Amalgamfüllungen, beide vor 4 Jahren gelegt. Die linke ist ein Amalgam mit hohem Kupferanteil (Dispersalloy), die rechte ein konventionelles Amalgam (Velvalloy).

Nach 8 Jahren

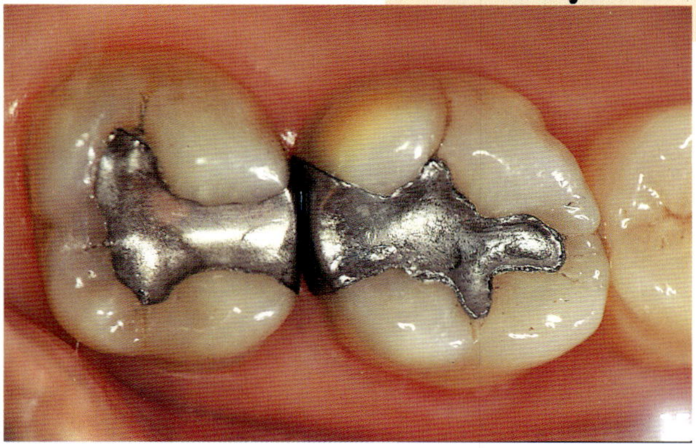

Abb. 1-2 Dieselben Restaurationen nach 8 Jahren in situ.

Nach 10 Jahren

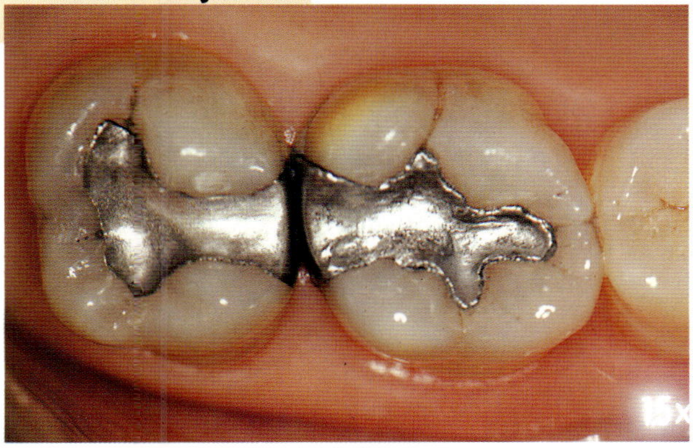

Abb. 1-3 Dieselben Restaurationen am Ende von 10 Jahren.

Nach 16 Jahren

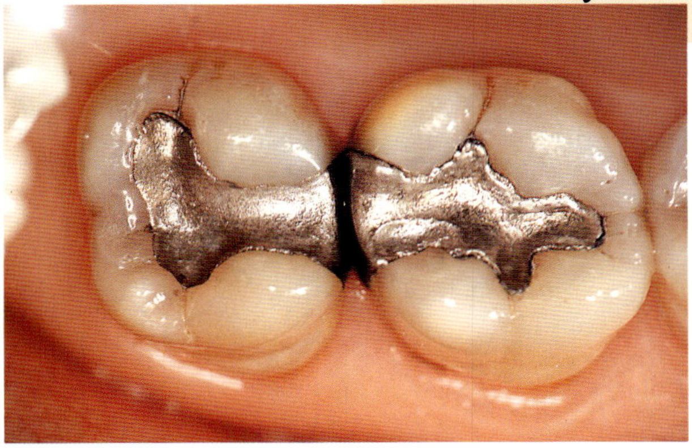

Abb. 1-4 Dieselben Restaurationen am Ende von 16 Jahren.

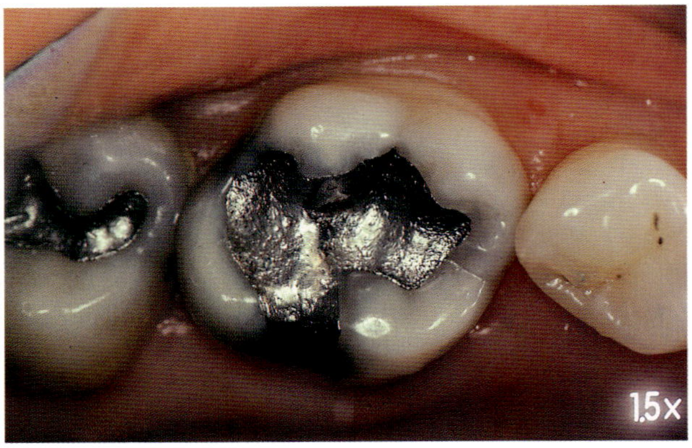

Abb. 1-5 Restauration aus konventionellem Amalgam mit geringem Kupferanteil, geschnitzt und brünniert, aber nicht poliert, nach 2 Jahren in situ.

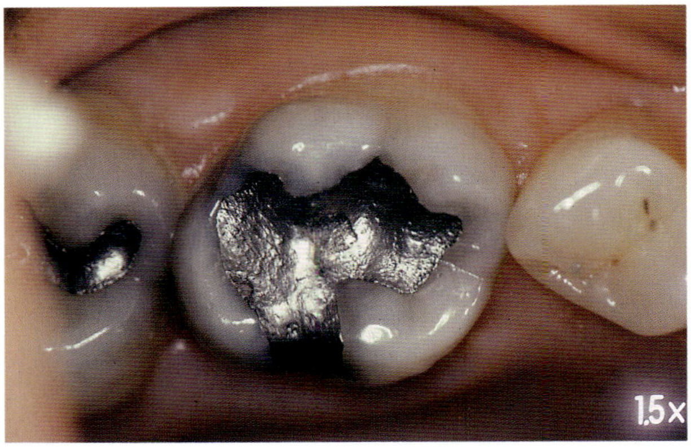

Abb. 1-6 Dieselbe Restauration nach 3 Jahren.

Man beachte, daß der Anteil an verbleibendem Quecksilber in der fertigen Füllung eine große Rolle für den gesamten Korrosionswiderstand der Füllung spielt. Deshalb sollten die Behandler alle Möglichkeiten nutzen, um den Restquecksilbergehalt der Füllung zu reduzieren. Dieser Effekt kann mit entsprechenden Kondensations-und Brünniermethoden erreicht werden. Beide Methoden bringen den Quecksilberüberschuß an die Oberfläche der Füllung, wo er dann durch den Prozeß des Schnitzens entfernt wird.

Die Schnitz-Brünnier-Technik ist so effektiv, daß sie tatsächlich das klinische Erscheinungsbild eines konventionellen Amalgams auf den Status eines Amalgams mit hohem Kupferanteil anheben kann. Ein typisches Beispiel wird in den Abbildungen 1-5 und 1-6 gezeigt.

Abbildung 1-5 zeigt eine Füllung aus konventionellem Amalgam mit einem geringen Kupferanteil, die geschnitzt und brünniert, aber nicht poliert wurde. Die Füllung ist 2 Jahre alt. Dieselbe Füllung nach 3 Jahren in situ zeigt Abbildung 1-6. Man beachte den relativ geringen Unterschied im marginalen Randschluß trotz des Alters der Füllung.

Amalgam

Vorteile

- Mittel der Wahl als direktes Füllungsmaterial im Seitenzahngebiet
- Relativ einfache Verarbeitung
- Vergleichsweise konstante Qualität durch standardisierte Verarbeitung
- Höhere klinische Lebensdauer als die meisten anderen direkten Füllungsmaterialien
- Weitaus preiswerter als alle anderen Alternativen

Nachteile

- Von den meisten Patienten als unästhetisch empfunden.
- Hält die verbleibende Zahnsubstanz nicht zusammen, wie dies etwa bei einem durch Säure-Ätz-Technik befestigten Komposit möglich ist.
- Noch nicht gelöstes Problem der Dimensionsänderung von Amalgam und seine Neigung zu Mikrorissen.
- Korrosionsbruch von älteren Amalgamfüllungen kann ein strukturelles Problem in Form von möglichen Zahnfrakturen darstellen.
- Fortbestehende Kontroversen über mögliche Quecksilbertoxizität und antibiotische Hemmung

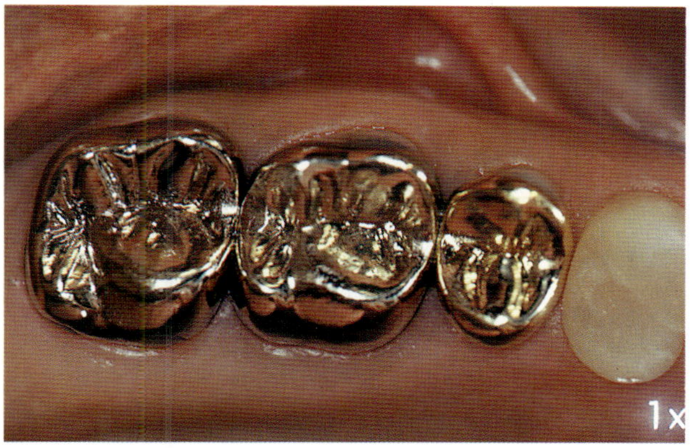

Abb. 1-7 Goldlegierung nach mehreren Jahren in situ.

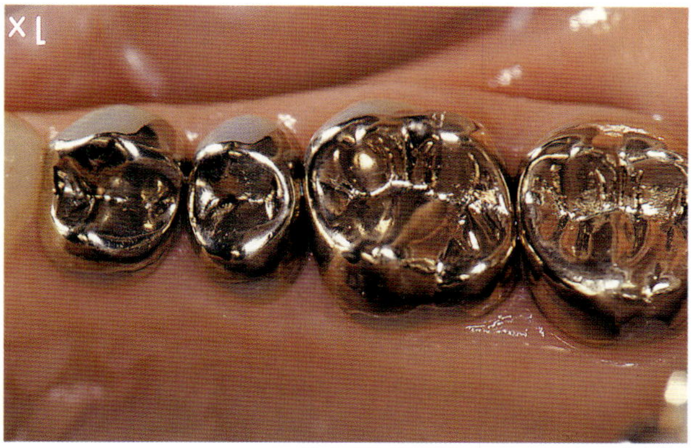

Abb. 1-8 Die Legierung mit niedrigem Goldanteil weist einen ausgezeichneten Randschluß auf und ist beständig gegen Anlaufen.

Goldlegierungen

Lange Zeit hielt man Goldlegierungen für das geeignetste Material zur Versorgung der Seitenzähne. Dieser Typ von indirektem Restaurationsmaterial kann im allgemeinen bei Patienten mit kariesfreiem Gebiß 25-40 Jahre im Mund verbleiben. Sein Erfolg ist durch eine Vielzahl von Faktoren bedingt, wie zum Beispiel Korrosionsbeständigkeit, relativ leichte Verarbeitung, ausgezeichnete physikalische und mechanische Eigenschaften.

Die grundlegenden Nachteile des Materials sind seine Farbe, relativ hohe Kosten für den Patienten und seine verarbeitungsempfindliche Technik sowohl klinisch als auch im Labor. Die Anwendung von Goldlegierungen für die Seitenzahnrestauration wurde gefördert durch die Entwicklung des Gußverfahrens im 20. Jahrhundert. Verbesserte Erforschung des Materials in den 30er Jahren, verbunden mit der Gußtechnik, machten das Verfahren vielversprechender und ermutigten die Behandler, dieses sehr effektive Material zu benutzen. Beispiele für Versorgungen aus Goldlegierungen sind in den Abbildungen 1-7 und 1-8 zu sehen. Abbildung 1-9 zeigt ein Beispiel für die Möglichkeit eines optimalen Randschlusses.

Zusammensetzung

Die ursprünglichen Goldlegierungen, die in der Zahnheilkunde benutzt wurden, basierten auf Münzlegierungen und bestanden aus Gold, Kupfer und Silber. Mit fortschreitender Entwicklung wurden die Zusammensetzungen modifiziert. Zur Zeit sind vier Grundtypen von Legierungen im Dentalhandel verfügbar. Diese verschiedenen Gruppen von Legierungen haben unterschiedliche Zusammensetzungen und mechanische Eigenschaften (Tabellen 1-1 und 1-2).

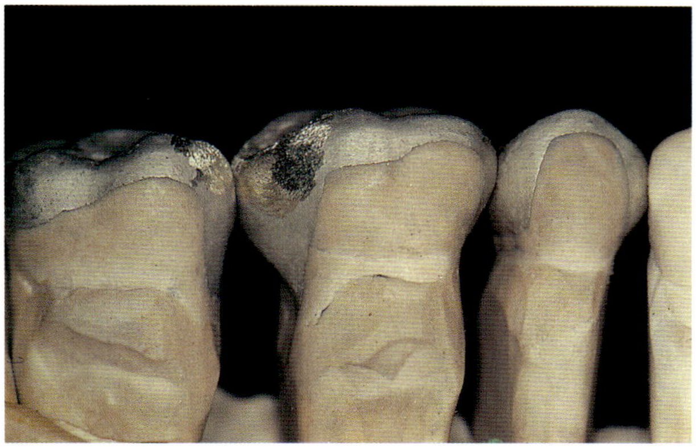

Abb. 1-9 Die Gußobjekte auf den Modellstümpfen weisen einen ausgezeichneten Randschluß auf.

In den letzten Jahren wurde eine neue Gruppe von Legierungen in die Zahnheilkunde eingeführt. Als sogenannte *Spargold-Legierungen* enthalten diese neuen Systeme einen wesentlich geringeren Goldanteil, dafür einen höheren Anteil an Palladium. Der Goldanteil dieser neuen Legierungen variiert zwischen 40 % und 60 %. Der Palladiumanteil beträgt etwa 9 %. Eine Anzahl von Untersu-

Tab. 1-1 *Zusammensetzung von Goldgußlegierungen*

	Au	Ag	Cu	Pt	Pd	Zn
Typ 1	85	10	5	0	0	6
Typ 2	75	13	8	1	2	1
Typ 3	70	15	10	2	2	1
Typ 4	65	12	15	3	2	3

Tab. 1-2 *Durchschnittliche Eigenschaften von Goldlegierungen*

	VHN	vorgeschlagener Grenzwert (MPa)	Spannung (MPa)
Typ 1	82	85	280
Typ 2	105	160	350
Typ 3*	120-170	175-300	360-480
Typ 4*	175-250	290-550	450-70

* Die Werte sind unabhängig von der Methode der Hitzebehandlung

chungen zur Korrosion zeigt, daß ein erhöhter Palladiumanteil eine signifikante Reduktion des Goldanteils kompensieren würde (Gettleman, 1980; Leinfelder et al, 1981). Interessanterweise zeigte eine Anzahl von klinischen Studien, daß sich die Spargoldlegierungen ähnlich gut verhielten wie die traditionellen Zusammensetzungen. Im allgemeinen wiesen jedoch die meisten jener Systeme aufgrund des erhöhten Palladiumanteils höhere Härtegrade auf. Die meisten der Spargoldlegierungen waren dem Typ III der Goldlegierungen vergleichbar. Der einzige negative Aspekt der Spargoldlegierungen ist im Zusammenhang mit ihrer Verarbeitung zu sehen. In der Regel sind sie technisch schwieriger zu erhitzen und zu gießen. Zu langes Erhitzen, verursacht durch unangemessenes Regulieren der Flamme, neigt dazu, die Basismetalle der Legierung auszubrennen. Die Folgen sind Risse und Verfärbungen in der Mundhöhle. Interessanterweise konnten jedoch keine Unterschiede in der Präzision der Paßgenauigkeit, der Gießfähigkeit oder der Endbearbeitung gezeigt werden.

Komposits im Seitenzahnbereich

Komposits wurden in den frühen 60er Jahren von Bowen (1962) entwickelt und einige Jahre später in die Zahnmedizin eingeführt. Bestehend aus einem zähen widerstandsfähigen Harz (bis-GMA) und einem keramischen Füllkörper, war dieser neue Werkstofftyp den früheren zahnfarbenen Restaurationen hinsichtlich physikalischer und mechanischer Eigenschaften, ebenso im Hinblick auf die leichte Verarbeitung, überlegen. Nach einigen kleineren Modifikationen forderte man Komposits als Amalgamersatz im Seitenzahngebiet. Während es anfangs so aussah, als ob diese Restaurationen für okklusale Füllungen bevorzugt zu benutzen seien, zeigten klinische Langzeitstudien, daß das Material tatsächlich für diesen Zweck nicht akzeptabel war. Hinzu kam, daß die Abrasion pro Jahr näherungsweise 100 bis 150 μm betrug (Leinfelder und Roberson, 1983) und zusätzlich an vielen der damit versorgten Zähnen Sekundärkaries auftrat.

Einige Jahre später führte die 3 M Company ein modifiziertes Material für die Seitenzahnversorgung ein. Die Modifizierung bestand hauptsächlich darin, die Größe der Hauptfüllkörper von circa 35 auf 3 μm zu reduzieren und den Gesamtanteil der Füllstoffe von 75 auf 86 Gew.-% zu erhöhen. Nachfolgende klinische Studien zeigten, daß diese Modifikation der Füllstoffe in einer signifikanten Abnahme der Abrasion resultierte (Leinfelder und Taylor, 1978). Getestet unter denselben Bedingungen, nahm die Abrasion auf weniger als 50 μm pro Jahr ab.

Heute sind diese frühen Materialien beträchtlich verbessert worden. Eine Vielzahl von handelsüblichen Komposit-Materialien weisen nun Abrasionen von weniger als 10 μm pro Jahr auf (Gerbo et al, 1990).

Gegenwärtig ist eine Vielzahl von Komposits auf dem Markt erhältlich. Obwohl Anstrengungen unternommen wurden, diese Materialien nach Partikelgröße einzuteilen, sind die meisten Klassifizierungssysteme immer noch etwas verwirrend. Um dies zu verbessern, wird eine einfache Klassifikation vorgeschlagen (Tabelle 1-3). Die grundlegenden Vorteile einer solchen Klassifikation sind die einfache und bequeme Anwendung. Jede Gruppe der Komposits enthält Füllkörper, die um den Fak-

Tabelle 1-3 *Klassifikation von Komposits nach der Größe der Füllpartikel*

Typ	Partikelgröße (μm)	Beispiel	Hersteller
Konventionelle	50	Concise	3M Dental
		Adaptic	Johnson & Johnson
Intermediär-Typ	1-5	P-50	3M Dental
		Visiomolar RO	ESPE
Fein	0,5-0,9	Herculite XR	Kerr/ Sybron
		Charisma	Kulzer
		TPH	Caulk
Mikrofüller	0,05	Heliomolar RO	Ivoclar
		Durafill	Kulzer
		Silux Plus	3M Dental

tor 10 kleiner oder größer sind als jene der nachfolgenden Gruppe.

Die meisten Komposits für den Seitenzahnbereich enthalten gegenwärtig Füllkörper der intermediären Gruppe. Mit anderen Worten, die meisten dieser Materialien verfügen über eine durchschnittliche Partikelgröße von 1 bis 5 μm.

Es gibt noch eine weitere Klassifikation der Materialien, die als *Hybrid* bezeichnet werden kann. Grundsätzlich ist ein Hybrid ein Kunststoff, der Füllpartikel zweier unterschiedlicher Größen enthält. Eine der beiden Komponenten ist ein Mikrofüller, die andere ein Makrofüller. Alle Komposits, die zur Zeit auf dem Markt sind, enthalten nun einen gewissen Anteil an Mikrofüllern, so daß der Begriff *Hybrid* etwas verwirrend erscheint. Kleine Mengen an Mikrofüllern werden im allgemeinen hinzugefügt, um die Verarbeitungseigenschaften zu verbessern, so z.B. die Stopfbarkeit und den Fließwiderstand. Als wirkliches Hybrid wird jedoch ein Material bezeichnet, in dem mindestens 20 % bis 25 % der gesamten Füllstoffe Mikrofüller sind, was effektiv den Volumenanteil der Füllstoffe erhöht.

Wünschenswert ist ein Komposit mit mehr als 70 Volumenprozent Füllstoff.

Heute kann man die meisten der auf dem Markt befindlichen Komposits in zwei Hauptgruppen einteilen: (1) jene mit Füllpartikeln in der Größenordnung von 1 bis 5 μm; (2) jene, bei denen der Hauptanteil der Füllstoffe im Bereich der Mikrofüller liegt, nämlich bei rund 0,04 μm. Der Vorteil des letztgenannten Typs von Mikrofüller-Komposit ist, daß es durch seine Polierbarkeit einen hohen Grad an Oberflächengüte erreicht. Andererseits besitzt es einen geringeren Füllstoffgehalt und daraus resultierend eine geringere Festigkeit, höhere Materialermüdung und ein geringeres Elastizitätsmodul. Im Vergleich zu Komposits, die Makrofüller enthalten, neigen die Mikrofüller mehr zu marginalem Bruch oder Randspaltbildung, lokalisierter Abrasion und Materialbruch; jedoch ist ihre allgemeine Abriebfestigkeit gewöhnlich höher im Vergleich zu denen, die Makrofüller enthalten.

Es wurden beträchtliche Fortschritte in der Entwicklung von Komposits erreicht, deren Abrasion geringer ist als die ihrer Vorgänger, dennoch zählen sie weiterhin zu den verarbeitungsempfindlichsten Materialien in der modernen Zahnheilkunde. Kompositfüllungen im Seitenzahnbereich sind weit schwieriger zu legen und auch verarbeitungsempfindlicher als Amalgamfüllungen. Folglich kann trotz extremster Sorgfalt beim Einbringen dieser Füllungsmaterialien Sekundärkaries ein ernsthaftes Problem sein. Sekundärkaries tritt häufiger bei Kompositfüllungen im Seitenzahnbereich auf als bei entsprechenden Amalgamfüllungen und breitet sich bei ersteren auch wesentlich progredienter in Richtung Pulpa aus.

Während sich manchmal Sekundärkaries unter einer Amalgamfüllung für 1 Jahr oder länger befinden kann, gilt dasselbe nicht für Seitenzahnkomposits. Wenn einmal der Prozeß der Sekundärkariesentstehung in Gang gekommen ist, reichen manchmal Monate, bis er genügend weit fortgeschritten ist, um das Pulpenkavum zu erreichen. Obwohl die Ursache für die unterschiedliche Karieshäufigkeit in Verbindung mit Materialien noch nicht völlig geklärt sind, scheint ein Zusammenhang mit der chemischen Struktur der beiden Systeme zu bestehen. Das Silber, Kupfer, Zinn oder selbst das Quecksilber im Amalgam scheint einen bakteriostatischen Effekt zu besitzen. Das Seitenzahnkomposit enthält keine Komponente, um den kariösen Prozeß aufzuhalten. Dies wird begleitet von einem relativ hohen Unterschied zwischen dem Wärmeausdehnungskoeffizienten und der daraus resultierenden Randspaltbildung bei Kompositfüllungen; hierdurch wird der kariöse Prozeß aktiv gefördert.

Obwohl Komposits eine Materialverbesserung erfahren haben, können sie noch nicht als Amalgamersatz betrachtet werden, ebensowenig wie Amalgam als Ersatz für gegossene Restaurationen angesehen werden kann. Zweifellos werden sowohl hinsichtlich der Abrasion als auch ihrer technischen Verarbeitbarkeit bessere Seitenzahnkomposits entwickelt, die keine Polymerisationsschrumpfung aufweisen und präzise an der Dentinoberfläche haften. In der Zwischenzeit sollten Komposits im Seitenzahnbereich nur selektiv und generell nicht im Kauzentrum verwendet werden.

Komposits im Seitenzahnbereich

Vorteile

- Ausgezeichnete Möglichkeiten der Farbgebung
- Frei von möglicher Quecksilbertoxizität
- Möglichkeit der Haftung am Zahn
- Heute übliche Zusammensetzung bietet ausgezeichnete Möglichkeiten der Opazität und Transluzenz, die es allgemein erschweren, das Restaurationsmaterial von der umgebenden Zahnstruktur zu unterscheiden
- Zunehmende Stärke der Haftung zwischen der Zahnsubstanz (Dentin und Schmelz) bieten dem Zahnarzt die ausgezeichnete Möglichkeit, den restaurierten Zahn erneut zu belasten, anstatt nur einfach Zahnsubstanz zu ersetzen.

Nachteile

- Technisch aufwendiger als Amalgam. Approximalkontakte, Okklusion, Randschluß sind Probleme, die noch gelöst werden müssen.
- Sie erfordern wesentlich mehr Zeit, um sie erfolgreich einzubringen, als eine vergleichbare Amalgamfüllung, aufgrund der zusätzlichen Arbeitsschritte und der Ausarbeitung.
- Sekundärkaries kommt häufiger bei Seitenzahnrestaurationen vor und, einmal entstanden, schreitet sie schneller fort.

Hitzebehandelte Kunststoffinlays/-onlays

Es ist allgemein anerkannt, daß Komposits im Seitenzahnbereich nicht als Ersatz für Amalgam in Betracht gezogen werden können. Wie schon festgestellt, bieten Komposits keine ausreichende Abrasionsfestigkeit, sie sind empfindlicher in der Verarbeitung und häufig mit Problemen des marginalen Randschlusses behaftet. Dies führt oft zur Ausbildung von Sekundärkaries, Problemen mit zu starken Approximalkontakten und Wölbung im Approximalbereich. Um diesen Problemen zu begegnen, wurden Konzepte für hitzebehandelte Kompositinlays und -onlays entwickelt. Der Anstoß wurde durch die Entdeckungen von Wendt (1987) gegeben, der in seinen in-vitro-Studien zeigte, daß Hitzebehandlung von 120 ° C über 7 bis 8 Minuten die Härte und Abrasionsfestigkeit der Komposits wesentlich verbessert. Man verwendet diese Technik bei der Präparation um eine konventionelle Inlay-oder Onlaykavität herum, aber ohne okklusale Anschrägung. Die Kavität wird isoliert und mit einem lichthärtenden Komposit versorgt. Die Restauration wird dann vom Zahn abgenommen und extraoral 7 bis 8 Minuten bei 120 °C hitzebehandelt. Sie wird schließlich mit einem Befestigungskomposit eingesetzt. Der Zahnarzt hat damit die Möglichkeit, einen mit dem präparierten Zahn identischen Modellstumpf zu erhalten. Nach dem Ausarbeiten und der Hitzebehandlung wird das Inlay mit einem dual-härtenden Komposit einzementiert.

Hitzebehandelte Kunststoffinlays/-onlays

Vorteile

- Der Behandler hat eine wesentlich bessere Kontrolle über die Gestaltung des Approximalraumes und des marginalen Randschlusses
- Verglichen mit konventionellen Kompositfüllungen sollten die Inlay-/Onlaysysteme höhere Abrasionsfestigkeit und Resistenz gegen Sekundärkaries aufweisen. Das Potential für erhöhte Abriebfestigkeit muß jedoch klinisch bestimmt werden. Die Forschung zeigt noch einige Kontroversen bezüglich dieser Produkte. Zum Beispiel wurden in einer kürzlich veröffentlichten Studie von Pentzfeldt und Asmussen (1990) die mechanischen Eigenschaften der indirekten Kompositinlays nicht als besser dargestellt als jene der konventionellen Komposits.

Nachteile

- Das Kompositinlay, ob direkt oder indirekt, erfordert zusätzliche Zeit und höhere Geschicklichkeit verglichen mit direkten Methoden.
- Das Inlay- oder Onlayverfahren ist für den Patienten teurer als konventionelle direkte Kunststofffüllungen im Seitenzahnbereich, aufgrund des erhöhten Zeitaufwands und des zusätzlichen Instrumentariums (siehe Kapitel 9 für vollständige klinische Details bezüglich dieser Technik).

2

Merkmale von adhäsiv befestigten Keramikinlays und -onlays

Die Forderung nach einer ästhetischen Seitenzahnrestauration, die sowohl konservativ als auch langfristig zahnerhaltend ist, quält die Zahnheilkunde seit vielen Jahren. Erst in jüngster Zeit hat die Summe mehrerer Teilaspekte der praktischen Zahnheilkunde zu einer sehr vielversprechenden Lösung geführt: ***der adhäsiv befestigten Keramikrestauration.***

Das Konzept eines Keramikinlays reicht bis zum Ende des letzten Jahrhunderts zurück, als die ersten Restaurationen dieser Art hergestellt wurden. Die Probleme, die mit dieser Keramik verbunden waren, wie Materialschwäche und marginaler Randschluß, dazu das Fehlen eines entsprechenden Befestigungsmaterials, machten es anfangs zu einer erfolglosen Restauration. Die gegenwärtige Entwicklung von Verstärkungssystemen für Keramik, ferner die Möglichkeit, Keramik adhäsiv zu befestigen, machte diese Art der Restauration zum festen Bestandteil unseres täglichen Behandlungskonzeptes.

Das restaurative Material wurde so entwickelt, daß es den spröden, von Dentin untermauerten Zahnschmelz an Härte übertrifft. Der Schmelz haftet über die Schmelz-Dentin-Verbindung am darunterliegenden Dentin, so daß auftreffende Kräfte über diese Verbindung auf das darunterliegende Dentin übertragen werden. Dentin ist durch seine geringere Verkalkung nachgiebiger und daher besser geeignet, auf die Schmelzoberfläche auftreffende Kräfte aufzufangen und zu verteilen. Die Entwicklung stärkerer und besserer Dentin-Haftvermittler läßt uns diese Eigenschaften dahingehend nutzen, daß die adhäsiv befestigte Keramik ebenso vom darunterliegenden Dentin unterstützt wird wie der Schmelz.

Jüngste Forschungen haben gezeigt, daß im Vergleich Zähne mit dieser Art von adhäsiv befestigter Keramikrestauration eine größere Widerstandsfähigkeit, insbesondere der Höckerspitzen entwickelten als völlig unversorgte Zähne.

Diese Zähne entwickelten, ähnlich wie andere Formen von adhäsiv befestigten Kompositrestaurationen, erhöhte Widerstandsfestigkeit gegen Fraktur und erhöhte Festigkeit der Höckerspitzen bei gleichzeitig verringerten Mikrorandspalten.

Indikationen

Das adhäsiv befestigte Keramikinlay bietet drei entscheidende Vorteile gegenüber vergleichbaren Restaurationen: *Es ist ästhetischer, stellt die Widerstandsfestigkeit geschwächter Zähne wieder her und ist in hohem Maße substanzschonend.* Das adhäsiv befestigte Keramikinlay kann in folgenden klinischen Situationen indiziert sein:

- **Kleine bis mäßig große kariöse Läsionen** (Abbildungen 2-1a bis d). Das adhäsiv befestigte Keramikinlay ist dann indiziert, wenn der Patient hohe Anforderungen an eine ästhetische Restauration stellt, und die Bruchfestigkeit der Restauration aufgrund der geringen Größe der Läsion nicht die entscheidende Rolle spielt. (Bei mehrflächigen Kavitäten sollte die Tiefe mehr als 2 mm betragen, ist die Kavität flacher, sollte einer Kompositfüllung der Vorzug gegeben werden.)
- **Große kariöse oder traumabedingte Läsionen mit Schmelzunterminierung in solchem Ausmaß, daß normalerweise eine Vollgußkrone notwendig wäre** (Abbildungen 2-2a bis d). In diesen Fällen ist das mit Befestigungskomposit eingesetzte Keramikinlay homogen mit der übrigen Zahnsubstanz verbunden
- **Der endodontisch behandelte Zahn, der aufgrund der ausgedehnten Kavität geschwächt ist und dadurch eine schlechtere Prognose hat** (Abbildungen 2-3a bis d). In vielen dieser Fälle stellt eine Vollkrone mit Stiftverankerung die einzige Alternative dar. Die dafür nötige Präparation würde dann auch noch den kleinen verbleibenden Rest an Zahnsubstanz opfern. Die adhäsiv befestigte Keramikrestauration stellt eine nicht invasive Alternative dar, durch die der größte Teil des Zahnes erhalten, wieder aufgebaut und verstärkt werden kann.
- **Bei Metallallergie.** Eine alternative Behandlungsmethode ist indiziert, adhäsiv befestigte Keramikversorgungen können zum Einsatz kommen.
- **Versorgung von Zähnen in einem Verbund mit bereits vorhandenen Keramikrestaurationen.** Da Keramik dazu neigt, sowohl Zahnsubstanz als auch jede andere Form der Zahnoberfläche abzutragen, ist in diesem Fall ein adhäsiv befestigtes Keramikinlay indiziert.
- **Zähne, bei denen eine Retentionsform schwer zu erreichen ist** (Abbildungen 2-4a bis d). Für deren Restauration können die adhäsiven Eigenschaften genutzt werden. Eine Retention könnte sonst nur durch wesentlich invasivere Methoden, wie z.B. parodontalchirurgische Kronenverlängerung oder spezielle endodontische Maßnahmen zur Schaffung einer Stiftverankerung, erreicht werden.

Kontraindikationen

Die wichtigsten Kontraindikationen für adhäsiv befestigte Keramikinlays stellen deutliche parafunktionelle Habits und aggressives Knirschen dar.

Anzumerken bleibt, daß, wenn auch die aufwendige Technik an sich keine Kontraindikation darstellt, Probleme der Trockenhaltung des Arbeitsfeldes beim Einsetzen der fertigen Restauration dennoch eine relative Kontraindikation darstellen können.

Kleine bis mäßig große kariöse Läsionen (Abb. 2-1a bis d)

Vorher

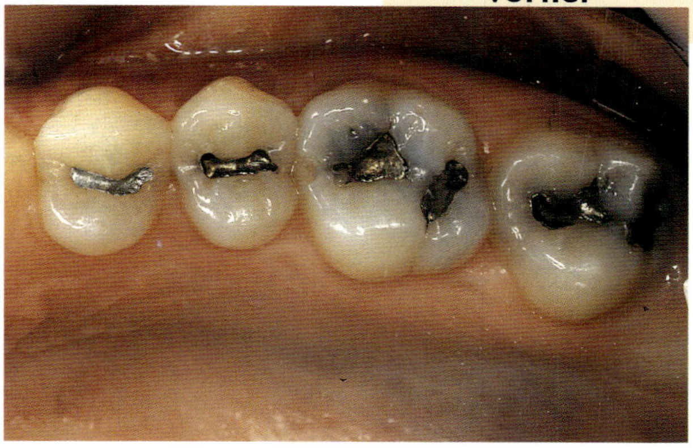

Abb. 2-1a Ansicht des linken posterioren Oberkieferquadranten eines jungen Patienten vor der Behandlung mit mehreren okklusalen Amalgamfüllungen. Man beachte die Verfärbungen durch Karies und das Amalgam selbst. Solch kleine Restaurationen hätten ebensogut mit einem Versiegler oder Fissurenversiegelungen vermieden werden können.

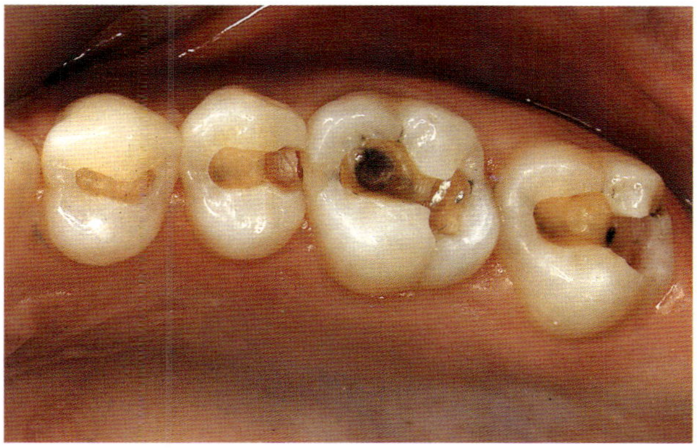

Abb. 2-1b Okklusale Kavitäten nach Entfernen des Amalgams.

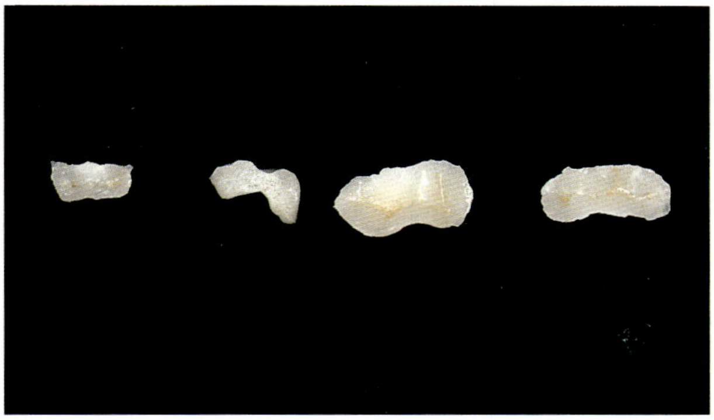

Abb. 2-1c Vier adhäsiv befestigte Keramikrestaurationen vor dem Einsetzen.

Nachher

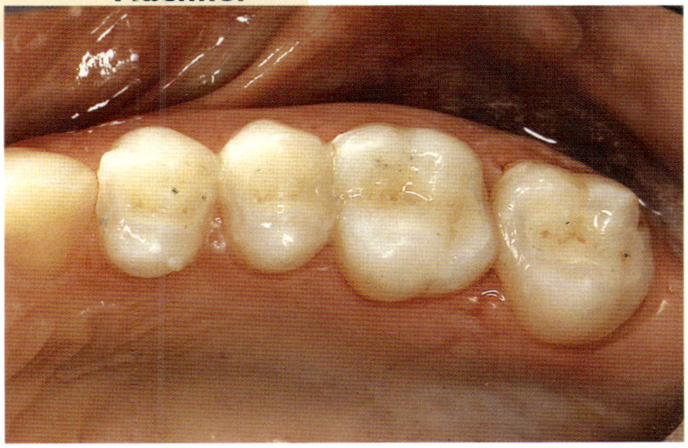

Abb. 2-1d Restaurationen in situ. Man achte auf Farbe, Form und Funktion, wodurch der Zahn eine Stärkung erfährt.

Ausgedehnte kariöse oder durch Trauma verursachte Läsionen (Abb. 2-2a bis d)

Vorher

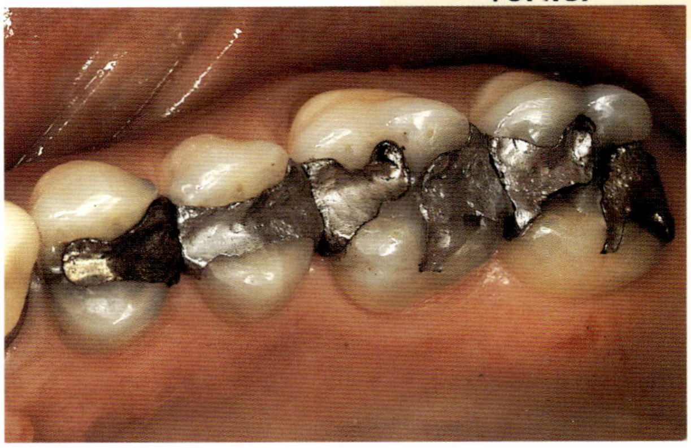

Abb. 2-2a Linker posteriorer Oberkiefercuadrant mit großen Amalgamfüllungen, Sekundärkaries und freiliegender Zahnsubstanz.

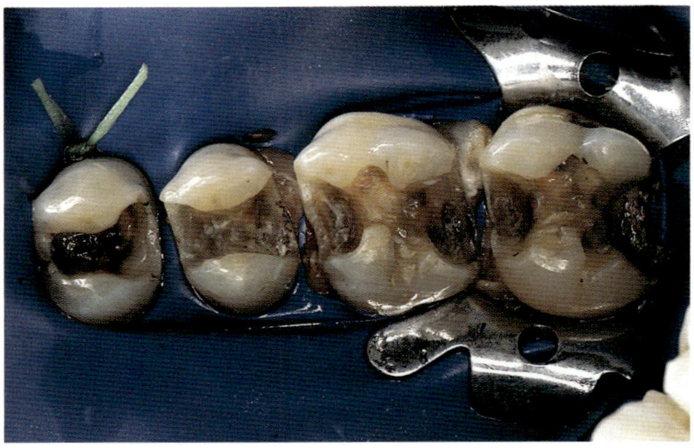

Abb. 2-2b Restzahnsubstanz nach Entfernen der Amalgamfüllungen. Man beachte die weite Ausdehnung der Kavitäten in bukko-lingualer Richtung, die normalerweise Onlay-Präparationen und gegossene Metallrestaurationen zur Festigung der Höckerspitzen erforderlich macht.

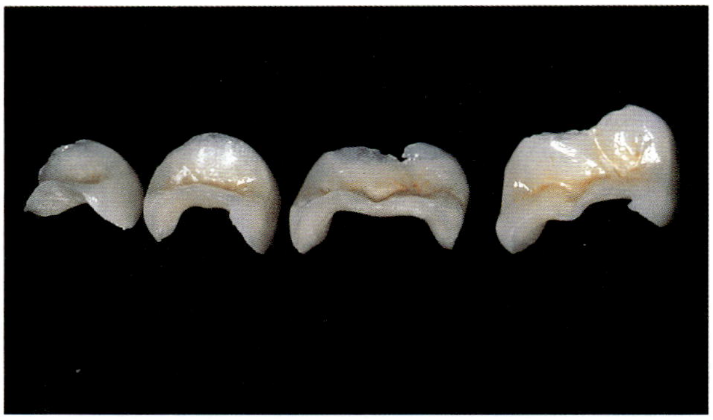

Abb. 2-2c Adhäsiv befestigte Keramikinlays.

Nachher

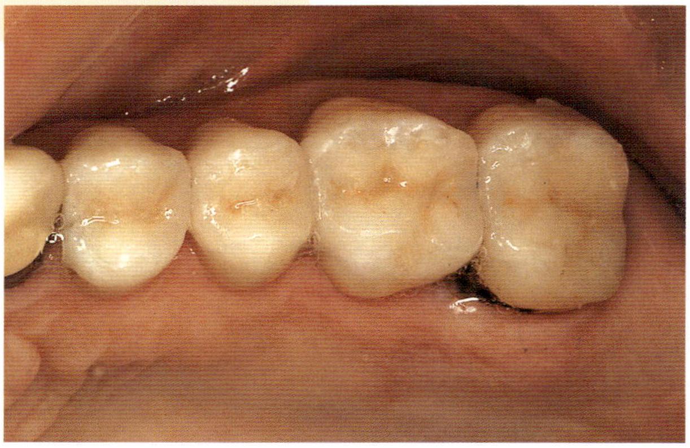

Abb. 2-2d Adhäsiv befestigte Keramikinlays in situ. Man beachte Farbe, Form und Funktion bei diesen tief zerstörten Zähnen.

Der endodontisch behandelte Zahn
(Abb. 2-3a bis d)

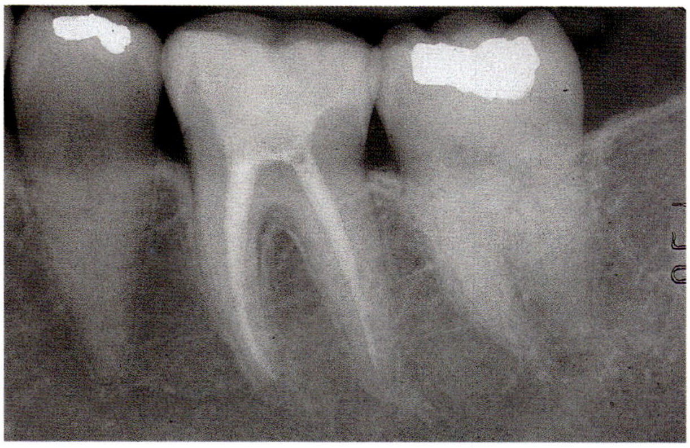

Abb. 2-3a Röntgenaufnahme des rechten ersten Unterkiefermolaren nach Abschluß der endodontischen Behandlung.

Präparation

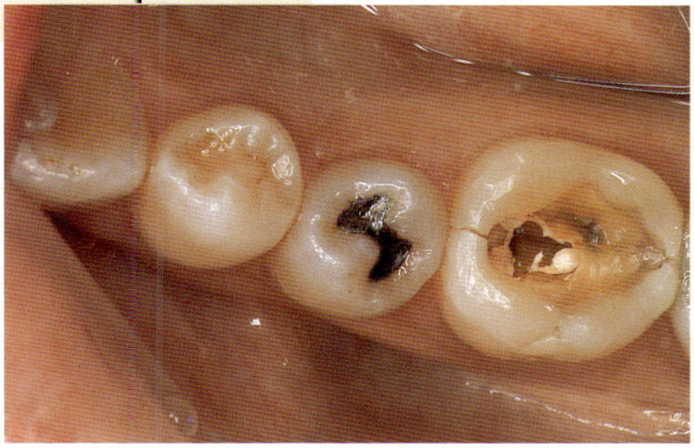

Abb. 2-3b Präparation des Molaren für die adhäsiv befestigte Restauration zur Stabilisierung der Höcker. Man beachte den endodontischen Zugang, ebenso die mesiodistale Fraktur. In den vergangenen Jahren wäre eine Onlay-Versorgung oder eine zirkulär umfassende Restauration das Mittel der Wahl gewesen. Mit einer adhäsiv befestigten Onlay-Versorgung kann ohne ausgedehnte Zahnpräparation die Stabilität der Höcker wiederhergestellt werden.

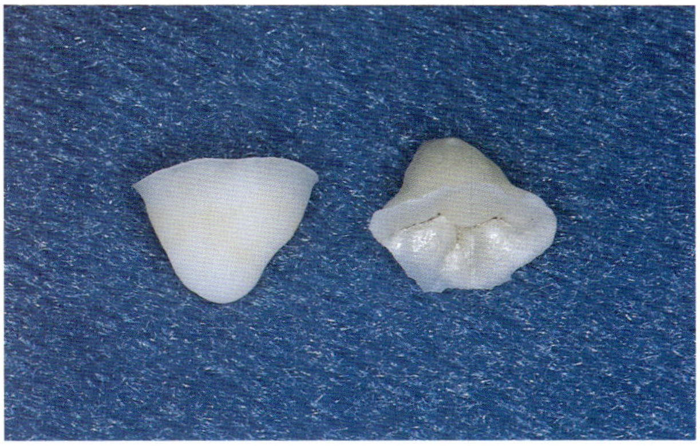

Abb. 2-3c Angeätzte Restaurationen vor dem Bonding oder Zementieren. Man beachte die Tiefe des Inlays, um für eine Unterstützung für die endodontische Versorgung zu sorgen, ebenso die Transluzenz am marginalen Rand.

Nachher

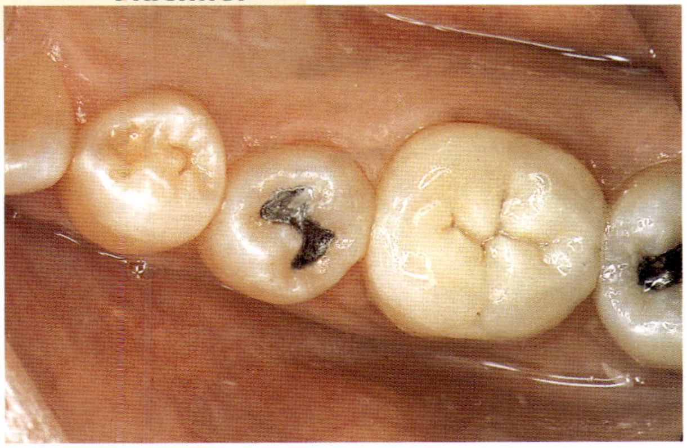

Abb. 2-3d Abschließendes Bild des konservativ versorgten, wieder stabilisierten Zahnes.

Schwierigkeit einer Retentionsform
(Abb. 2-4a bis d)

Vorher

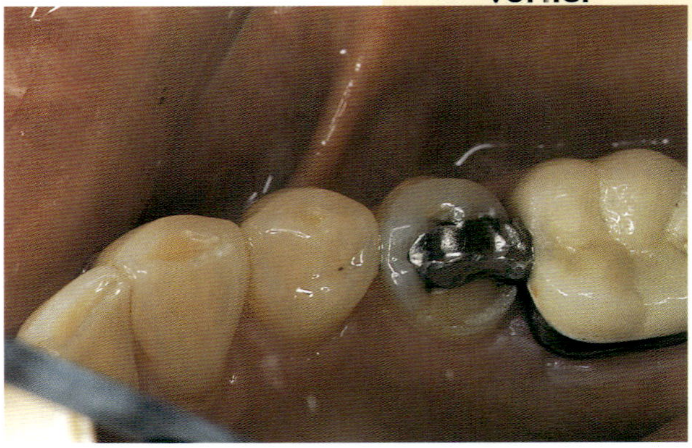

Abb. 2-4a Unterkieferprämolar mit vollständiger Fraktur des lingualen Höckers und verbleibender Amalgamfüllung. Ein derart geschädigter Zahn erfordert normalerweise eine zirkulär umfassende Restauration.

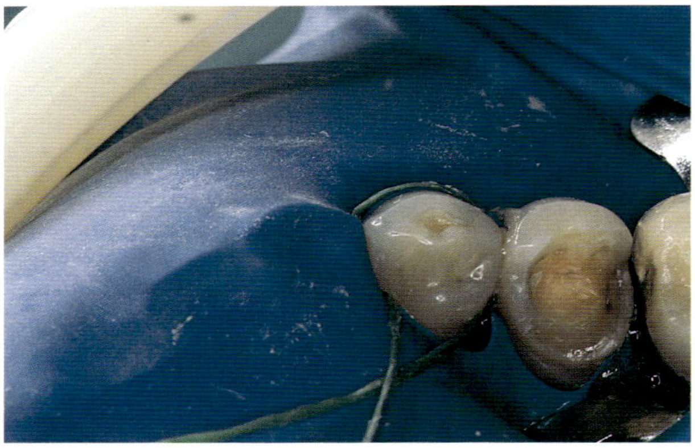

Abb. 2-4b Durch die Präparation bleibt die gesamte vorhandene Zahnhartsubstanz erhalten und der mesiale wie bukkale Anteil unangetastet.

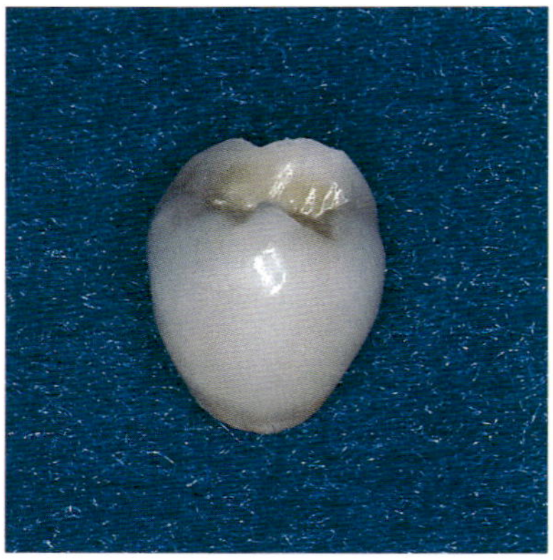

Abb. 2-4c Die adhäsiv befestigte Keramikrestauration zum Ersatz der Okklusal-, Lingual- und Distalfläche. Es wurde keine Retentionsform, sondern nur eine Widerstandsform für diesen Zahn geschaffen.

Nachher

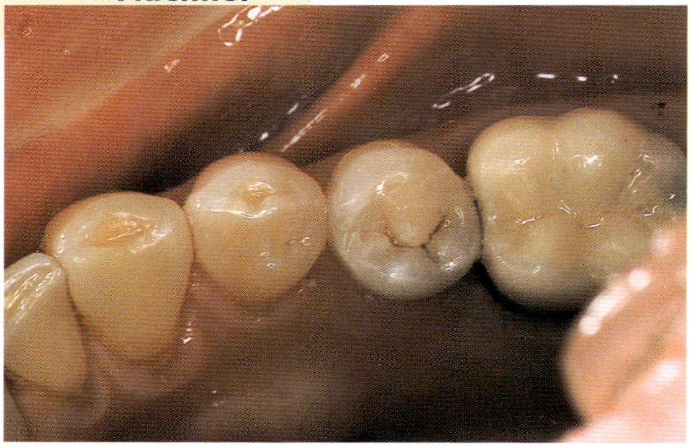

Abb. 2-4d Das adhäsiv befestigte Keramikonlay in situ. Man beachte die Farbgebung im Vergleich zur übrigen Zahnsubstanz und die fertige Restauration hinsichtlich Form und Funktion für den Zahn.

Adhäsiv befestigte Keramikinlays und -onlays

Vorteile

Keramik ist in folgenden Fällen ein ausgezeichnetes Material für die Versorgung von unästhetischen Zahnoberflächen (Abb. 2-5a bis d).

- **Farbe**. Die meisten Keramiksysteme haben die Eigenschaft, sich der Farbe der Umgebung anzupassen.
- **Gesundes Parodont**. An einer Keramikoberfläche lagert sich weniger Plaque an als an irgendeinem anderen Material.
- **Abrasionsfestigkeit**. Die Abriebfestigkeit dieser Inlays ist hoch, im Gegenkiefer können sie Abrasionen hervorrufen (Abb. 2.6a bis c).
- **Röntgendichte**. Auf Röntgenaufnahmen ist die Röntgendichte von Keramik der von normaler Zahnsubstanz vergleichbar. Oft werden dadurch Areale röntgenologisch erfaßbar, die vorher abgeschirmt wurden (Abb.2-7).

Keramikrestaurationen garantieren Farbbeständigkeit und Stabilität. Der marginale Randschluß ist bei adhäsiv befestigten Keramikinlays ausgezeichnet. Somit wird der Randspalt auf ein Minimum reduziert.

Nachteile

- Das zeitaufwändige Arbeiten, das bei diesen Restaurationen nötig ist, sowie der hohe technische Aufwand, machen sie im Vergleich zu anderen Verfahren zu einer teuren Alternative.
- Kontamination mit Speichel beim Zementieren kann ein Problem darstellen.
- Keramik ist spröde, beim Einpassen kann es unter Umständen zum Bruch kommen.
- Die zusätzlichen Laborkosten müssen bei der Erstellung des Behandlungsplanes berücksichtigt werden.
- Parafunktionen stellen wegen der Abrasionsgefahr des Antagonisten eine Kontraindikation dar.
- Bemalte Glaskeramik leidet in ihrer Farbgebung durch okklusales Einschleifen. Die Ästhetik wird dadurch weit weniger ansprechend, was besonders fatal ist, wenn der Patient die Behandlung aus Gründen der Ästhetik begonnen hatte.

Schlußfolgerungen

Bei ständig wachsendem ästhetischen Bewußtsein und der Forderung des Patienten nach zahnfarbenen Versorgungen auch im Seitenzahnbereich, ist die neue alternative Kombinationstherapie mittels der adhäsiv befestigten Restauration am wirkungsvollsten. Die einzige vergleichbare konservative Behandlung ist die Kompositversorgung im Seitenzahnbereich mit den Nachteilen von Mikrorissen, Polymerisationsschrumpfung, Problemen bei Temperaturschwankungen und Abrieb an okklusionstragenden Flächen. Die adhäsiv befestigte Restauration besitzt nicht nur die Möglichkeit, die Ästhetik sondern vielmehr auch die Festigkeit der geschädigten Zähne wiederherzustellen.

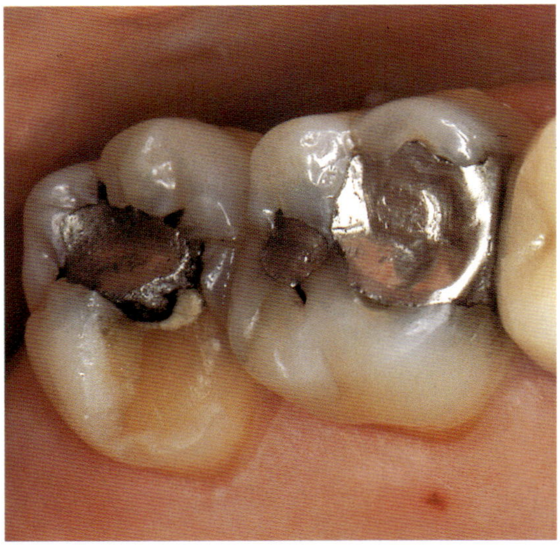

Abb. 2-5a Stark geschädigter Zahn mit ausgebrochener Amalgamfüllung, frakturierten Höckern und freiliegendem Dentin vor der Versorgung.

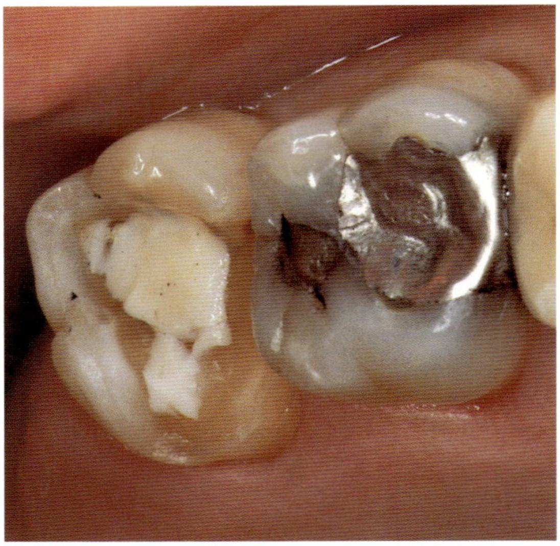

Abb. 2-5b Die fertige Präparation mit Unterfüllung macht den Verlust der frakturierten Höcker deutlich.

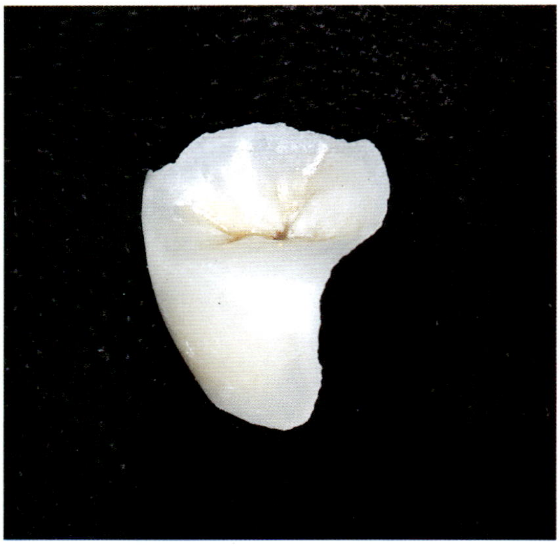

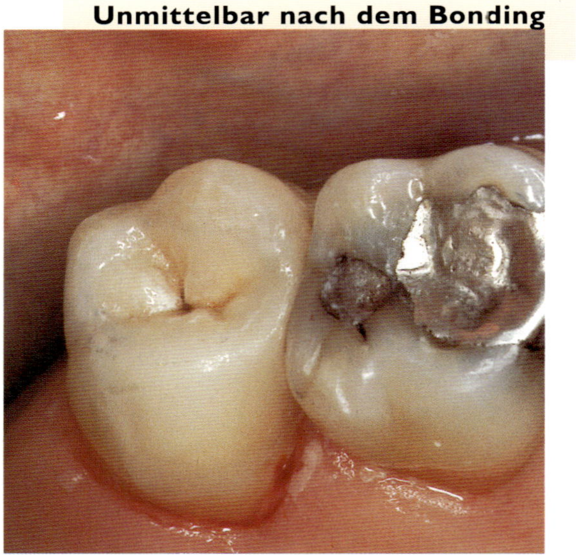

Abb. 2-5 c und d Keramikinlay zum Ersatz der Lingual- und Okklusalfläche des Zahnes.

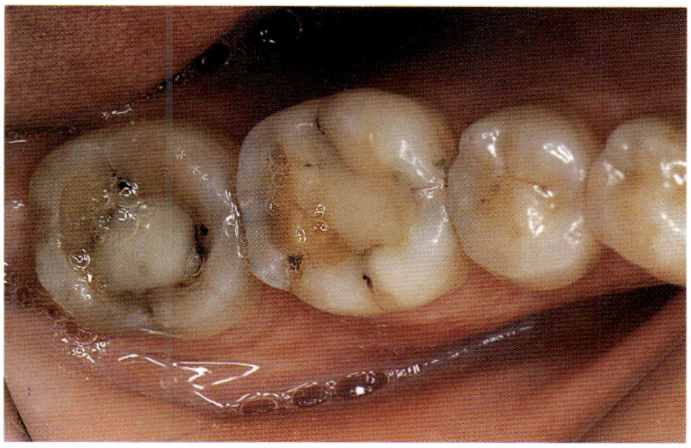

Abb. 2-6a Verschiedene Füllungen waren bei diesem Unterkiefermolaren durch den Bruxismus des Patienten bei Keramikkronen im Gegenkiefer wiederholt verloren gegangen.

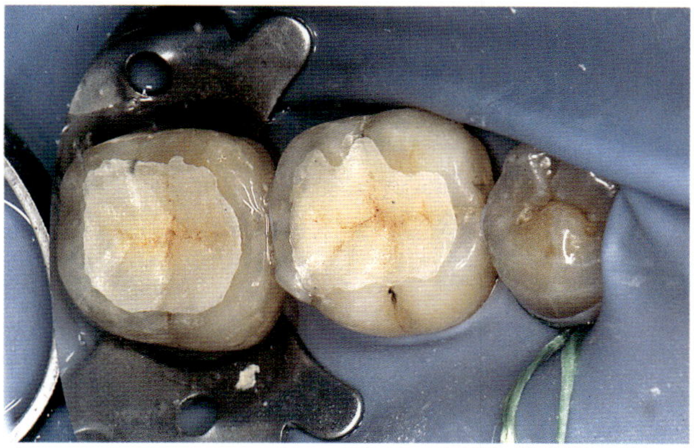

Abb. 2-6b Zwei eingepaßte okklusale Inlays. Man beachte die schlechte Farbmischung infolge der Luftbrechung des Lichtes im Spalt zwischen Zahn und Restauration.

Abb. 2-6c Zwei einfache Restaurationen in situ zur Wiederherstellung von Festigkeit, Ästhetik und Abrasionsbeständigkeit. Man beachte die Farbgebung, sobald Komposit unter die Keramik eingebracht ist.

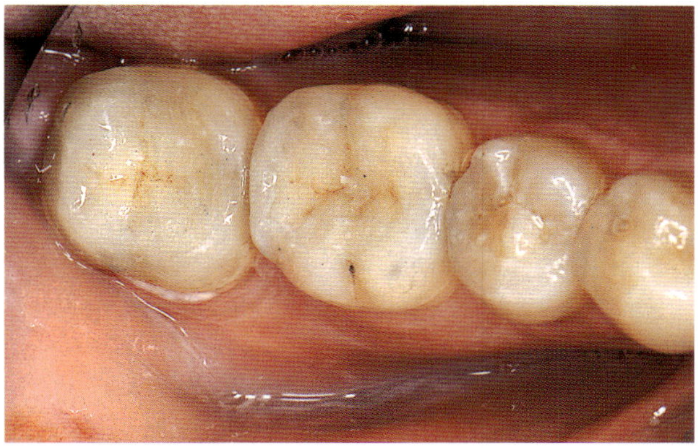

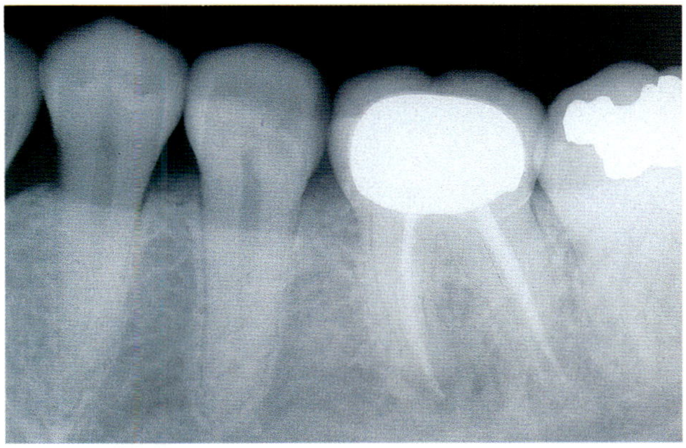

Abb. 2-7 Die Röntgenaufnahme eines mehrflächigen Inlays zeigt eine mangelnde Radiopazität.

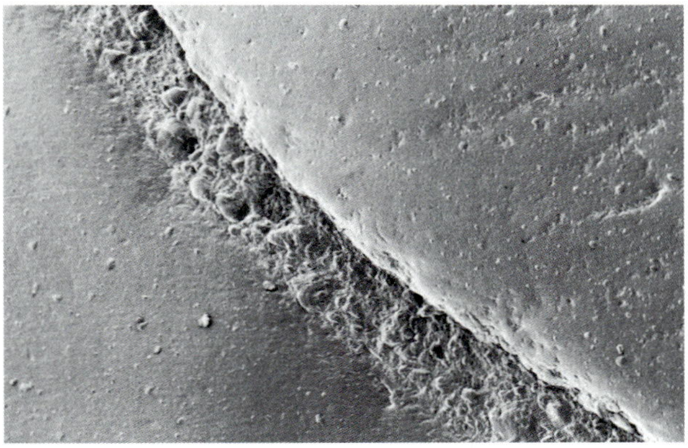

Abb. 2-8 REM-Aufnahme einer adhäsiv befestigten Restauration in situ. Man beachte den ausgezeichneten marginalen Randschluß.

3 Technologie der Dentalkeramik als Inlay-/ Onlay-Werkstoff

Dan Nathanson

Bislang wurde Gold als das ideale Inlaymaterial betrachtet. Als ein relativ weiches, geschmeidiges Material kann es sehr präzise vergossen und darüber hinaus im Munde des Patienten anfiniert werden, um einen glatten Übergang zur Präparation zu schaffen. Goldlegierungen können eine enorme Elastizität im Biegungstest aufweisen. Wenn die ausgeübte Kraft die Grenze der Elastizität überschreitet, kann sich die Legierung weiter biegen. Es kommt dann zu einer dauerhaften Deformation (Krümmung), jedoch nicht zum Bruch (Abb. 3-1). Diese Eigenschaften machen Gold zu einem universellen Material für die Herstellung von Inlays und Onlays.

Keramik hingegen ist ein sprödes Material. Eine der charakteristischen Eigenschaften eines spröden Materials ist das fehlende plastische Verhalten und das Unvermögen, plastischer Deformation unter Belastung standzuhalten. Mit anderen Worten, Deformation, d.h. Biegung einer Keramik über seine elastische Grenze hinaus, d.h. über den Punkt, an dem es sich wie eine Feder verhält, wäre „fatal", und die Keramik würde brechen (Abb. 3-2 und 3-3). Wenn jedoch Druckkräfte auf die Keramik ausgeübt werden, ohne daß es zu einer Biegung kommt, kann sie hohen Kräften standhalten ohne nachzugeben (Abb. 3-4).

Bei Dentalkeramik in Zusammenhang mit festsitzendem Zahnersatz verwendet man normalerweise ein Metallgerüst, um die Keramik unter okklusaler Belastung durch die Gegenbezahnung vor Fraktur zu schützen. Ohne dieses Metallgerüst würde eine Keramik eher in der Region des Brückenzwischengliedes brechen als an den Brückenpfeilern oder durch den Pfeilerzahn selbst. Das Metallgerüst kann die mechanischen Eigenschaften der Keramik nicht ändern, es verleiht ihr keinen anderen Elastizitätsmodul und keine andere Druckfestigkeit. Bei korrekter Gestaltung und richtig dimensioniertem Querschnitt verhindert das Metallgerüst jedoch die Starre und den Biegewiderstand. Dadurch werden die auf die Keramik einwirkenden Zugkräfte eliminiert. Dazu ist ein stabiles Gerüst nötig. Ein dünnes, flexibles Gerüst kann so konstruiert werden, daß es die okklusalen Kräfte ohne zu brechen abfangen kann. Bei jeder Biegung kann allerdings ein Teil der Keramik über seine Elastizitätsgrenze hinaus überdehnt werden und schließlich brechen.

Adhäsiv befestigte Keramikrestaurationen beste-

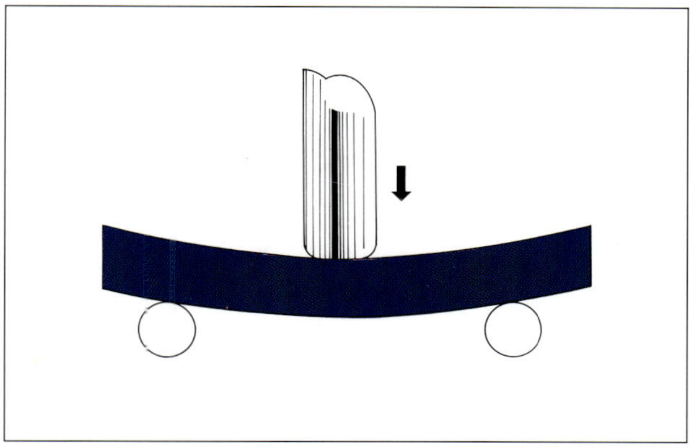

Abb. 3-1 Belastung auf einen metallischen Teststab in einem Biegeversuch. Der Stab reagiert auf die anfängliche Belastung mit elastischer Verformung. Zusätzliche Belastung über die Elastizitätsgrenze hinaus hat eine Deformierung zur Folge, aber der Stab bricht so lange nicht, bis die Kraft seine Stabilität überschreitet.

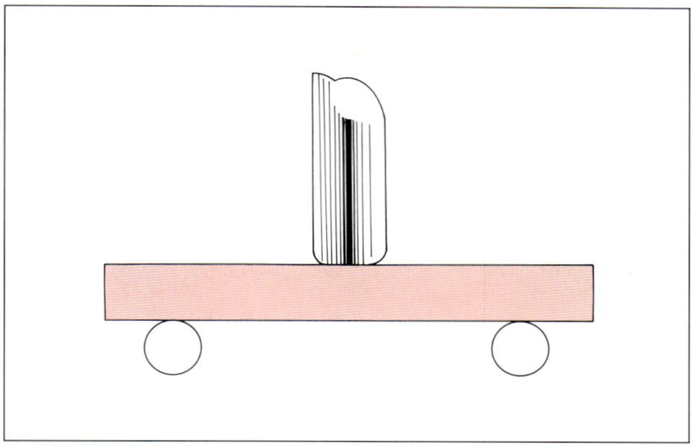

Abb. 3-2 Ein Keramik-Teststab unter Biegebelastung. Um einen Bruch der Keramik zu vermeiden, muß die Belastung innerhalb der Elastizitätsgrenze der Keramik liegen.

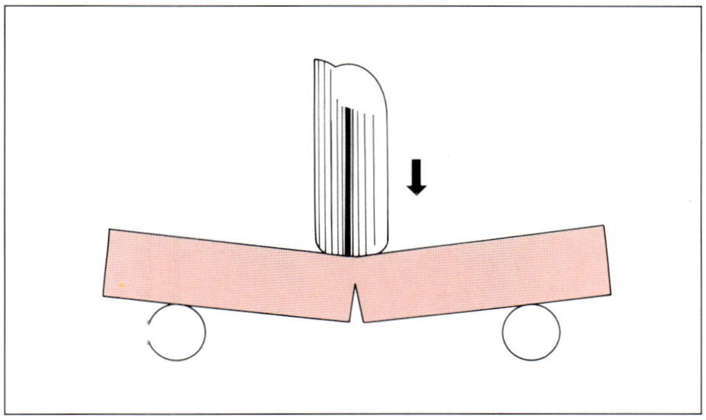

Abb. 3-3 Wenn die Belastung die elastische Grenze des Stabes überschreitet, kann sich Keramik nicht biegen und bricht, da sie ein sprödes Material ist.

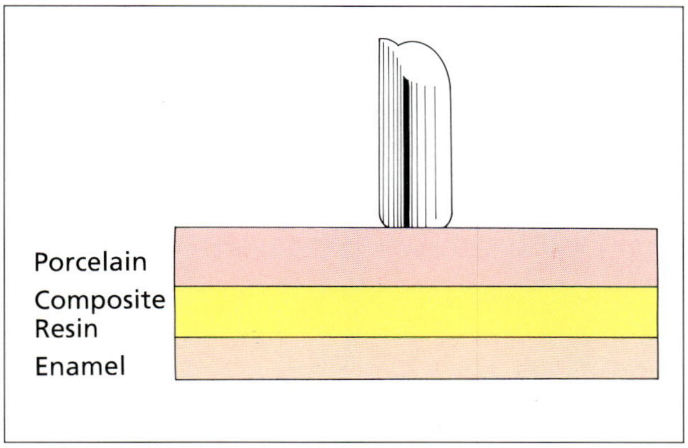

Abb. 3-4 Keramikstab und Belastung wie in Abb. 3-3. Wenn Keramik durch ein starkes Material unterstützt wird, wird das Durchbiegen verhindert und sie bricht nicht.

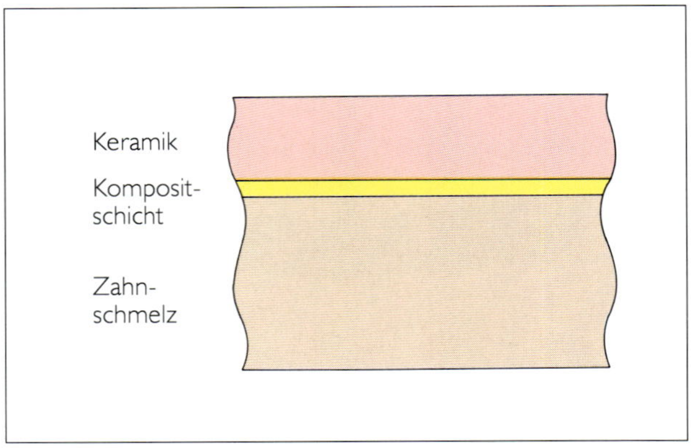

Abb. 3-5 Dünne Keramikrestauration, unterstützt durch eine mit Befestigungskomposit gestärkte Schmelzschicht.

hen aus einer dünneren Keramikschicht und sind daher schwächer als Metallrestaurationen. Wenn sie aus dem Labor in die Praxis kommen, besteht eine große Bruchgefahr beim Einsetzen in die Kavität. Durch die adhäsive Befestigung an den Zähnen gewinnen die Restaurationen jedoch ausreichend an Stabilität, um ihre Funktion zu übernehmen und den Kaukräften standhalten zu können. Ohne diese Art der Befestigung könnte der leichteste Kaudruck zu einer Fraktur führen.

Adhäsivtechnik

Die nachgewiesene Bruchfestigkeit durch das Bonding beruht auf verschiedenen Mechanismen.

Vermeidung von Biegekräften durch Verbund mit dem Zahn

In ähnlicher Weise wie das Metallgerüst festsitzenden Zahnersatz aus Keramik stabilisiert, unterstützt der Zahn die Keramik und wirkt so einer Deformierung und Fraktur entgegen. Wie der festsitzende Zahnersatz aus Keramik mit dem Metallgerüst verbunden sein muß, damit die Restauration Kaukräften standhalten kann, muß auch die Keramikversorgung im Seitenzahnbereich einen festen Verbund mit dem Zahn eingehen, damit die Keramik unterstützt wird. Der feste Verbund zwischen der Keramik einerseits und Zahnschmelz und Dentin andererseits verleiht dem Zahn eine ausreichende Stabilität und Unterstützung der ansonsten sehr bruchgefährdeten Restauration (Abb. 3-5). Die adhäsiv befestigte Restauration ist gegen Scherkräfte geschützt, weshalb sie auch Kaukräften standhalten kann.

Gleichmäßige Unterstützungsschicht zum Auffangen von Kaukräften

Der polymerisierte Kunststoff unter der adhäsiv befestigten Keramikrestauration wirkt als gleichmäßig dicke und solide Unterstützung. Diese Schicht gleicht die unterschiedliche Elastizität von Zahn, d.h. Schmelz und Dentin, und Keramik aus. Durch diese gleichmäßige Schicht wird eine geeignete Zone geschaffen, um die potentiellen Kräfte zwischen der Keramik und der darunterliegenden Zahnsubstanz abzupuffern.

Vermeidung von Mikrorissen

Keramik versagt gewöhnlich schon bei kleinen Materialfehlern. Diese oft nur mikroskopisch kleinen

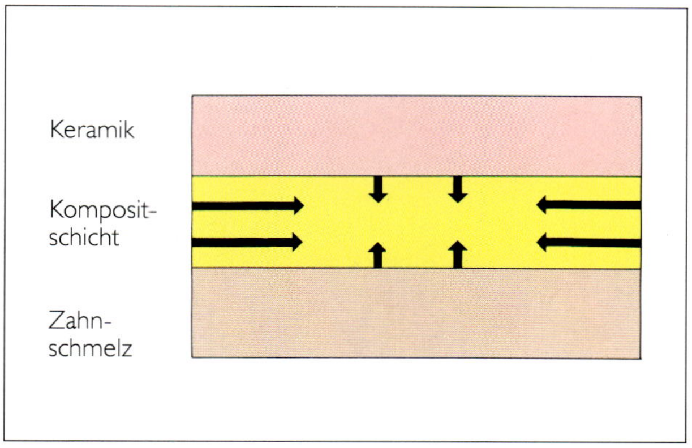

Abb. 3-6 Die Kompositschicht zwischen der Keramikrestauration und der Zahnsubstanz unterliegt einer in Längsrichtung ausgeprägteren Polymersisationsschrumpfung.

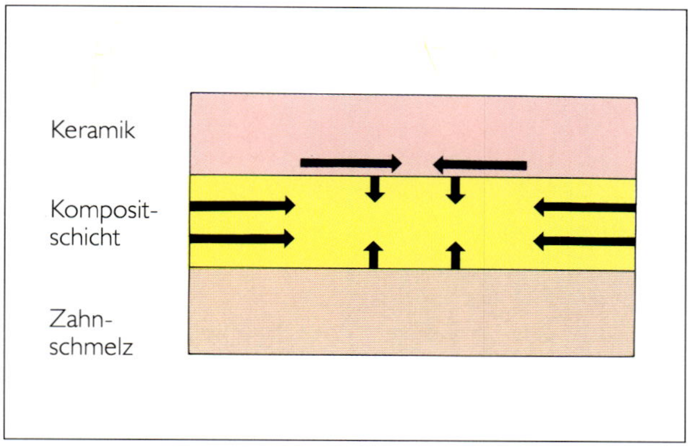

Abb. 3-7 Die Schrumpfung von Komposit zwischen Keramik und Schmelz kann der Fortleitung von Rissen in der Keramik entgegenwirken. Dadurch wird die Keramikrestauration widerstandsfähiger gegenüber funktionellen Kräften in der Mundhöhle.

Fehler in der Keramik entstehen meist durch innere Spannungen während der Herstellung, d.h. durch Kontraktion während der Abkühlung.

Auf molekularer Ebene stellen diese Defekte oder Sprünge riesige Spalten dar, die Moleküle beider Seiten sind weit voneinander entfernt. Dieses Phänomen kann eine Keramik enorm schwächen. Der größere intermolekulare Abstand über den Spaltraum hinweg reduziert die intermolekularen Anziehungskräfte derart, daß relativ niedrige Spannungszustände den Spalt vergrößern und die Moleküle sich von einander weg bewegen. Dies würde ein Mikroareal von konzentrierten Kräften am Boden des Spaltraumes schaffen, wodurch sich der Spalt weiter ausbreitet.

Das beschriebene Phänomen kann bei entsprechender Krafteinwirkung akut auftreten, oder bei relativ niedrigen Dauerbelastungen ein langsames Fortschreiten von Rissen verursachen. In beiden Fällen würde der Prozeß zu einem katastrophalen Versagen des Materials führen. Die Anwendung eines Komposits als Befestigungszement hat bei Seitenzahnversorgungen aus Keramik einen zusätzlich materialhärtenden Effekt, was als Ergebnis der Komposit-Polymerisationsschrumpfung zu werten ist.

Die Schrumpfung ist ein unvermeidbarer Nebeneffekt der Kompositpolymerisation, die allgemein als negative Eigenschaft angesehen wird. Jedoch kann innerhalb gewisser Grenzen die Komposit-Polymerisationsschrumpfung die Keramik stärken, indem sie durch Kraftausübung auf die Keramikinnenfläche zu einem Überwiegen der Kohäsionskräfte zwischen den Keramikmolekülen führt. Dies wirkt der Ausbreitung von Rissen entgegen (Abb. 3-6 und 3-7).

Die Polymerisationsschrumpfung kann für dünne Kompositschichten tatsächlich über den Werten liegen, die für große Körper aus dem Material berichtet werden.

Eine andere Erklärung des Schrumpfungseffekt ist, die Keramikrestauration als eine Einheit mit der darunterliegenden Kompositschicht zu verstehen, quasi als „Keramikglasur", die sie widerstandsfähiger gegenüber Mikrorissen und auftretenden Spannungen macht.

Kraftübertragung auf darunterliegende Schichten

Eine adhäsiv befestigte Keramikrestauration bildet tatsächlich ähnlich dem Schmelz eine Einheit mit dem Zahn. Schmelz an sich ist ebenfalls spröde, aber sein fester Verbund mit dem Dentin hat zur Folge, daß alle von außen eintreffenden Kräfte in das Dentin weitergeleitet werden. Der intakte Zahn kann somit als Einheit aus Dentin und Schmelz eintreffende Kaukräfte auffangen. In ähnlicher Weise bildet auch ein adhäsiv befestigtes Inlay oder Onlay eine Einheit mit dem Zahn. Eintreffende Kräfte werden durch die Keramik hindurch auf das Dentin übertragen. Dadurch kommt es -zumindest theoretisch- bei ausreichender Dentinschicht nicht zu Rissen in der Keramik.

Wenn jedoch die Verbindung zwischen Keramik und Zahn unzureichend ist, wird der Kaudruck nicht übertragen und die Keramik splittert ab (vergleichbar dem nicht dentinunterstützten Schmelz).

Anforderungen an das Design von Restauration und Präparation

Wie bei anderen intrakoronalen Restaurationen müssen auch die Design-Parameter von adhäsiv befestigten Keramikinlays und -onlays die Eigenschaften der restaurativen Materialien, sowie die Forderung der Retention berücksichtigen. Bei Metallrestaurationen besteht ein positiver Zusammenhang zwischen seiner durchschnittlichen Ausdehnung und der Widerstandsfähigkeit. Je dicker die Metallrestauration, um so stärker und widerstandsfähiger gegenüber Verwindung und Fraktur ist sie. Aus diesem Grund muß eine mod-Füllung aus Silberamalgam, insbesondere am Isthmus, ausreichend tief sein, bei Goldonlays ist eine ausreichende Schichtdicke am Kaukantenschutz wichtig.

Entsprechend den unterschiedlichen Eigenschaften von Keramiken sind verschiedene Schichtstärken erforderlich. Die Bruchfestigkeit von Keramik ist nur bis zu einem gewissen Grad proportional seiner durchschnittlichen Dicke. Darüber hinaus hat eine weitere Dickenzunahme auf die Bruchfestigkeit keinen positiven Effekt mehr, im Gegenteil nimmt sie dann wieder ab. Kliniker betrachten eine okklusale Schichtdicke bis 2,5 mm als ausreichend bei Seitenzahnversorgungen mit adhäsiv befestigten Keramikinlays. Eine einheitliche Schichtdicke kann zum Erfolg der Behandlung beitragen.

Für eine gute Prognose muß ein adhäsiv befestigtes Keramikinlay möglichst exakt passen. Dagegen sind parallele Wände und tiefe Kavitäten wie bei Goldinlays nicht erforderlich. Ebenso kann man auf Friktion verzichten, die bei Goldinlays oder -onlays zwingend notwendig ist. Dagegen ist ein zirkulärer Schmelzsaum am präparierten Zahn für die Retention sehr von Vorteil. Eine Klemmpassung besonders an den Bukkal- und Lingualflächen kann zum Bruch der Keramik während der Einprobe führen.

Keramik ist brüchig und dünne, messerscharfe Kanten können leicht absplittern. Deshalb sollte eine tiefe Hohlkehle oder abgerundete Stufe präpariert werden, um eine ausreichende Schichtdikke zu gewährleisten und dem Zahntechniker die Umsetzung der Restauration zu erleichtern. Eine tiefe Hohlkehle (im Vergleich zu einer rechteckigen Stufe) hat den Vorteil der ausreichenden Schichtdicke und ermöglicht zusätzlich ein ausgedehntes Bonding mit einer größeren anätzbaren Schmelzoberfläche.

Der okklusale Rand sollte nicht angeschrägt werden, da es sonst beim Kauakt zum Absplittern der Keramik kommt.

Provisorischer Zement

Wie alle indirekten Inlays erfordern Seitenzahnversorgungen mit Keramik entsprechende Provisorien. Im allgemeinen werden diese aus Acrylestern oder Autopolymerisaten angefertigt. Sie können direkt im Mund oder indirekt auf einem Modellstumpf hergestellt werden. Das anatomisch ausgearbeitete Provisorium muß mit einem provisorischen Zement eingesetzt werden, um für mehrere Wochen zu halten, und dennoch schließlich für den Zahnarzt leicht entfernbar zu sein.
Für konventionelle Kronen- und Brückenversorgungen werden seit Jahren Eugenol-haltige Zinkoxid-Pasten verwendet, die immer noch verbreitet sind. Adhäsiv befestigte Keramikinlays erfordern jedoch eine andere Art provisorischen Zements. Diese Art von Befestigungszement verbietet die Anwendung von jeglichen Eugenol-haltigen temporären Zementen.

Eugenol verhindert die Polymerisation von Komposit, schon Spuren von Eugenol reagieren mit dem definitiven Befestigungszement.

Eine Studie über den Halt von Metall-Prüfkör-

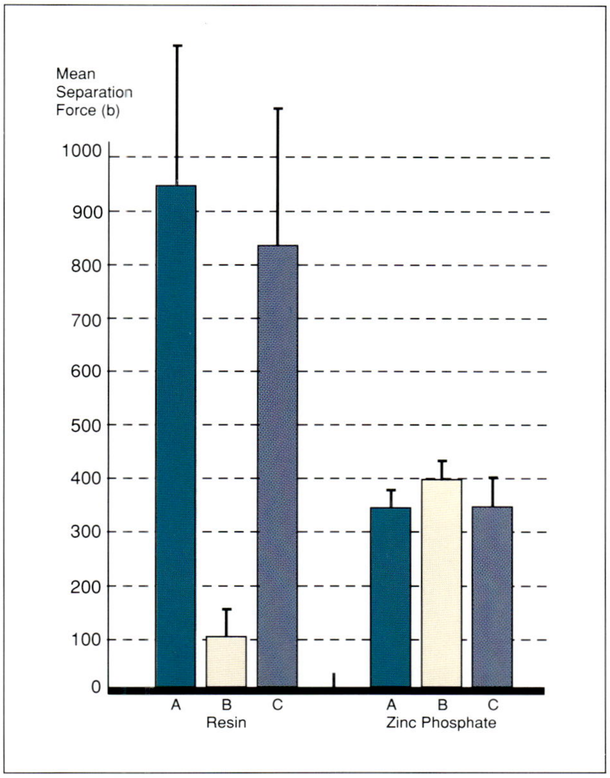

Abb. 3-8 Das Säulendiagramm zeigt die Abzugskräfte von Komposit-Prüfkörpern, zementiert mit Kunststoff und Zinkphosphatzementen: *(A)* keine Vorbehandlung; *(B)* Vorbehandlung mit Eugenol-haltigen temporären Zementen; *(C)* Vorbehandlung mit Eugenol-freiem temporärem Zement. (Mit freundlicher Genehmigung von Millstein und Nathanson, 1992.)

pern an Metallringen unter Anwendung von Urethan-Befestigungszement und Zinkoxiphosphat-Zement (Millstein und Nathanson, 1983) zeigte, daß ein weitaus besserer Halt mit Befestigungskomposit erreicht wurde. Jedoch wurden andere Ergebnisse erreicht, als die Metallkörper zuerst mit einem Eugenol-haltigen temporären Zement an die Ringe zementiert wurden, dann abgenommen, gereinigt und danach mit einem Urethan-Kunststoff oder Zinkoxiphosphat erneut zementiert wurden. Die Eugenolspuren verringerten den Halt beim Urethan-Befestigungs-Zement dramatisch, sie hatten dagegen keinen Effekt auf das Zinkoxiphosphat (Abb. 3-8).

Tabelle 3-1 *Eugenol-freie temporäre Zemente*

Material	Hersteller	Adresse
Temp-Bond NE	Kerr Mfg	28200 Wick Rd., Box 455 Romulus, MI 48174
Nogenol	GC America	3737 West 127th St. Chicago, IL 60658
Zone	Cadco Dental Products	600 East Hueneme Rd. Oxnard, CA 93033
Proviscell	Septodont, Inc.	PO Box 11926 Wilmington, DE 19850

Dieses Experiment mit Metallkörpern verdeutlicht die Kontraindikation der Verwendung von Eugenol-haltigen provisorischen Zementen vor dem Einsetzen mit einem Komposit. Intraoral kommt dieser Effekt noch deutlicher zum Tragen, da der Zahn mit seiner rauheren und porösen Oberfläche das Eugenol besser zurückhalten kann als die Metallkörper im Experiment. Obwohl dieses Phänomen nicht völlig durch klinische Studien bestätigt wurde, ist es ratsam, Eugenol-freie temporäre Zemente bei diesen Indikationen zu verwenden. Eine Auswahl solcher Produkte ist in Tabelle 3-1 aufgelistet. Auch bei diesen Materialien sollte die Kavitätenwand jedoch vor dem definitiven Zementieren sehr sorgsam mit feinem Bimsmehl gereinigt werden, um alle eventuell noch anhaftende Spuren von provisorischem Zement zu beseitigen.

Zahnpräparation

4

Die Entwicklung der Säure-Ätz-Technik hat die allgemeinen Richtlinien für die Kavitätenpräparation, wie sie vor Jahren von G.V. Black aufgestellt wurden, verändert. Die heutige Präparation muß sich nicht länger an das Prinzip „Extension for Prevention" halten, sodaß die Präparationsgrenzen nicht notwendigerweise bis in „selbst-reinigende" Zonen des Zahnes ausgedehnt werden müssen. Bei dieser Art der Restauration kann weitaus substanzschonender präpariert werden, weil durch den Haftmechanismus und der daraus resultierenden Versiegelung des Schmelzes für eine künftige **Prävention ohne die Notwendigkeit zur Extension** ausreichend gesorgt ist. Ebenso ist nur eine angedeutete Retentionsform zu präparieren. Das Prinzip der Präparation für adhäsiv befestigte Keramikinlays/-onlays ist daher eine Modifikation dieser ursprünglichen Lehre, wobei an dem Prinzip der Widerstandsform festgehalten wird, jedoch die Notwendigkeit einer speziellen Retentionsform oder „Extension for Prevention" nicht mehr besteht.

Die typische Amalgamfüllung führt zusätzlich zur bereits bestehenden Zerstörung des Zahnes zu einem weiteren Substanzverlust. Dadurch kann die Schwäche des Amalgam oder sogar von Gold an dünnen Rändern ausgeglichen werden.

Adhäsiv befestigte Keramik haftet am Zahn in weniger als 2 mm dicken Schichten. Damit besteht nicht wie bei anderen restaurativen Materialien die Notwendigkeit zur weiteren Substanzreduktion. Die Präparation für Amalgam oder eine Goldgußfüllung muß oft bis in gesunde Zahnsubstanz extendiert werden, um eine Retentionsform zu schaffen. Die Kavitätenwände werden nur ganz schwach divergierend präpariert, um einen Halt durch Friktion zu schaffen. Im heutigen Zeitalter der adhäsiv befestigten Restauration wird dieses Prinzip durch den Komplex aus geätzter Keramik/ Befestigungskomposit/ Zahnsubstanz von Grund auf geändert.
Retention durch Friktion ist nicht länger erforderlich, im Gegenteil sogar kontraindiziert.

Bei der klassischen Amalgam- oder Goldgußfüllung muß außerdem jeglicher unterminierende Schmelz entfernt werden, da diese Schmelzüberhänge leicht abbrechen. Das adhäsiv befestigte Inlay bietet viele Alternativen, sogar wenn die Unterschnitte im Dentin liegen. Die unterminierenden Stellen können vor der definitiven Präparation und Abformung mit Glasionomerzement ausgeblockt werden. Alternativ kann die Ausblockung auch im zahntechnischen Labor vor der Herstellung des Keramikinlays am präparierten Stumpf erfolgen. Beim Einsetzen wird dieser Raum mit dem Befestigungskomposit ausgefüllt. Ergänzt durch das anschließende Bonding erhält der Zahn wieder seine ursprüngliche Stabilität. Dieser Härtungseffekt entsteht durch die beidseitige Haftung des Komposits zum einen am Zahnschmelz, zum anderen an der gebrannten und silanisierten Keramik. Dadurch werden die geschädigten Höcker gestärkt und die Präparationsränder gewissermaßen versiegelt.

Modifizierte Präparation

Die technischen Besonderheiten bei der Herstellung von Keramikinlays verlangen eine zur Gußfüllung modifizierte Präparation. Die klassische Regel nach G.V. Black fordert scharfe, definierte Kanten, die bei jeglicher Form der Keramikversorgung absolut kontraindiziert sind. Es sollen vielmehr ***alle Ecken und Kanten abgerundet sein*** (Abb. 4-1). Dies erleichtert die Herstellung der Keramikinlays im Labor und verringert das Risiko, Sollbruchstellen zu erhalten.

Außerdem entfällt beim adhäsiv befestigten Keramikinlay die für gegossene Inlays und Onlays ***klassische Anschrägung*** zur Abdichtung der Restauration.

Beim adhäsiv befestigten Keramikinlay wird der Raum zwischen Zahn und Inlay mit einem relativ unlöslichen Befestigungskomposit ausgefüllt, der sowohl am Zahn als auch an der Keramik haftet. Dadurch ist eine bessere Abdichtung gewährleistet als bei konventionellen Zementen. Die klassische Anschrägung ist tatsächlich kontraindiziert, da sie notwendigerweise eine dünn auslaufende Keramikschicht zur Folge hätte, die dann während des Einpassens des Inlays ausbrechen würde. Eine auf den marginalen Schmelz beschränkte ***Hohlkehl-Präparation*** trägt dagegen zu einer besseren Abdichtung bei (Abb. 4-2), da die Schmelzprismen dann senkrecht zur Präparationsgrenze liegen. Diese Art der Keramikextension hat auch eine ausgezeichnete Farbgebung zur Folge, da in dieser Form der Übergang zwischen Zahn und Keramik fließend ist. Dieser Effekt wird im Labor durch Auftragen von transluzenten Keramikmassen erreicht, durch die die natürliche Zahnfarbe durchschimmern kann.

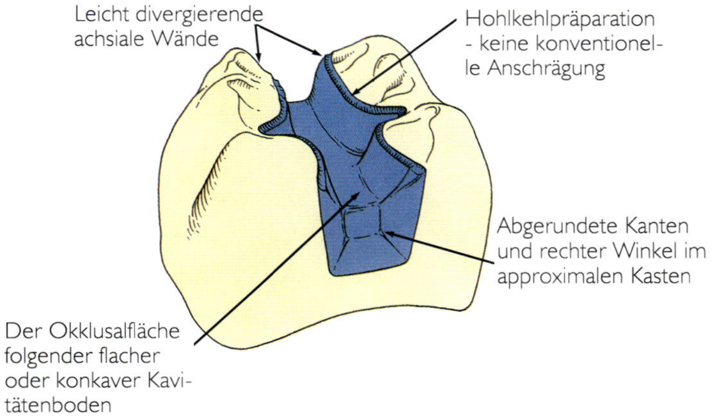

Abb. 4-1 Skizze einer Präparation mit abgerundeten Ecken und Kanten, 15 ° divergierenden Kavitätenwänden und Hohlkehle an der Okklusalfläche.

Der Grundsatz der Präparation für adhäsiv befestigte Keramik heißt Zahn*erhaltung*: Schonung der Restsubstanz, Wiederherstellung von Form, Funktion und Stabilität des Zahnes auf Dauer.

Nur durch Karies oder Trauma vorgeschädigte Bereiche des Zahnes werden mit einer entsprechenden Keramikversorgung wiederhergestellt. Leichte Modifikationen wie die periphere Hohlkehle sind erlaubt, um eine bessere Widerstandsform zu erhalten. Als Ergebnis sollten nicht nur Form und Funktion des Zahnes, sondern auch seine Ästhetik wiederhergestellt sein, und eine weitere Destruktion verhindert werden.

Klinik der Präparation

Entfernen von alten Füllungen und/ oder Karies

Jede vorhandene Füllung oder kariöse Läsion sollte entfernt werden, bevor die definitive Form der Präparation für die endgültige Versorgung festgelegt wird. Alte Füllungen können leichter vor Anlegen des Kofferdams entfernt werden. Durchgängige Approximalkontakte bei mehrflächigen Kavitäten erleichtern das Anlegen von Kofferdam. Versiegler und Unterfüllungsmaterialien sollten ebenfalls in dieser Phase entfernt werden, um so gesunde Zahnsubstanz vor sich zu haben. Wenn keine alten Füllungen vorhanden sind, muß lediglich die Karies entfernt werden.

Isolierung

Der entsprechende Zahn sollte vor der Präparation mit Kofferdam isoliert werden. Dies verbessert die Sicht und verhindert den Zutritt von Feuchtigkeit bei der Applikation irgendwelcher Substanzen. Jeglicher Rest von kariösem oder erweichtem Dentin sollte unter Kofferdam entfernt werden. Das übrige Dentin wird auf absolute Kariesfreiheit hin überprüft. Wenn die Ästhetik im Vordergrund steht, kann es nötig sein, durch Karies oder Amalgam verfärbtes gesundes Dentin zu entfernen.

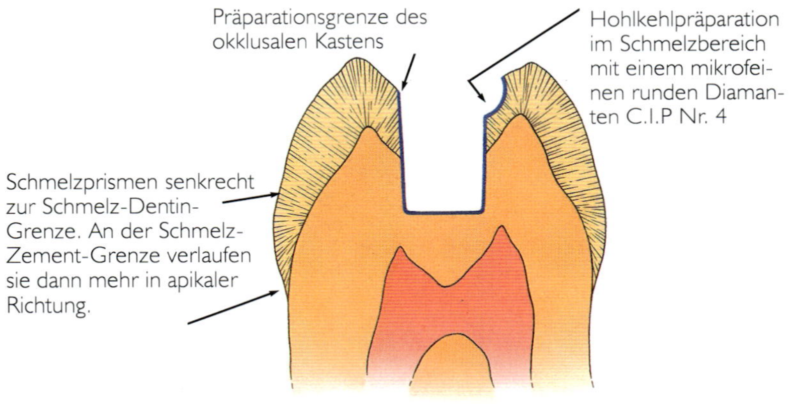

Abb. 4-2 Skizze der Hohlkehlpräparation, die durch eine erhöhte Anzahl an Schmelzprismen eine größere Haftung, höhere Randdichtigkeit und bessere ästhetische Farbgebung bewirkt.

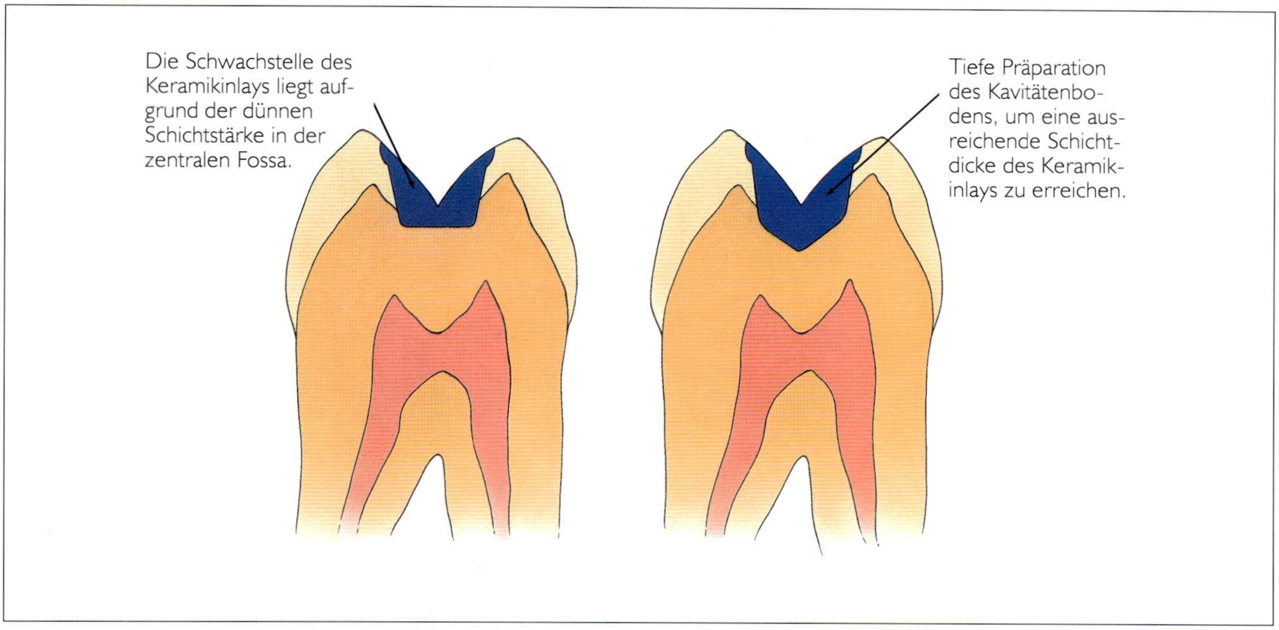

Abb. 4-3 Skizze zweier möglicher Formen für die Präparation des Kavitätenbodens; die Form ist abhängig von der Tiefe der Kavität.

Verfärbtes, aber nicht kariöses Dentin am Kavitätenboden hat im allgemeinen keine ernsten Konsequenzen, da es leicht überdeckt werden kann. Die Kavität selbst wird möglichst substanzschonend präpariert; es wird nur geschädigte Zahnsubstanz entfernt und eine leicht divergierende Form für die spätere Keramikversorgung geschaffen.

Präparationsgestaltung

Pulpenboden. Der Pulpenboden sollte durch entsprechende Präparation bzw. Glasionomerzement-Aufbau eine definierte Widerstandsform aufweisen. Dies hat möglicherweise Bedeutung für den Langzeiterfolg der Versorgung, da es die Scherkräfte herabsetzt, die auf das dazwischenliegende Befestigungskomposit einwirken. Die Kohäsionskräfte im Komposit können im Laufe der Zeit durch Kaukräfte und thermischen Schwankungen geschwächt werden. Die Form der Kavität sollte auch die labortechnische Herstellung erleichtern und eine definierte Einschubrichtung bei der Einprobe sicherstellen.

Die Form des Pulpenbodens kann in Abhängigkeit von der Tiefe der Präparation variieren (Abb. 4-3). Sie muß nicht wie bei Gußfüllungen klassisch flach und senkrecht zur Längsachse des Zahnes sein. Bei einer flachen Kavität stellt die zentrale Fossa des Inlays eine Schwachstelle dar. In solchen Fällen ***sollte der Pulpenboden im Bereich der zentralen Fossa parallel zur Höckerneigung*** präpariert werden, so daß im Zentrum eine ebenso dicke Keramikschicht wie an den lateralen Abhängen der Restauration resultiert.

Achsiale Wände. Die achsialen Wände der Kavität sollten minimal mehr vom Pulpenboden zur Schmelzoberfläche hin divergieren als bei einer Präparation für ein gegossenes Inlay aus Metall, wo allgemein eine Neigung zwischen 6 und 10° zur Schaffung einer Retentionsform angegeben wird. Die Verwendung eines Befestigungskomposits macht die Parallelisierung und Friktionsform als Retention überflüssig. Der ***höhere Neigungswinkel*** der Seitenwände erlaubt ein leichteres Einpassen und Entfernen der Restauration während der Einprobe, die Neigung sollte jedoch nicht auf Kosten von unnötig geopferter Zahnsubstanz präpariert werden.

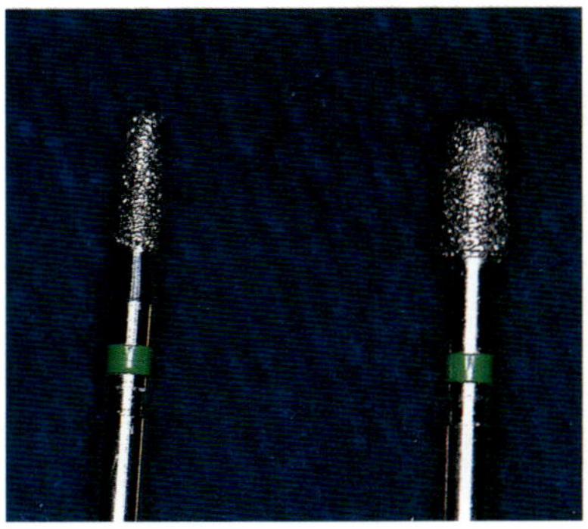

Abb. 4-4 C.I.P. Zwei-Körnungs-Diamant (Gebr. Brasseler) mit feiner Körnung an der Spitze, einem abgerundeten Rand und mittelgrober Körnung am Schaft.

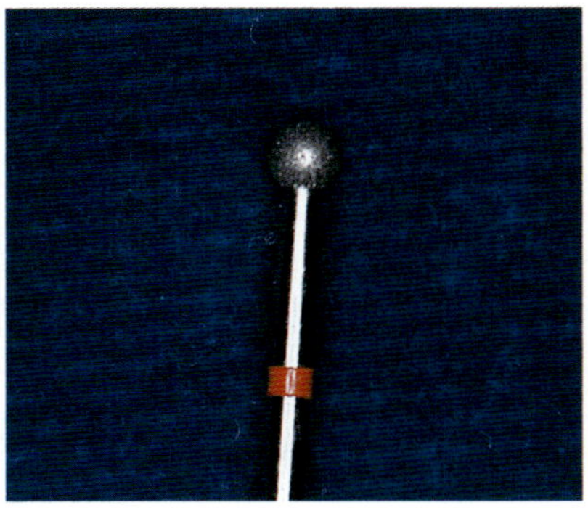

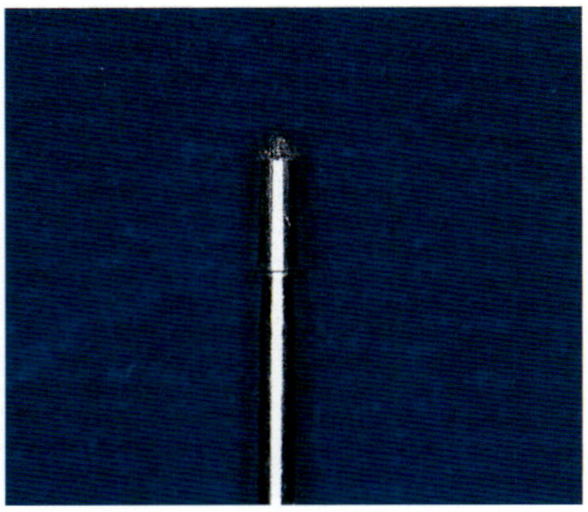

Abb. 4-5a und b *(a)* Runder mikrofeiner Diamant zur Präparation der Hohlkehle. *(b)* Der C.I.P Nr. 4 Diamant zur Präparation in der zentralen Fossa.

Präparationsgrenze. Der okklusale Rand der Kavität *sollte nicht angeschrägt werden,* da es schwierig ist, Keramik in einer so dünnen Schicht zu brennen, die zudem auch beim Einpassen brechen kann. Es gibt zwei Lehrmeinungen, was die Gestaltung der Präparationsgrenze betrifft. Sie kann *(1)* **als definierte Stoßkante,** *(2)* **als Hohlkehle** (siehe Abb. 4-2) durchgeführt werden.

Die Hohlkehlpräparation ist aus Gründen der besseren Abdichtung und ästhetischen Farbgebung vorzuziehen. Dies kommt durch den Präparationsrand und das Muster der Schmelzprismen zustande, die eine breite anätzbare Schmelzoberfläche schaffen. Auch der Übergang zwischen Zahn und Restauration gewinnt dadurch an Ästhetik, indem die natürliche Zahnfarbe durch diese semitransluzente Keramikschicht durchschimmern kann.
Der approximale Kasten sollte aus Gründen der besseren Abdichtung einen flachen, zum Schmelz hin auslaufenden Kavitätenboden aufweisen, da der Präparationsrand der Schmelz-Zement-Grenze dicht anliegt.

Kavitätenwände. Die für Gußfüllungen typischen Ecken und Kanten müssen für Keramik abgerundet werden. Die Präparation dafür wird mit einem speziell gestalteten Zylinder mit abgeflachtem Ende, aber abgerundetem Rand durchgeführt (Abb. 4-4). Das Konzept eines Zwei-Körnungs-Diamanten (Zwei-Körnungs-Keramik-Inlay-Präparationssystem [C.I.P], Gebr. Brasseler) wird als am besten geeignetes System angesehen. Dieses einzigartige Instrument besitzt eine feinkörnige Diamantierung an der Spitze und bis in einen Bereich von 0,5 mm am Schaft, und einen eher grob-körnigen Diamanten am Rest des Schaftes. Das Instrument präpariert daher pulpennah weniger aggressiv, wodurch eine unnötige Extension der Präparation, besonders im Falle der noch weicheren Glasionomerbasis, vermieden wird.

Das speziell entwickelte Instrumentarium mit einer neu gestalteten Spitze hat folgende Konsequenzen:

- Ein flacher Pulpenboden mit exakt divergierenden achsialen Wänden.
- Ein abgerundeter Übergang zwischen Pulpenboden und Seitenwand.
- Hoch-retentive achsiale Wände auf Grund des Hybrid-Diamanten am Schaft, was die Adhäsionsoberfläche erhöht und mechanische Retention schafft.
- Einen exakten okklusalen Präparationsrand mit Hohlkehlpräparation (wird am besten mit einem fein-gekörnten runden Instrument erreicht [z.B. C.I.P. Nr. 5 oder 6, Gebr. Brasseler]) (Abb. 4-5).

Spezifische Modifikationen für unterschiedliche Typen von Kavitätenpräparationen

Klasse II -Restaurationen

Wenn die kariöse Läsion eines Zahnes die Approximalräume sowie die Okklusalfläche erfaßt, wird eine mehrflächige Restauration erforderlich. Betrifft die Läsion nur die Approximalfläche unterhalb des Kontaktpunktes, kann die „Tunnellierung" mit Glasionomerzement und Komposit eine mögliche Alternative darstellen (Abb. 4-6). Approximalkontakte, Stabilität der Höcker und des gesamten Zahnes bleiben am besten bei intakter Randleiste erhalten.

Die Herstellung einer Klasse II-Restauration kann am besten für einen Zahn mit okklusaler und approximaler Karies oder mit vorherigen mehrflächigen Füllungen beschrieben werden (Abb. 4-7). Alte Füllungen sollten vor Anlegen des Kofferdam zum absoluten Trockenlegen entfernt werden (Abb.4-8). Die Kavität sollte nur tatsächlich kariöse Fissuren und Grübchen erfassen.

Die Okklusalfläche wird dann mit dem gleichen C.I.P. Instrument Nr. 1 bis in den marginalen Bereich extendiert. Es wird im rechten Winkel zur zentralen Fossa innerhalb des marginalen Randes präpariert. Der approximale Kasten wird zum Entfernen jeglicher Karies bis auf Gingivaniveau präpariert und so weit extendiert, bis der Approximalkontakt lateral (bukkal und lingual) aufgelöst ist, oder bis zur lateralen Ausdehnung der Läsion. Es kann ein scharfer Schmelzmeißel benutzt werden, um diesen Kontaktbereich zu brechen und dabei den Nachbarzahn zu schonen. Die richtige Anwendung eines feingekörnten mikrofeinen Diamanten oder Hartmetallfinierers (z.B. E.T., Gebr. Brasseler) bietet sich dafür an. Der Nachbarzahn kann außerdem verkeilt werden, um die Präparation der Approximalregion zu erleichtern.

Bei breitem Kontakt in bukko-lingualer Ausdehnung wie z.B. zwischen zwei Molaren, ist eine bukkale und linguale Extension der Kavitätenpräparation nicht nötig, sie kann sich auf die kariösen Stellen innerhalb der lateralen Kontaktfläche beschränken. Dies ist insbesondere indiziert, wenn zugunsten einer klassischen Kastenpräparation zusätzliche gesunde Zahnsubstanz geopfert werden müßte.

Eine schon vorhandene insuffiziente Füllung sollte in toto entfernt werden (Abb. 4-8). Der übrige Zahn wird hinsichtlich der Herstellung von *Widerstandsform, Einschubrichtung und Präparationsgrenzen* unter Verwendung des C.I.P. Nr. 2 (siehe Abb. 4-11) untersucht. Die Kastenwände sollten leicht divergieren, um die Restauration, ohne daß sie klemmt, einpassen zu können. Der Übergang zwischen Okklusalfläche und approximal-achsialer Kavitätenwand sollte abgerundet sein, die beiden Flächen sollten fließend ineinander übergehen.

Die faziale und linguale Wölbung der Kastenwände ist abgeflacht, um so Unterschnitte zu vermeiden und das Einsetzen der Restauration zu erleichtern. In analoger Weise ist die Kastenpräparation auf der anderen Seite durchzuführen.
Der Pulpenboden kann in der zentralen Fossa eine leichte V-förmige Mulde aufweisen, damit das fertige Inlay eine dickere Keramikschichtstärke erhält. Der Zwei-Körnungs-Diamant I.P.S. Nr.4 (siehe Abb. 4-5) schafft dies automatisch. Der Boden sollte mindestens 1,5 bis 2,5 mm dick sein, außer in Bereichen mit offensichtlich tieferer Karies. Diese Bereiche können mit einem lichthärtenden Material aufgefüllt werden, um den Boden einzuebnen (Abb. 4-9 und 4-10).

Okklusal wird eine Hohlkehle mit einem feingekörnten, abgerundeten Diamanten C.I.P. Nr. 3 (Abb. 4-12) präpariert. Die vollständige Präparation (Abb. 4-13) ist fertig für die Abformung.

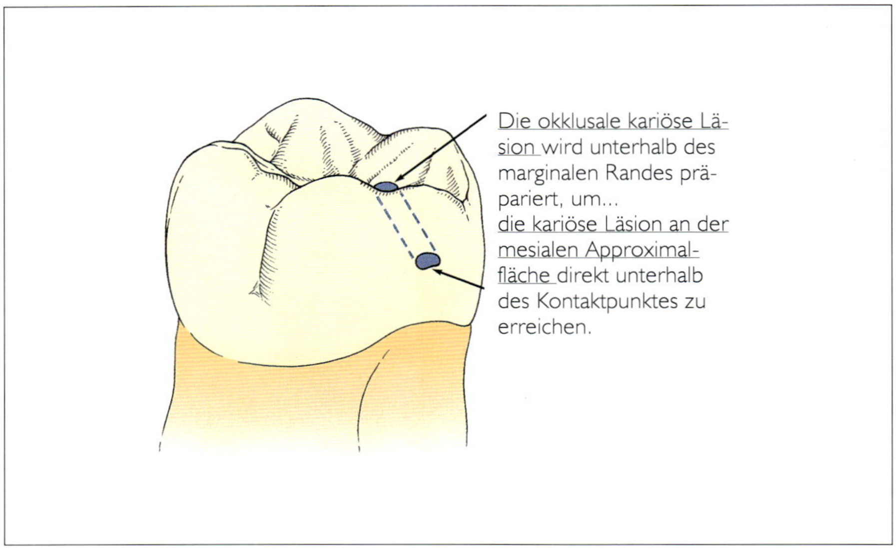

Abb. 4-6 Skizze des Tunnellierungsverfahrens für kleine Approximalkaries ohne okklusale Läsion. Zum Auffüllen des Tunnels wurde Glasionomerzement verwendet. Bei der endgültigen okklusalen Versorgung sollte dagegen ein Komposit entsprechender Farbe gewählt werden. Man beachte den marginalen Randschluß, die okklusalen Kontakte und die ursprünglichen Approximalflächen.

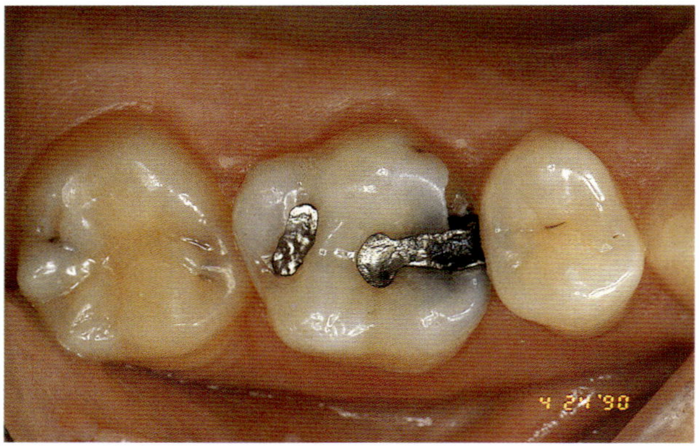

Abb. 4-7 Okklusalansicht eines ersten Oberkiefermolaren mit zwei insuffizienten Amalgamfüllungen.

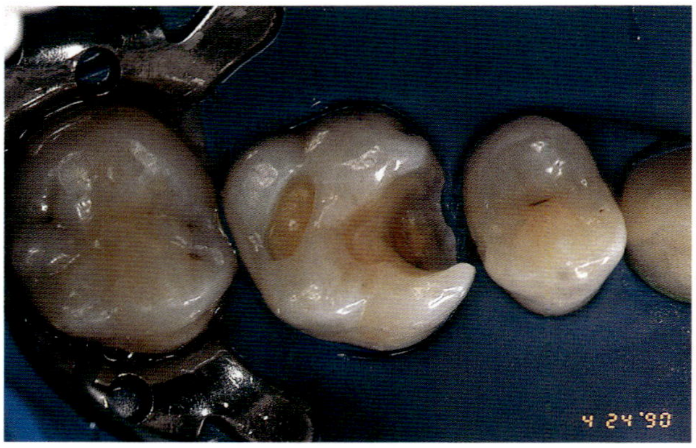

Abb. 4-8 Verbleibende Zahnsubstanz nach Entfernung der alten Füllung und der Karies. Der Zahn wird vor der endgültigen Kavitätenpräparation mit Kofferdam isoliert.

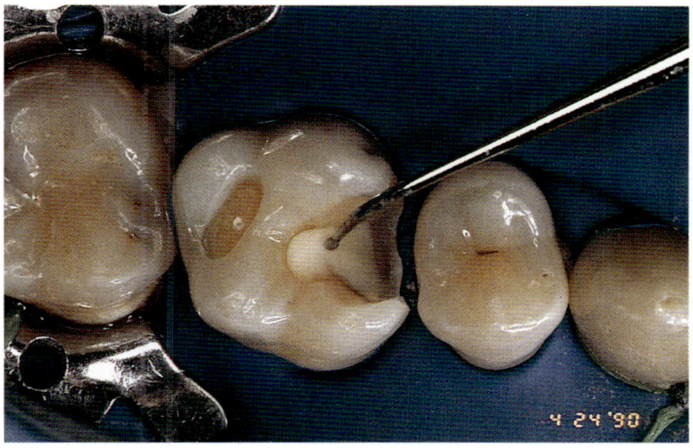

Abb. 4-9 Vitrebond Glasionomerzement (3M Dental) wird mit Nova PiNT 11 appliziert, um eine Widerstandsform zu schaffen, Unterschnitte auszugleichen, einen tiefen Pulpenboden und exponiertes Dentin abzudecken.

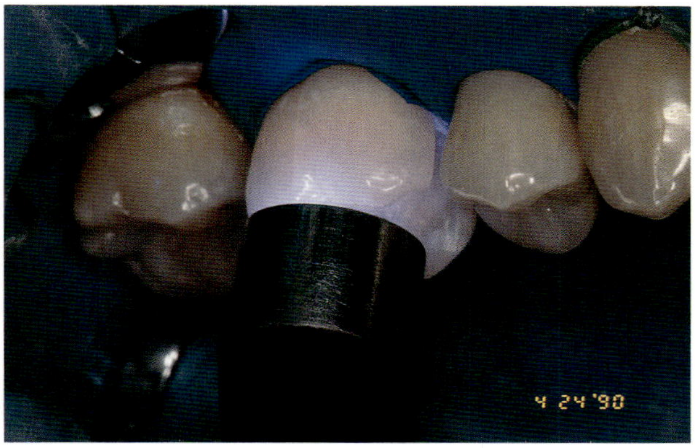

Abb. 4-10 Das licht-aktivierte Glasionomer/ Befestigungskomposit ist aufgetragen.

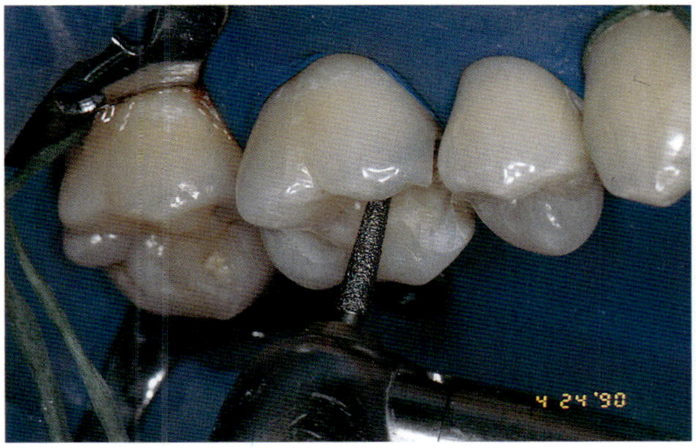

Abb. 4-11 Die Kavitätenpräparation wird mit dem C.I.P Nr.2 verfeinert.

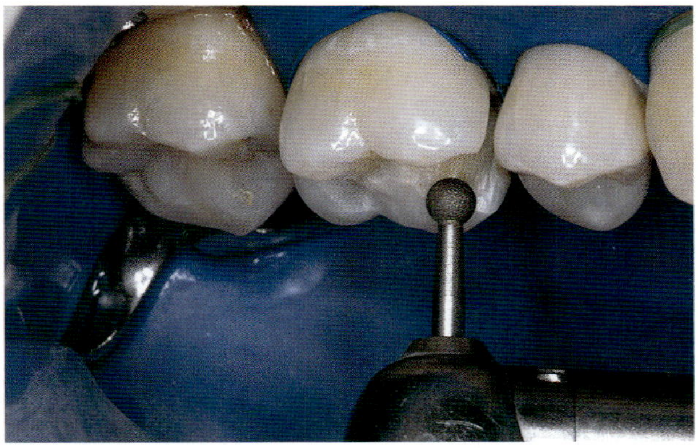

Abb. 4-12 Die okklusale Präparationsgrenze wird mit dem C.I.P. Nr.3 als Hohlkehle präpariert.

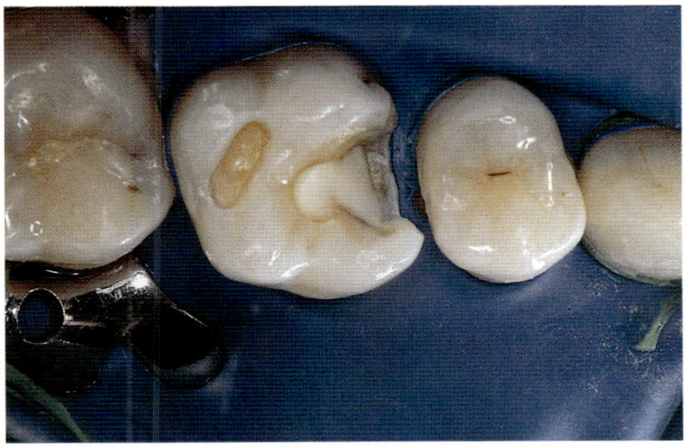

Abb. 4-13 Vollständige Kavitätenpräparation fertig zur Abformung.

Inlays versus Onlays

Die Seitenzahnversorgung mit adhäsiv befestigten Keramikinlays ist ein relativ neues Konzept, und als solches gibt es einige spezielle Richtlinien, wann z.B. ein Inlay zu einem Onlay werden sollte. Durch die Eigenschaften der adhäsiv befestigten Restauration erübrigt sich eine Widerstands- und Retentionsform zur Stabilisierung von nicht untermauerten Höckern (Abb. 4-14a). ***Tatsächlich ist eine zusätzliche Entfernung von Zahnhartsubstanz zur Überkuppelung eines Höckers kontraindiziert, da oft in der Folge davon eine Höckerspitze aus Keramik in die zentrale Fossa des Gegenzahnes trifft.*** Bei einer intrakoronalen Versorgung liegt der zentrische Stopp auf natürlicher Zahnsubstanz, wodurch eine geringere Abrasion im Gegenkiefer erreicht wird, ohne die Bruchfestigkeit insgesamt zu schwächen. Wenn ein Onlay nötig wird, sollte die Okklusalfläche so gestaltet sein, daß keine Führungskontakte vorhanden sind. Das Onlay fungiert okklusal in erster Linie als zentrischer Stopp. Natürlich wird dies nicht immer gelingen, es sollte aber angestrebt werden, indem der mit Keramik unterstützte Höcker in seiner Funktion abgeschwächt wird. So kann es schwierig erscheinen, die funktionelle äußere Form der Keramik so zu gestalten, daß sie die natürlichen Antagonisten bei exzentrischen Bewegungen nicht berührt und so Schliffacetten hinterläßt.

Im allgemeinen sollte also die Präparation möglichst konservativ durchgeführt werden, aber gleichzeitig ***ist es wünschenswert, den Übergang zwischen Keramik und Zahn nicht in Bereiche, die ständigen starken okklusalen Einflüssen ausgesetzt sind, zu legen.*** Diese Kräfte schwächen das Befestigungskomposit und verursachen möglicherweise ein Absplittern von Schmelz am Kavitätenrand. Dieser „Eingrabungs"-Effekt muß minimiert werden. Andernfalls ist ein Onlay vorzuziehen.

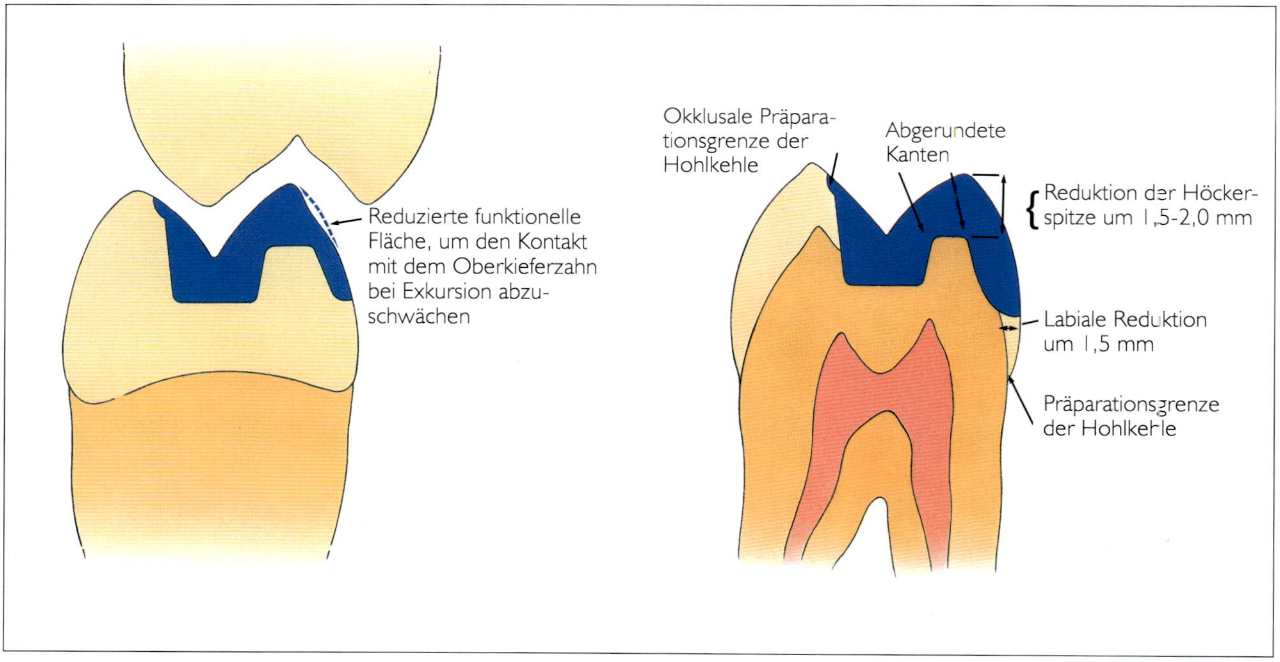

Abb. 4-14a und b Skizzen von Onlay-Präparationen.

Onlay-Präparationen

Bei frakturiertem oder bereits versorgtem Höcker wird es notwendig, ihn in die endgültige Versorgung mit einzubeziehen.

Die Präparation sollte folgendermaßen aussehen (Abb. 4-14b):

- Eine Reduktion der vertikalen Höhe der Hökker und aller okkludierenden Flächen um 1,5-2,0 mm
- Präparationsgrenzen auf jedem unterstützenden Höcker in Form einer Hohlkehle, generell *ohne Anschrägung*
- Abgerundete Kanten an den Höckern, um einen Keramikbruch durch diese scharfen Streß-Punkte zu verhindern.

Die Präparation soll die Herstellung einer Keramikversorgung ermöglichen, die eine ***einfache geometrische Form*** aufweist, und dennoch den Zahn mit einer ***definitiven Widerstandsform*** schützt (Abb. 4-15 bis 4-22).

Slot-Präparation bei Approximalkaries

Wenn die Approximalkaries bis ins Dentin reicht und den marginalen Bereich so weit unterminiert, daß eine Tunnellierung mit Glasionomerzement und Komposit nicht mehr möglich ist, kann die Slot-Präparation eine Alternative darstellen. Diese Präparation umfaßt die Randleiste und den approximalen Bereich, aber nicht die vollständige Okklusalfläche; so stellt sie eine ästhetische, konservative Alternative für zirkuläre oder mehrflächige Gußfüllungen dar.

Der C.I.P. Nr. I Diamant wird zur Beseitigung der unterminierenden marginalen Bereiche benutzt, ferner um diese Kastenform nach lateral bis in die geschädigten bukkalen, lingualen und pulpennahen Bereiche auszudehnen. Die Kastenform sollte in gingivo-okklusaler Richtung leicht divergierend sein und kann die Form eines Schwalbenschwanzes haben, abhängig von der Ausdehnung der Karies und den Umrissen des Zahnes. Es ist weder bukkal noch lingual notwendig, die Präparation bis in die sogenannte selbst-reinigende Zone zu extendieren. Sie kann vielmehr innerhalb des Approximalbereiches enden. Die Zähne sollten mit Hilfe von Interdentalkeilen separiert werden, damit eine approximale Ausarbeitung durchgeführt werden kann.

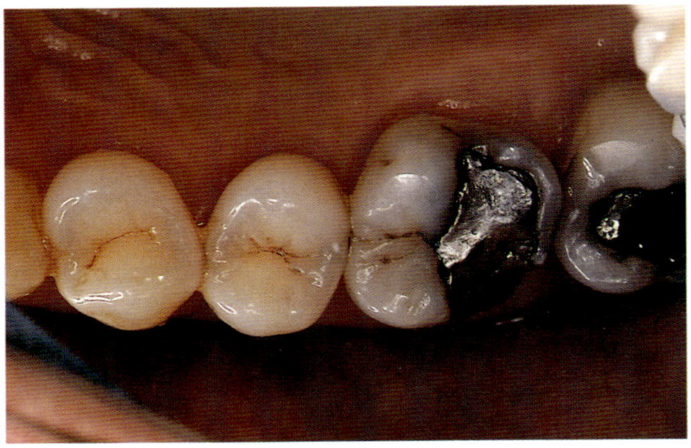

Abb. 4-15 Große insuffiziente Amalgamfüllung der distalen zwei Drittel eines Oberkiefermolaren.

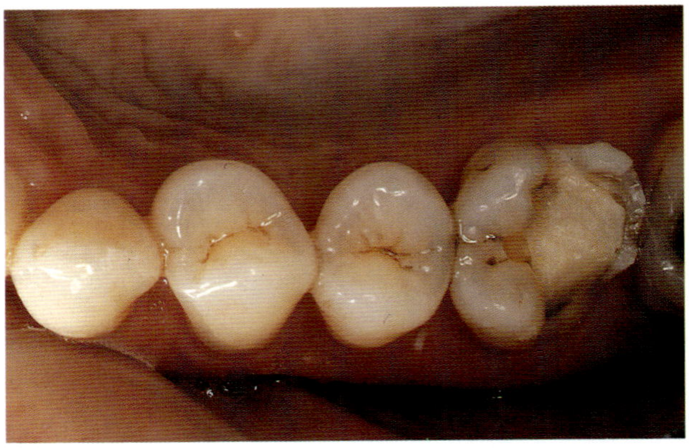

Abb. 4-16 Füllung und Sekundärkaries sind entfernt, das Dentin ist vor der endgültigen Präparation mit einer Glasionomerschicht bedeckt. Man beachte, daß am mesialen Teil des Zahnes keine Onlay-Präparation erforderlich ist (d.h., alle gesunde Zahnsubstanz bleibt erhalten).

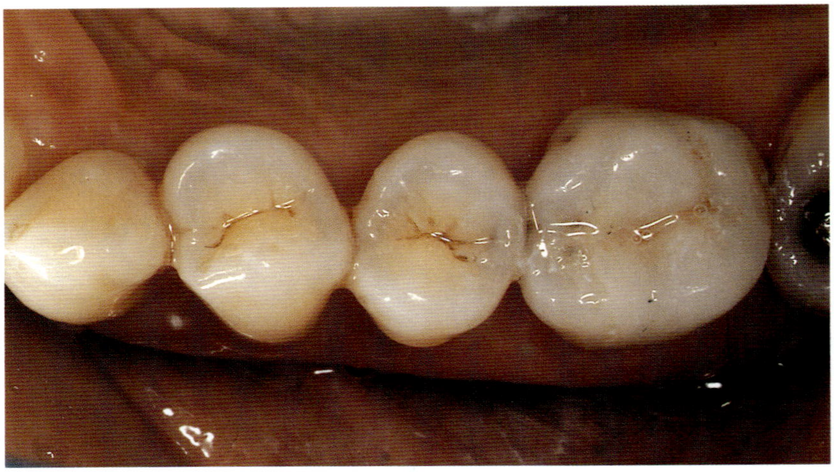

Abb. 4-17 Ansicht des Inlay/ Onlay nach dem Einsetzen.

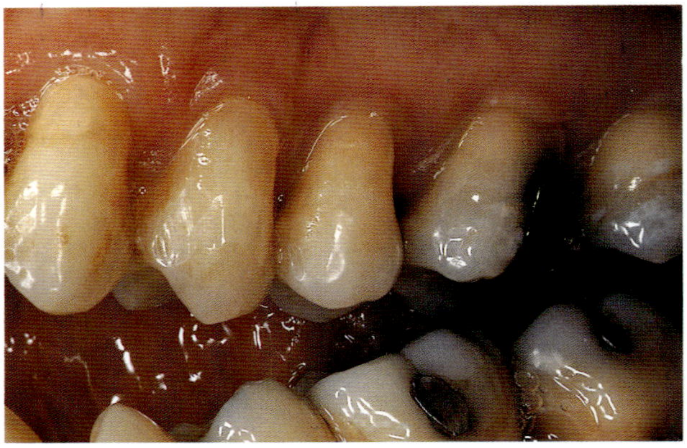

Abb. 4-18 Bukkale Ansicht vor der Behandlung

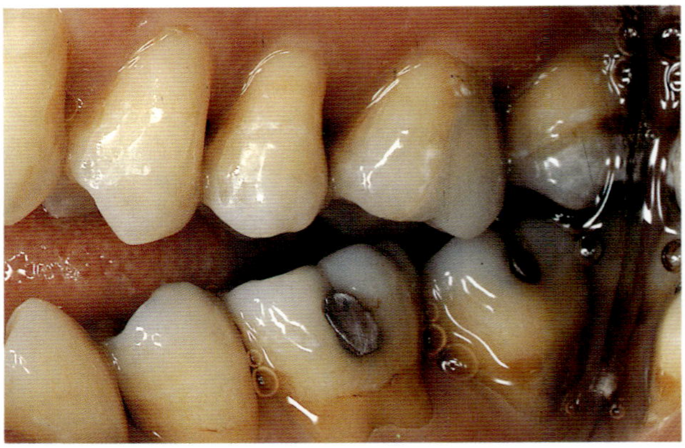

Abb. 4-19 Bukkale Ansicht nach der Behandlung

Vorher

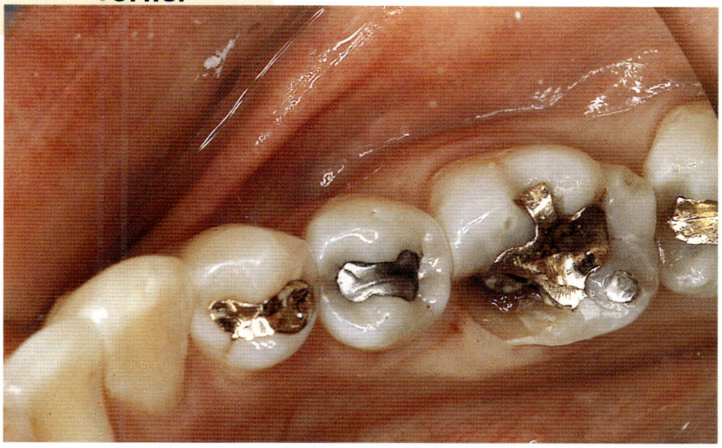

Abb. 4-20 Insuffiziente Amalgamfüllung

Präparation

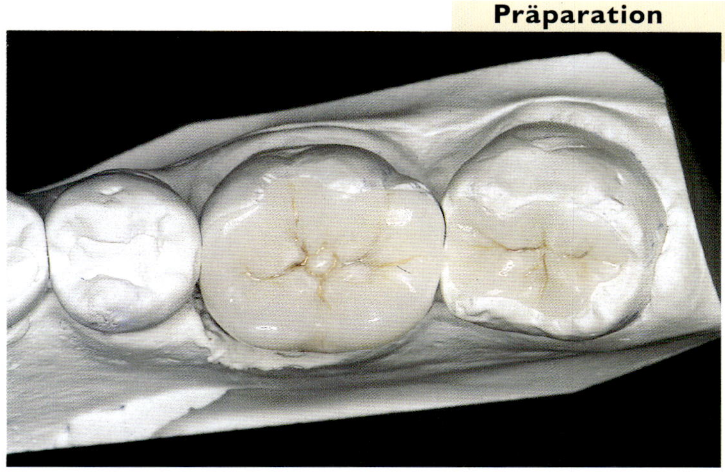

Abb. 4-21 Keramikversorgungen auf dem Modell

Nachher

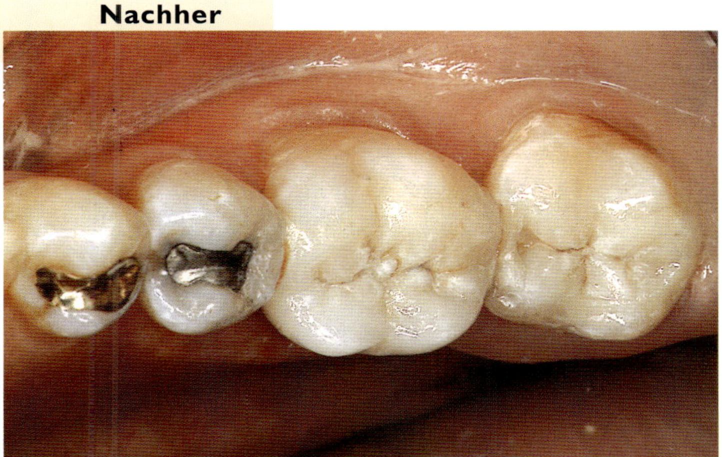

Abb. 4-22 Ansicht des Onlay in situ

Klasse III-Inlays

In einigen Fällen besteht die Indikation für diesen Typ des adhäsiv befestigten Keramikinlays. Es ist jedoch ratsam, Klasse III-Restaurationen auf Frontzähne mit lingualem Zugang zu beschränken, so daß die Bukkalfläche ästhetisch unversehrt bleibt. Ein adhäsiv befestigtes Keramikinlay bedeutet für den übrigen Zahn Unterstützung, speziell dort, wo notwendige Kontakte auf Grund der ausgedehnten Präparation kaum möglich sind. Das adhäsiv befestigte Keramikinlay stellt somit eine echte konservative Alternative zur Vollkrone dar.

Zusätzliche Indikationen für das Klasse III adhäsiv befestigte Keramikinlay sind:

- Ausgedehnte Amalgam- oder Kompositfüllungen bis über die mesiale oder distolinguale Eckzahnkante haben eine inakzeptable Verfärbung oder fehlenden Approximalkontakt zur Folge (Abb. 4-23).
- Bei Lateralbewegungen des Unterkiefers artikulieren die Unterkieferzähne mit den Lingualflächen einer großen Kompositfüllung oder bestehender Karies. Eine neue Frontzahnführung muß mit Hilfe der Keramikversorgung aufgebaut werden. Bei natürlicher Gegenbezahnung kann die Führung über eine Keramikfläche problematisch werden.
- Die Unterstützung eines ansonsten ästhetischen Zahnes kann wegen Unterminierung der Schneidekante oder Approximalfläche nötig werden, um den Zahn vor einer Fraktur zu bewahren.

Präparationsform. Die Klasse III -Präparation ähnelt prinzipiell der Slot-Präparation für Gußfüllungen. Der approximale Kasten wird lingual mit einem birnenförmigen Diamanten bis in die Tiefe der Läsion präpariert. Dann wird mit dem C.I.P. Instrument Nr.2 der Approximalraum nach inzisal und apikal weiter extendiert, bis die Umrißform die laterale Ausdehnung der Karies (bzw. der alten Füllung) einschließt (Abb. 4-24).

Überhängende Schmelzlamellen im Approximalbereich werden mit einem Gingivalrandschräger oder einem E.T. Finierer entfernt, und die Schmelzränder inzisal und apikal mit eben diesen Instrumenten geglättet, um ein Einsetzen ohne Unterschnitte zu ermöglichen. Dazu verwendet man am besten ein spitz zulaufendes Finierinstrument (z.B. E.T. Nr. 6, Gebr. Brasseler).

Die Präparation sollte inzisal, apikal oder am Pulpenboden nur so weit extendiert werden, daß die Karies entfernt und ein ausreichender Zugang zum Einsetzen geschaffen wird. Die Umrissform wird konventionell präpariert und hängt von folgenden Faktoren ab: *(1)* der Ausdehnung der Läsion, *(2)* der Notwendigkeit, einen Zugang zum Einsetzen zu schaffen, und *(3)* den Erfordernissen im zahntechnischen Labor.

Die Kastenwände sollten divergieren, um das Inlay von lingual nach bukkal einsetzen zu können (Abb. 4-25).

Beispiel eines Klasse III -Inlays

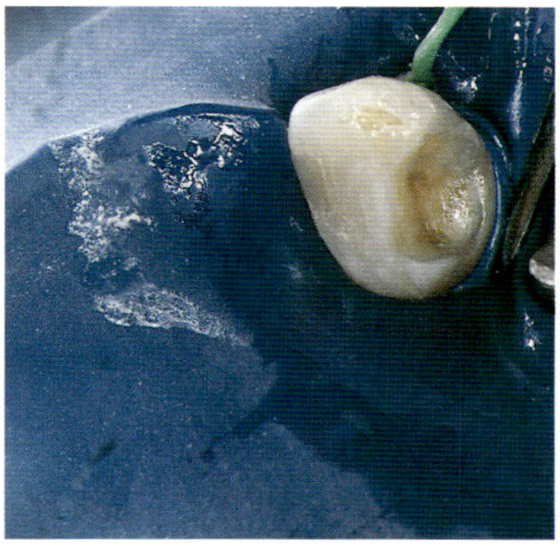

Abb. 4-23 Umriß der Kavität. Man beachte das Fehlen einer Anschrägung oder Hohlkehle, da lingual die Ästhetik eine untergeordnete Rolle spielt.

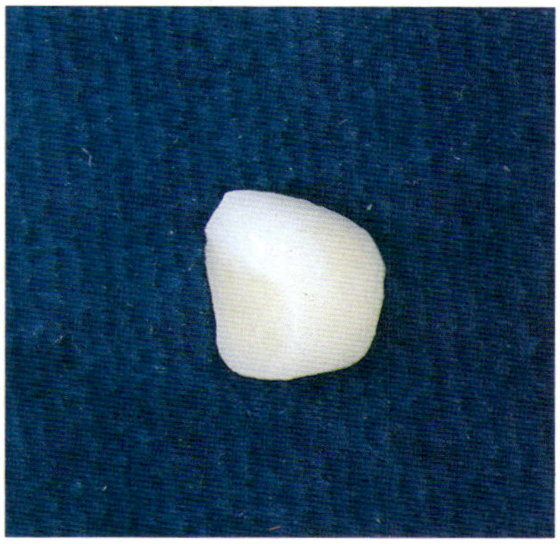

Abb. 4-24 Klasse III -Keramikinlay an der distolingualen Fläche.

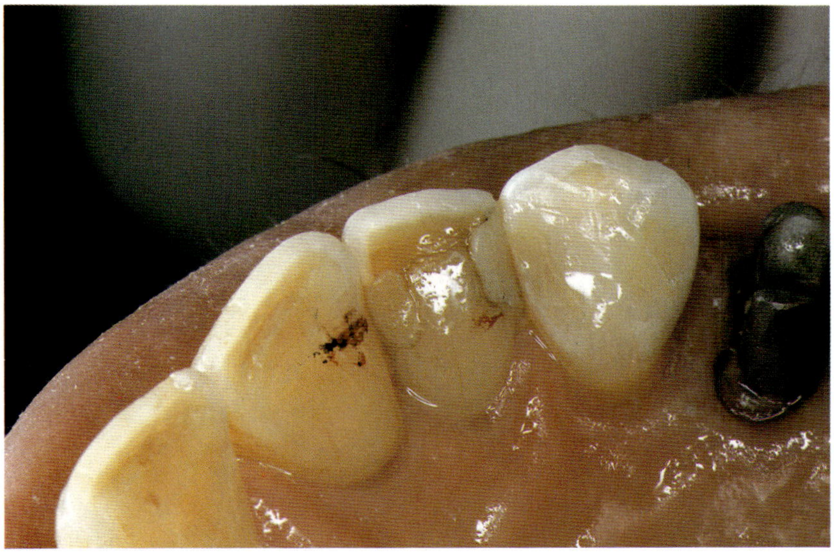

Abb. 4-25 Lingualansicht des Inlays in situ.

Klasse IV-Inlays

Klasse IV-Kavitäten eignen sich am besten für adhäsiv befestigte Keramik. Die Keramik ersetzt die fehlende Inzisal- und/oder Approximalfläche des Zahnes und verleiht ihm eine wesentlich bessere Stabilität als eine vergleichbare Kompositfüllung. Mit der Präparation werden alle kariösen Läsionen beseitigt, und die Kanten rechtwinklig zu den Bukkal- und Lingualflächen geglättet (Abb. 4-26 und 4-27). Im Schmelz wird bukkal eine Anschrägung, und bei ausreichenden Platzverhältnissen sogar eine Hohlkehle präpariert. Die Lingualfläche wird als Stoßkante (oder als Mini-Kehlung bei einem Oberkieferzahn) gestaltet.

Beim Verlauf der bukkalen Präparationsgrenze entlang der Anschrägung wird es extrem schwierig, Keramik in dieser Form zu brennen. Also wird Keramik in einer dickeren Schicht gebrannt (Abb. 4-28 und 4-29) und dann an den Zahn angeglichen, so daß ein fließender Übergang zwischen Zahn und Keramik entsteht (Abb. 4-30).

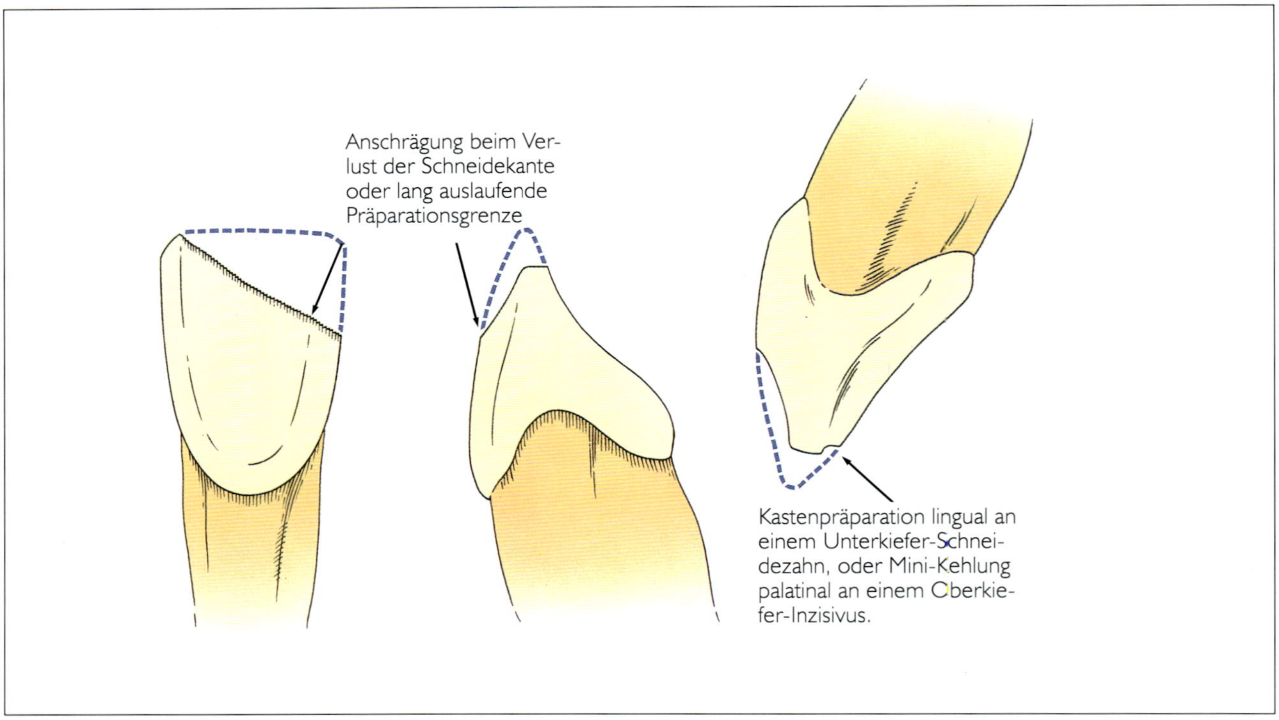

Abb. 4-26 Skizze einer Klasse IV-Präparation.

Abb. 4-27 Ansicht einer Klasse IV-Fraktur. Es wird an der Bukkalfläche eine lange Anschrägung, lingual eine Stoßkante p-äpariert.

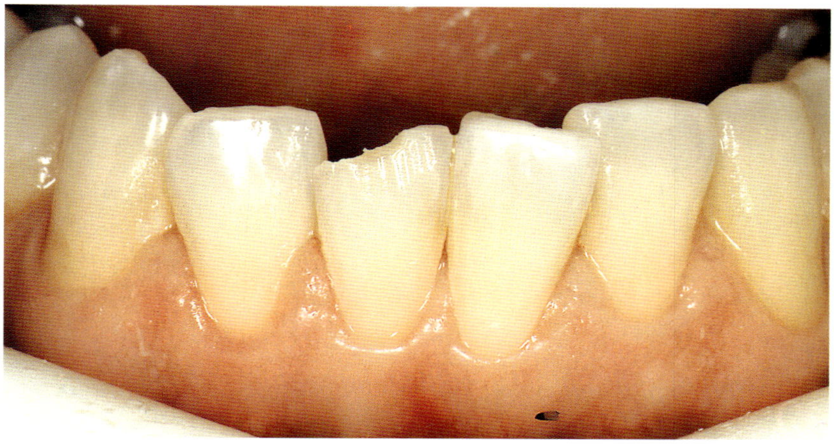

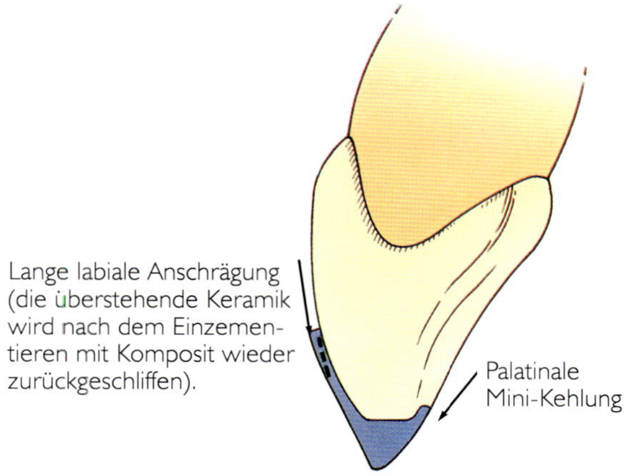

Abb. 4-28 Die Skizze zeigt, auf welche Weise an der labialen Anschrägung Platz für eine dickere Schicht Keramik geschaffen wird, die dennoch nach dem Einsetzen in einer Ebene mit der Zahnoberfläche liegt.

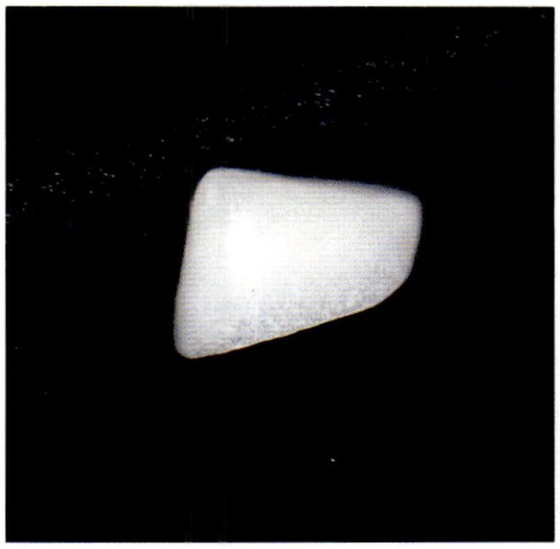

Abb. 4-29 Klasse IV-Inlay vor dem Einzementieren.

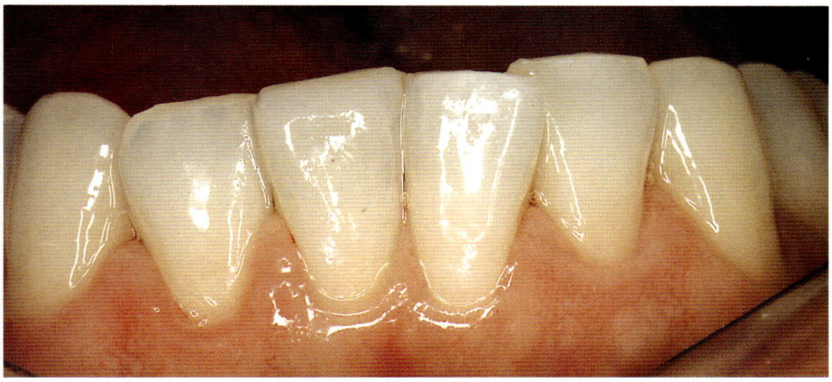

Abb. 4-30 Ansicht eines Klasse IV-Inlay in situ.

Unterfüllungsmaterialien

Glasionomerzemente

Drei verschiedene Typen von Glasionomerzement stehen zur Verfügung, wobei jeder Typ unterschiedliche Eigenschaften aufweist:

1. Typ I: Befestigungszemente. Typ I -Glasionomerzemente weisen eine hohe Fließfähigkeit, niedrige Viskosität und eine dünne Schichtstärke auf, weshalb sie sich gut zum Einsetzen eignen. Sie besitzen eine längere Verarbeitungszeit als Typ II und III. Obwohl zum Zementieren ausgezeichnet geeignet, sind die Materialeigenschaften wesentlich schwächer als bei anderen Typen und daher nicht als Unterfüllung oder für Aufbauten unter Keramikversorgungen geeignet.
2. Typ II: Füllungsmaterialien. Typ II-Glasionomerzemente sind die stärksten der drei Typen und als solche haben sie eine längere Aushärtungszeit. Sie können mit verschiedenen anderen Metallen gemischt sein, und bilden so die *Cermet*-Zemente. Durch Zusatz von Edelmetallen wird die Konsistenz des Materials noch verbessert (Wilson und Mc Lean, 1988).
3. Typ III: Unterfüllungsmaterialien und Liner. Typ III - Glasionomerzemente wurden entwickelt, um die Abbindephase zu verkürzen und sie so leichter als Unterfüllung und Liner verwenden zu können. Dadurch ist zwar die Festigkeit herabgesetzt, diese reicht jedoch normalerweise für nicht-tragende Versorgungen aus. Durch Zusatz von Komposit werden eine erhöhte Festigkeit und verbesserte Materialeigenschaften erreicht.

Klinische Parameter für Glasionomerzement als Unterfüllungsmaterial

Konventionelle Glasionomerzemente sollten eine Schichtstärke von mindestens 1,5 mm aufweisen, die anschließend anzuätzen ist. Eine dünnere Schicht wird sich während des Ätzvorganges auflösen und auf diese Weise Mikrorisse verursachen. In diesem Fall würde der Glasionomerzement das Dentin nicht mehr ausreichend abdecken. Zum Aufbau einer dicken Dentinschicht aus Glasionomerzement sollten der Typ-II (Füllungsmaterial), Metall- (Cermet-)Zemente oder kompositverstärkter Glasionomerzement verwendet werden.

Bei einer flachen Kavität mit einer oder zwei umschriebenen Stellen freiliegenden Dentins kann ein schnell applizierbarer Typ III-Glasionomerzement als Unterfüllung verwendet werden. Damit können außerdem Unebenheiten im Dentin ausgeglichen werden, wenn die Kavität zu flach ist, um den gesamten Pulpenboden mit Glasionomerzement abzudecken. In diesen Fällen sollte das Inlay mit einem Dentinadhäsiv der dritten Generation zementiert werden, um die freiliegenden Dentinstellen zu versiegeln.

Die Opazität von Glasionomerunterfüllungsmaterialien kann die Farbe der fertigen Versorgung beeinflussen; weshalb ein zu dem entsprechenden Zahn passender Farbton gewählt werden sollte.

Glasionomerzemente sind das Mittel der Wahl als Ersatz von ausgedehntem Dentinverlust oder zum Aufbau einer Widerstandsform, wenn durch lokalisierte Karies der Kavitätenboden uneben wird.

Die Glasionomermaterialien (GIZ) werden aus folgenden Gründen herangezogen:

- Glasionomer haftet am Dentin durch molekulare Adhäsion; dieses kann wiederum angeätzt werden, um damit eine mechanische Retention für das Befestigungskomposit zu bilden.
- Glasionomerzemente sind in hohem Maße biokompatibel und rufen offensichtlich nur vorübergehende entzündliche Reaktion des Pulpengewebes hervor. Diese Entzündungsreaktion scheint innerhalb der ersten 35 Tage ausgelöst zu werden, und der ausgehärtete Zement verursacht keinen Anstieg der Sekundärdentin-Bildung. Dies stellt einen wichtigen Faktor dar, da der Glasionomerzement nur in engstem Kontakt mit dem Dentin seine molekulare Adhäsion ausbilden kann.
- Eine Glasionomerzementunterfüllung hat außerdem antikariogene Eigenschaften, da sie Fluoride freisetzt.
- Das Material weist eine gute Adhäsion und Dimensionsstabilität auf, so daß eine präzise passende Versorgung eingesetzt werden kann.
- Glasionomerzemente haben eine beträchtlich hohe Druck- (bis zu 20 MPa), aber schwache Biegefestigkeit (5 bis 40 MPa). Somit eignen sie sich gut als dünne Schicht Unterfüllungsmaterial, aber schlecht als ausgedehnte Restaurationen (Wilson und Mc-Lean, 1988).

Der Zusatz von Komposit zu Glasionomerzement führte zu einer enormen Verbesserung der Biegefestigkeit. Das kombinierte Material wird dann mit Licht ausgehärtet und erreicht dadurch sofort seine Festigkeit.

Die physikalischen Eigenschaften von konventionellen Glasionomerzementen machen sie verarbeitungsempfindlich. Sie sind hydrophil und können bis zur vollständigen Aushärtung Flüssigkeit aufnehmen. Die Adhäsion am Zahn beruht auf molekularen oder chemischen Kräften, im Gegensatz zur mechanischen Haftung zwischen angeätztem Schmelz und Befestigungskomposit. Vorteilhafterweise wird die Haftung größtenteils in den ersten 30 Minuten nach dem Einsetzen erreicht, sie ist jedoch erst nach einigen Tagen vollständig abgeschlossen.

Bei den lichthärtenden Kunststoff-Glasionomerzementen wird die initiale Aushärtung durch den Komposit-Anteil hervorgerufen, wenn dieser Licht ausgesetzt wird. Dadurch kommt es zu einer Verstärkung und zum Schutz des Glasionomerzements während der initialen Aushärtungsphase. Anschließend wird die Adhäsion des Befestigungskomposits an einer Glasionomerunterfüllung durch deren Anätzen mit 37%iger Orthophosphorsäure über weniger als 8 Sekunden erreicht. Dieser Prozeß löst teilweise die Matrix und schafft damit eine rauhe Oberfläche mit Unregelmäßigkeiten und Rissen, in die das Komposit eindringen kann. Damit werden die gewohnten retentiven mechanischen Zapfen gebildet. Studien haben gezeigt, daß die Adhäsionskräfte von Komposit an Glasionomerunterfüllungsmaterial die Kohäsionskräfte des konventionellen Glasionomerzements überschreiten (Wilson und McLean, 1988).

Bei nicht allzugroßen Kavitäten ist es besser, keinen Glasionomerzement als Unterfüllung zu verwenden, sondern das Bonding mit einem Dentin-Haftvermittler der neueren Generation direkt am Dentin durchzuführen.

Schmale Einkerbungen im Pulpenboden können mit einem licht-härtenden Glasionomerzement gefüllt werden, während das übrige Dentin freiliegt und für direktes Bonding zur Verfügung steht.

5

Abformung und provisorische Versorgung

Keramische Verblendschalen benötigen keine Periode der provisorischen Versorgung, dagegen spielt diese eine entscheidende Rolle bei den adhäsiv befestigten Keramikinlays/-onlays. Damit soll sichergestellt werden, daß es nach der Präparation und Abformung nicht zu einer Wanderung des präparierten oder des Nachbarzahnes kommt (z.B. nicht zu einer Mesial-oder Distalwanderung des präparierten Zahnes oder zur Elongation seines Antagonisten).

Die provisorische Versorgung sollte sowohl die bestehenden Okklusionsverhältnisse sichern als auch die präparierten Zähne vor Noxen schützen.

Abhängig von der Zahl der präparierten Zähne kann das Provisorium vor oder nach der Abformung angefertigt werden. Bei mehreren Zähnen ***ist es im allgemeinen besser, das Provisorium vor der Abformung herzustellen.*** Dies ermöglicht dem Behandler die Überprüfung der Präparation hinsichtlich ihrer exakten Gestaltung und ausreichenden Schichtstärke für die fertige Keramikversorgung. Die Herstellung des Provisoriums vor der Abformung erlaubt auch die direkte Bearbeitung der Restauration im Mund, denn es muß nicht nach einem versehentlichen Tangieren der Präparationsgrenze mit einem Finishing-Steinchen die endgültige Restauration in Frage gestellt werden.

Die Art des Provisoriums hängt von der Anzahl der präparierten Zähne und der Größe der Kavität ab. Es gibt drei grundlegende Systeme für die provisorische Versorgung: *(1)* die direkte, *(2)* die indirekte Methode, und *(3)* die Kombination aus beidem. Ebenso können Autopolymerisate oder lichthärtende Komposits verwendet werden; jedes hat seine eigenen Vorzüge, Indikationen und Kontraindikationen.

Direkt-indirekte Methode

Provisorien aus selbsthärtendem Acrylat-Kunststoff mit Hilfe einer Tiefziehschiene oder vorausgehendem Alginatabdruck

Dies ist ein Standardverfahren bei konventioneller Kronen-und Brückenprothetik, bei dem selbsthärtender Acrylat-Kunststoff in sahniger Konsistenz mit Hilfe einer Tiefziehschiene oder eines vorher

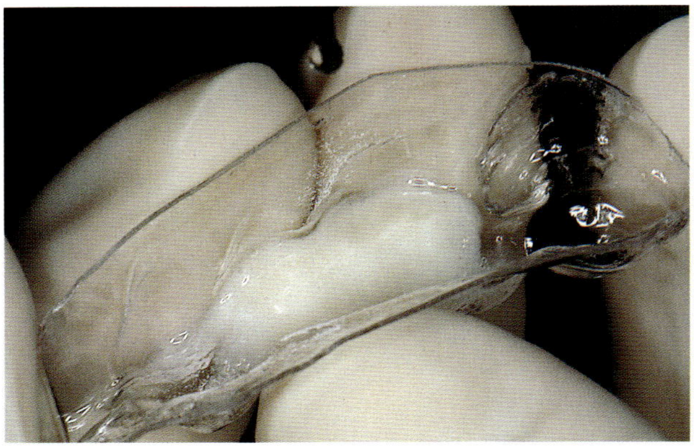

Abb. 5-1 Man läßt den Acrylat-Kunststoff in eine Tiefziehschiene fließen, bevor sie auf die präparierten Zähne gesetzt wird.

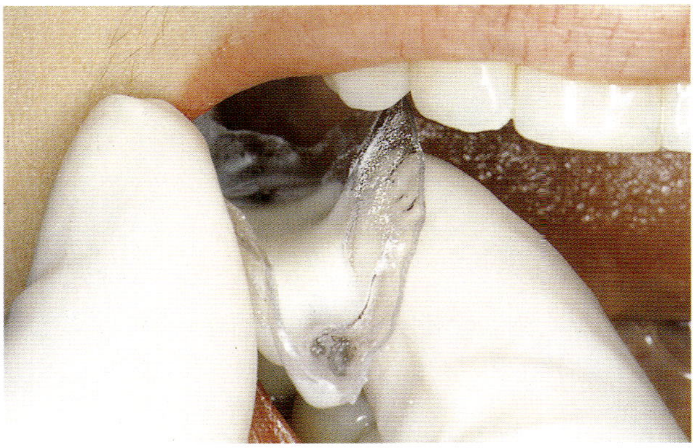

Abb. 5-2 Die Tiefziehschiene ist in exakter Position fixiert und erlaubt nur eine teilweise Ausarbeitung.

angefertigten Alginatabdrucks (Abb. 5-1) auf die präparierten Zähne aufgebracht wird. Der Acrylat-Kunststoff läßt sich verarbeiten, bis die glänzende Oberfläche matt wird und der Kunststoff ein teigiges Stadium erreicht. In dieser Phase muß die Tiefziehschiene oder der Abdruck auf die vorher isolierten Präparationen aufgebracht werden (Abb. 5-2), um den Abdruck leichter entfernen zu können.

Nach einer gewissen Liegezeit, aber noch bevor der Acrylat-Kunststoff vollständig aushärtet, muß die Tiefziehschiene mit den Provisorien auf den präparierten Zähnen auf-und abbewegt werden, während der Acrylat-Kunststoff in seine Endphase der Aushärtung übergeht. Diese Methode verhindert das Abfließen von Acrylat-Kunststoff in Unterschnitte und erleichtert bei korrekter Herstellung der Provisorien das Abnehmen. Auch die Gefahr der Pulpenschädigung, die durch die Wärmeentwicklung während des Polymerisationsvorganges entsteht, wird dadurch herabgesetzt. Zusätzliche Wasserkühlung aus einer Einmalspritze ist von großem Nutzen.

Wenn der Acrylat-Kunststoff vollständig ausgehärtet ist, wird die Tiefziehschiene mit dem Acrylat-Kunststoffprovisorium aus dem Mund entfernt. Der überschüssige Kunststoff wird mit einem Techniker-Steinchen (Abb. 5-3 und 5-4) bis an die Präparationsgrenze zurückgetrimmt.

Bei der Versorgung mehrerer Nachbarzähne werden normalerweise keine individuellen Inlays hergestellt, sondern ein zusammenhängender Block. Dies erleichtert Verarbeitung, Ausarbeiten und Einzementieren des Provisoriums. Darüberhinaus sichert es die Approximalkontakte und die intermaxilläre Beziehung.

Die getrimmten provisorischen Inlays werden im Mund eingepaßt und auf marginalen Randschluß hin überprüft. Nun wird die Okklusion sowohl in der Zentrik als auch bei Lateralbewegungen des Unterkiefers eingeschliffen. Ist der Randschluß in einigen Bereichen absolut intolerabel, kann es notwendig sein etwas anzutragen. (Jedoch verzieht sich die geringe Masse Acrylat-Kunststoff innerhalb einer Inlaypräparation im Vergleich zu zirkulären Kronenversorgungen am marginalen Präparationsrand kaum und liegt meist innerhalb der klinischen Toleranzbreite.) Wenn jedoch der Rand über dem reduzierten Höcker einer Onlay-Präparation nachgetragen werden muß, geschieht dies am einfachsten, indem man den Rand des Acrylat-Kunststoffes mit Monomer anfeuchtet und abwechselnd Acrylatpulver und Flüssigkeit mit einem kleinen Pinsel aufträgt.

Die ausgehärteten Provisorien können dann extraoral weiter zurechtgetrimmt und ihre Okklusalflächen gestaltet werden. Auf Wunsch können spezielle Eigenheiten entsprechend dem Nachbarzahn mit einem flammen- oder birnenförmigen Arkansas-Steinchen herausgearbeitet werden (Abb. 5-5). Die provisorische Versorgung wird mit einem Eugenol-freien Zement (z. B. Provicell, Septodont) eingesetzt (Abb. 5-6), um die Kontamina-

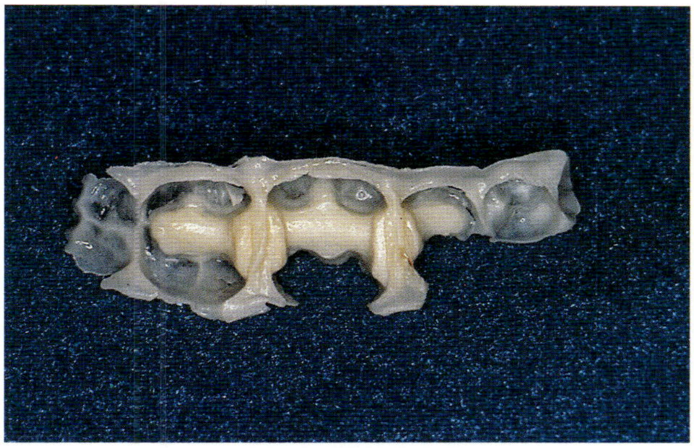

Abb. 5-3 Der überschüssige Kunststoff wird bis auf die Präparationsgrenze mit einem Arkansas-Steinchen zurückgetrimmt.

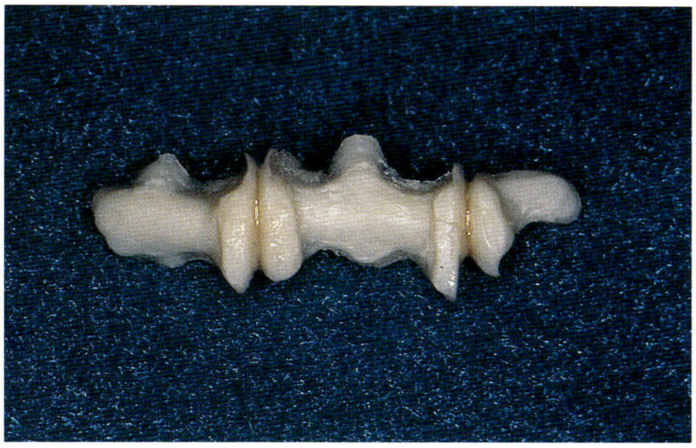

Abb. 5-4 Die separierten und getrimmten Provisorien sind approximal offen, um die Interdentalpapille zu schonen.

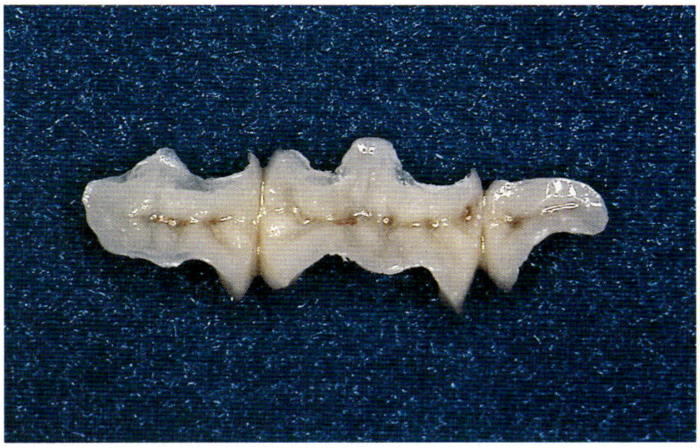

Abb. 5-5 Das Provisorium wird abschließend konturiert und auf Wunsch individuell ausgearbeitet und gefärbt.

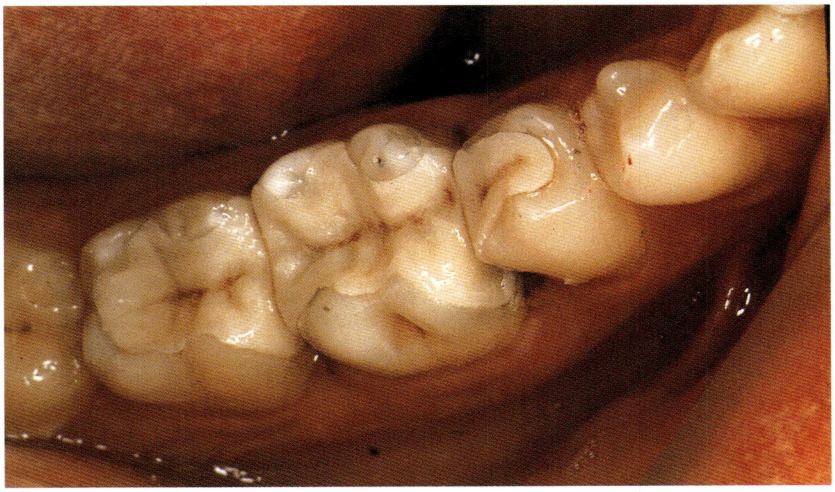

Abb. 5-6 Die provisorische Versorgung wird einprobiert und auf marginalen Randschluß, Approximalkontakte und Okklusion überprüft. Die bukkale Kavität soll mit Komposit versorgt werden.

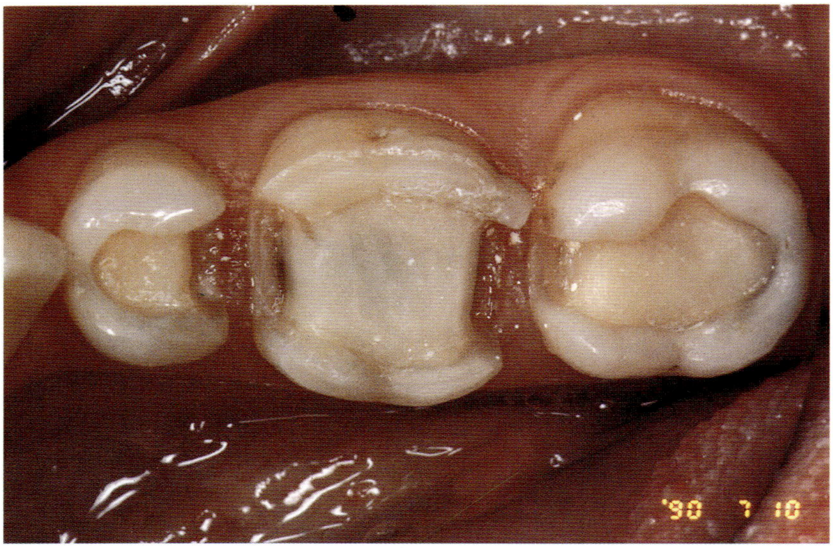

Abb. 5-7 Zwei Inlay- und eine Onlay-Präparation für adhäsiv befestigte Keramikrestaurationen.

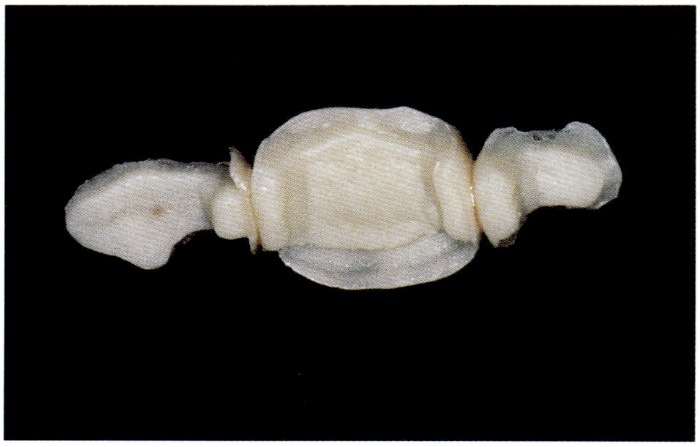

Abb. 5-8 Das direkte Onlayprovisorium aus Acrylat-Kunststoff zwischen den beiden Inlayprovisorien.

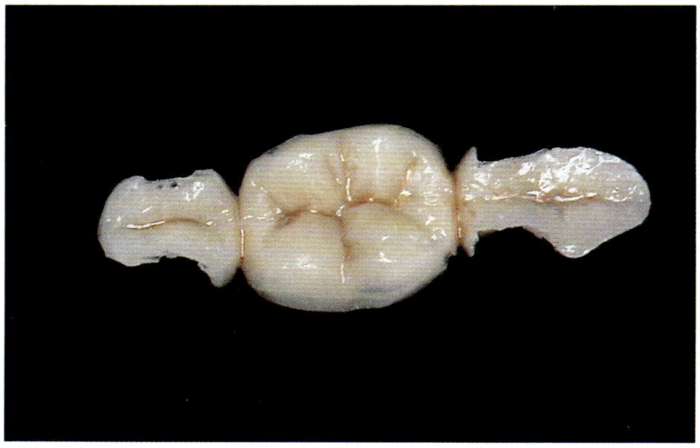

Abb. 5-9 Okklusalansicht der fertigen Provisorien aus Acrylat-Kunststoff.

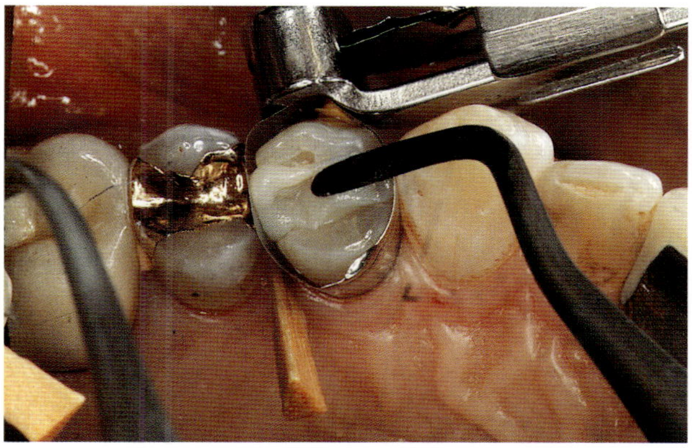

Abb. 5-10 Die angelegte und verkeilte Matrize verhindert, daß überschüssiges Kompositmaterial über die Kavität hinausgepreßt wird. Das Komposit wird portionsweise eingebracht, *aber ohne die Verwendung eines Bonding Materials oder Anätzen des Schmelzes*. Man beachte die unterschiedliche Farbe, um das Provisorium bei der Entfernung leichter zu erkennen.

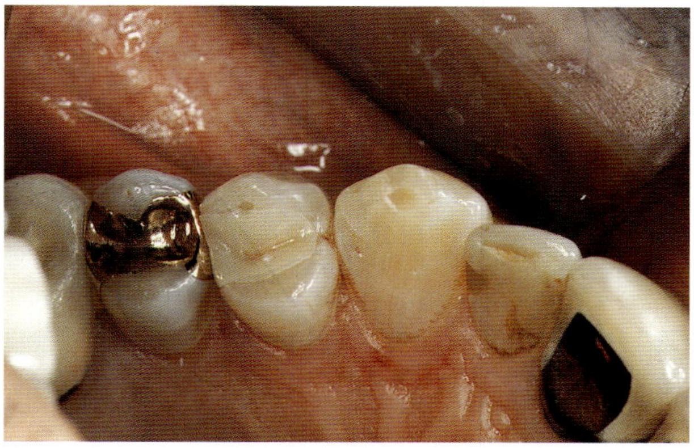

Abb. 5-11 Das direkte Kompositprovisorium in situ, um den exakten Interokklusalabstand zu sichern.

tion der Kavität mit Eugenol zu verhindern. Dadurch würde die nachfolgende Verwendung des Befestigungskomposits beeinträchtigt werden.

Wenn ein Provisorium zwischen den einzelnen Sitzungen mehrmals abgenommen werden muß, verliert es an Paßgenauigkeit und muß erneut konturiert werden. Es kann auch ein Polyacrylatzement festerer Konsistenz verwendet werden, wie z.B. Duralon (ESPE-Premier). Dies ist aber nicht ratsam, da er nur extrem schwierig wieder von der Kavitätenwand entfernt werden kann.

Glücklicherweise treten bei dieser Art der Versorgung wenig Schmerzsituationen zwischen der Präparations- und der Zementiersitzung auf, da das Dentin innerhalb der Kavität mit Glasionomerzement abgedeckt ist. Der Halt von Provisorien mag bei einem oder zwei Einzelinlays schwierig sein, zumal bei Verwendung eines kombiniert direkt-indirekten Acrylat-Kunststoffs. Bei einer Quadrantensanierung oder mehreren zusammenhängenden Inlays stellt dies jedoch kein Problem dar. In ähnlicher Weise wird das Provisorium als Block von drei approximal verbundenen Einheiten hergestellt, wenn ein Onlay oder eine Vollkrone zwischen zwei Inlays liegt (Abb. 5-7). Im Falle von einem oder zwei einzelnen Inlays ist ein nicht herausnehmbares direktes Provisorium aus Komposit vorzuziehen.

Direkte Methode

Direktes Provisorium aus Komposit, mit oder ohne Tiefziehschiene

Dies ist eine wesentlich einfachere Methode für die provisorische Versorgung von Einzelinlays. Jedoch hat sie auch einige Nachteile. So muß z.B. die Abformung vor der Anfertigung des Provisoriums erfolgen. Dadurch entfällt die Möglichkeit, mit der Schichtstärke des Provisoriums die Tiefe der Präparation zu messen.

Nach Inlaypräparation und Abformung wird der Zahn getrocknet und sehr dünn mit Paraffinöl oder Silikon isoliert; dies verhindert ein Austrocknen der Unterfüllung aus Glasionomerzement während der Anfertigung des Provisoriums. Approximal wird eine dünne Matrize gespannt und dicht verkeilt, damit kein provisorisches Material in den Approximalraum gepreßt wird (Abb. 5-10). Das Komposit wird nun portionsweise in die Kavität eingebracht, wobei man am Boden des approximalen Kastens beginnt. Das Einbringen erfolgt analog zu einer konventionellen Kompositfüllung, jedoch ohne den Schmelz anzuätzen und ohne Haftvermittler. Das übliche Problem der Polymerisationsschrumpfung bei Komposit spielt keine Rolle, weil die Interimsversorgung nicht am Zahn haftet; somit wirken keine Spannungen auf die Höcker. Die Schmerzempfindung durch insuffizienten Randschluß und Abdichtung stellt selten ein Problem dar, da vorher das Dentin mit Glasionomerzement abgedeckt wurde.

Die Farbe für das Kompositprovisorium muß nicht mit der natürlichen Zahnfarbe übereinstimmen. Das Provisorium kann dann bei der Entfernung leichter vom Zahn unterschieden werden. Wenn das Komposit in die Kavität eingebracht und ausgehärtet ist, wird die Matrize gelöst und die Ausarbeitung wird dann von bukkal und lingual vollendet.

Das Provisorium wird dann in Laterotrusion eingeschliffen, wobei ein exakter zentrischer Stopp gesichert bleibt. Eine Diamantkugel (z.B. E.T. O.S.I., Gebr. Brasseler) eignet sich hierzu optimal. Verbleibender Überschuß im Approximalraum kann mit dem flammenförmigen 30-Blatt Hartmetallfinierer (z.B. E.T., Gebr. Brasseler) entfernt werden, der beim versehentlichen Tangieren der Präparationsgrenze diese kaum verletzt. Zentrische Okklusion und alle exzentrischen Bewegungen werden nochmals mit Okklusionsfolie überprüft.

Das Inlayprovisorium spielt eine entscheidende Rolle bei der Erhaltung der genauen intra- und intermaxillären Beziehungen (Abb. 5-11). Weder Keramik noch Gold kann in derselben Sitzung eingesetzt und poliert werden; deshalb ist es außerordentlich wichtig, die Verhältnisse zum Zeitpunkt der Abformung genauestens zu erhalten.

Bei der Einprobe kann trotz vorheriger Isolierung ein Durchtrennen des Provisoriums nötig werden, um es entfernen zu können. Daher wird für das Provisorium eine andere als die natürliche Zahnfarbe gewählt; das Komposit wird dann innerhalb der Präparationsgrenzen leichter erkannt. Sollte sich das Provisorium aus irgendeinem Grund während der Anfertigung verfärben, kann es einfach poliert werden, bevor es mit einem Eugenol-freien Zement wieder eingesetzt wird.

Während keiner Phase der Herstellung der provisorischen Versorgung wird der Schmelz angeätzt oder irgendeine Form des Haftvermittlers verwendet.

Indirekte Methoden

Indirekte Provisorien aus Komposit/Acrylat-Kunststoff

Indirekte Provisorien werden im zahntechnischen Labor auf einem Arbeitsmodell hergestellt (Abb. 5-12). Es wird ein Abdruck der Präparation genommen und mit einem schnell härtenden Gips ausgegossen. Eine auf dem Originalmodell hergestellte Tiefziehschiene oder ein vor der Präparation angefertigter Alginatabdruck werden mit einer zähfließenden Mischung von Acrylat-Kunststoff gefüllt. Dieser wird dann vorsichtig auf dem isolierten Modell über die präparierten Zähne gebracht (Abb. 5-13) und während der anfänglichen Abbindezeit fixiert. Der Abdrucklöffel, bzw. die Tiefziehschiene wird auf dem Arbeitsmodell auf- und abbewegt, damit das Material nicht in Unterschnitte gepreßt wird. Die fertigen Kunststoffprovisorien werden auf dem Meistermodell bis zur Präparationsgrenze zurückgetrimmt und die Okklusalflächen ausgearbeitet (Abb. 5-14). Die Approximalräume werden separiert, benachbarte Provisorien jedoch in einem zusammenhängenden Block belassen. Im Mund werden die Provisorien auf exakten Randschluß überprüft, und die Okklusion wird korrigiert. Die Inlayprovisorien werden erneut abgenommen und ins Labor zurückgegeben, wo die endgültige anatomische Form, Politur und Farbgebung vervollkommnet werden (Abb. 15a und b). Sie müssen mit einem Eugenol-freien Zement eingesetzt und der überschüssige Zement sorgfältig beseitigt werden. Der Patient wird in der Anwendung von Zahnseide-Einfädlern instruiert, um zwischen benachbarten Provisorien approximal reinigen zu können.

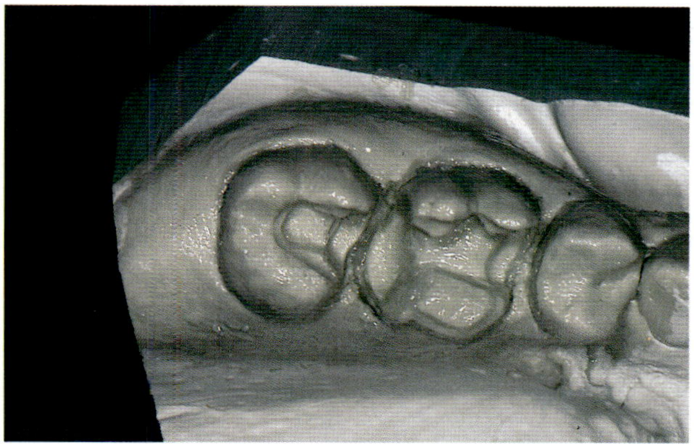

Abb. 5-12 Arbeitsmodell mit zwei Inlaypräparationen.

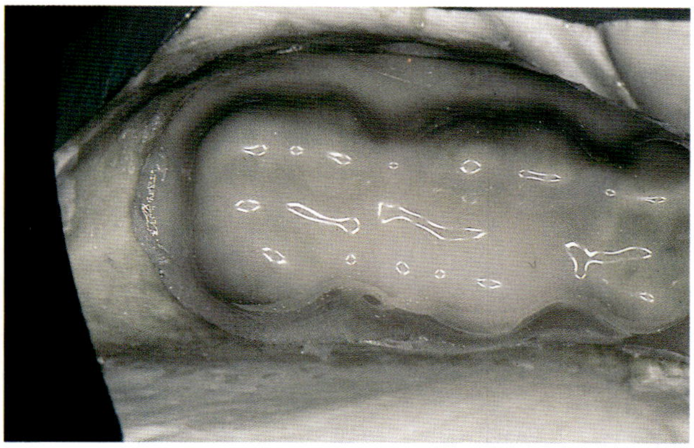

Abb. 5-13 Tiefziehschiene mit Autopolymerisat über den präparierten Stümpfen auf dem Arbeitsmodell.

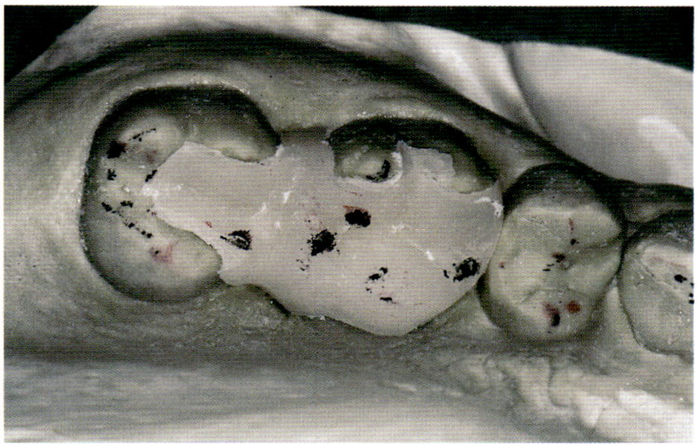

Abb. 5-14 Ausarbeiten der Okklusion und des marginalen Randschlusses.

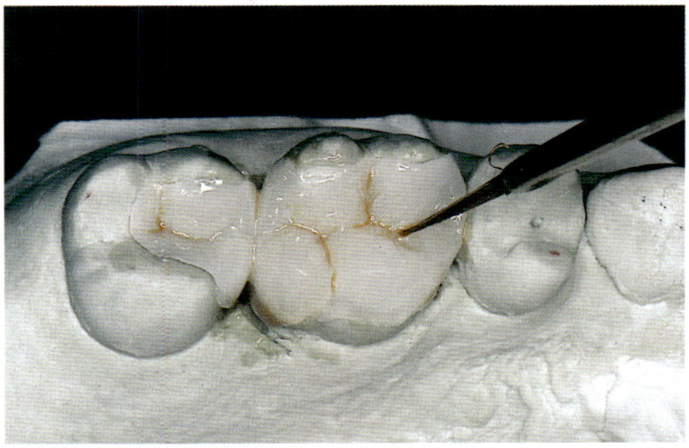

Abb. 5-15a Fertige indirekte Kunststoffprovisorien mit individueller Form- und Farbgestaltung.

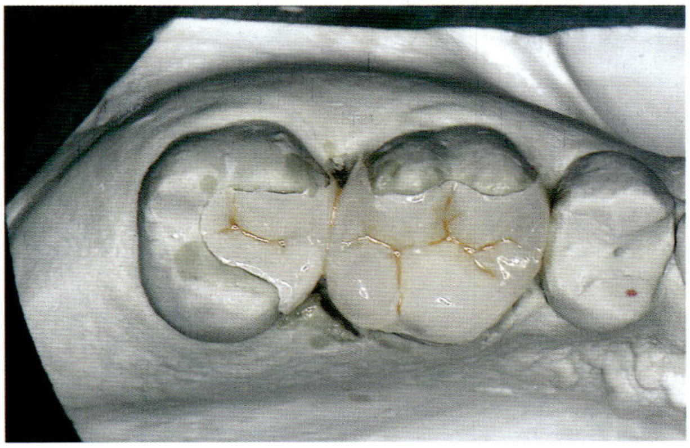

Abb. 5-15b Provisorische Versorgung fertig zum Einzementieren.

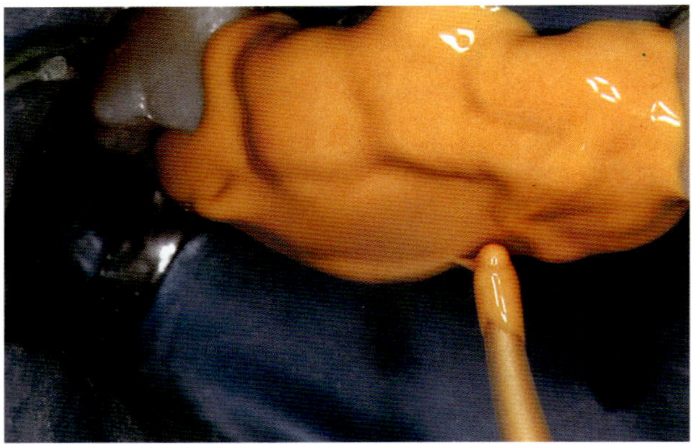

Abb. 5-16 Das leichte Vinyl-Polysiloxan wird mit Hilfe eines automatischen Systems (Reprosil, LD Caulk) direkt in die Präparation und den Sulkus eingespritzt.

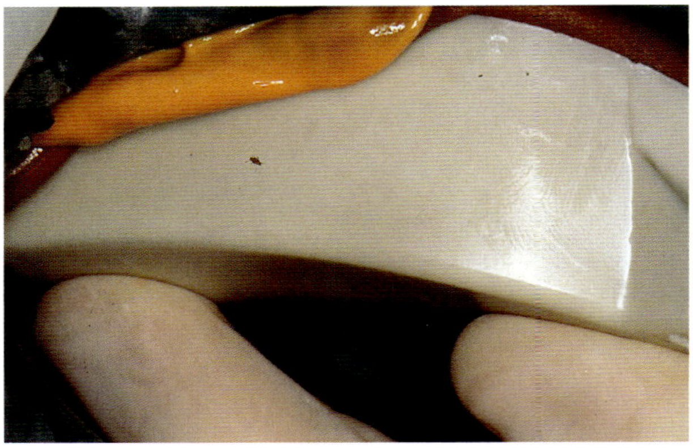

Abb. 5-17 Das schwere Material aus dem Applikationssystem verdrängt das leichte nach apikal und dient gleichzeitig als Unterstützung.

Abformtechnik

Adhäsiv befestigte Keramikversorgungen werden im allgemeinen auf einem Meistermodell hergestellt. Darauf müssen die Präparationen exakt wiedergegeben sein. Es wird normalerweise das gleiche Abformmaterial wie in der Kronen-und Brükkentechnik verwendet. Dies umfaßt alle Elastomere, wie z.B. Polysulfide, Polyether, kondensations- und additionsvernetzte Silikone (Vinyl-Polysiloxane). Hydrokolloid ist ein etwas schwieriger zu verarbeitendes Abformmaterial, da es in nicht präparierten Unterschnitten zwischen oder unterhalb des Kontaktpunktes leicht reißt. Der Abdruck kann auch nicht direkt mit dem feuerfesten Stumpfmaterial ausgegossen werden. Damit müßte im Labor ein zweiter Abdruck mit einem Elastomer vom Meistermodell genommen werden, das aus der Hydrokolloid-Abformung gewonnen wurde. Somit wäre das Meistermodell nur ein Zweitmodell, was zusätzliche Fehlerquellen zur Folge hätte. Hydrokolloid wäre auch aus dem Grunde wenig praktikabel, weil der Abdruck sofort in der Praxis ausgegossen werden müßte.

Wenn ganze Quadranten mit adhäsiv befestigten Inlays oder Onlays versorgt werden, bevorzugen die Zahntechniker zwei Abdrücke vom kompletten Zahnbogen. Alternativ dazu kann für die Versorgung einzelner Zähne ein Doppelmisch-Abdruck mit Triple-Set (ESPE-Premier) genommen werden.

Vorbereiten der Gewebe

Die Inlaypräparation sollte supragingival oder gerade auf Höhe des Gingivalsaumes enden, um die Interdentalpapille zu schonen. Für eine exakte Abformung muß gegebenenfalls parodontales Gewebe elektrochirurgisch entfernt oder mit imprägnierten Retraktionsfäden verdrängt werden.

Bei mehreren benachbarten Zähne im selben Quadranten findet oft die Elektrochirurgie Anwendung, da es schwierig ist, eine Papille sowohl mesial als auch distal zu verdrängen, um eine Abformung der benachbarten approximalen Kästen zu gewinnen.

Bei Verwendung von Retraktionsfäden sollte der Faden länger als 7 Minuten liegen. Er sollte vor dem Entfernen mit einer Wasserspritze angefeuchtet werden, um ein Abreißen des zarten Saumepithels mit nachfolgender Blutung zu verhindern.

Der Boden des approximalen Kastens sollte nicht überextendiert sein und vom Kieferkamm mindestens einen Abstand von 2 mm haben. Dieser Abstand wird als biologische Weite bezeichnet. Überschreitet der Kasten diese Ausdehnungen, sind ständige parodontale Reaktionen die Folge und verschlechtern das Endresultat. Elektrochirurgie *vor* der Restaurierung ist demnach vorzuziehen.

Bei nicht allzu tiefem approximalen Kasten ist eventuell eine Abformung unter Kofferdam möglich.

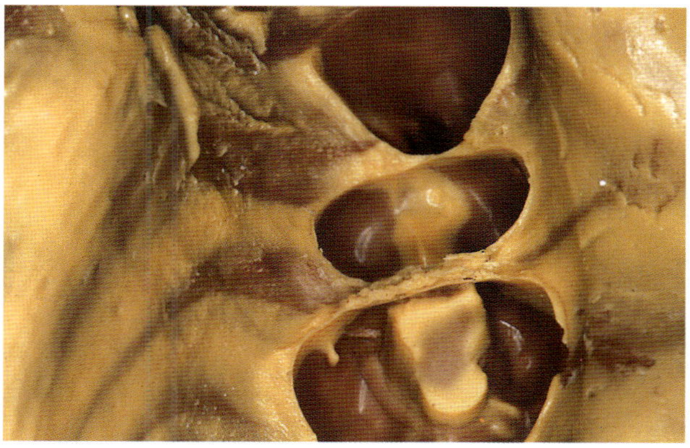

Abb. 5-18 Die Abformung wird auf präzise Wiedergabe, Fissuren und fehlerhafte Stellen überprüft.

Abformung

Das verwendete Abformmaterial sollte zwei Viskositäten besitzen: gering und stark viskös. Bei Verwendung eines Polysulfids wird das stark visköse Material mit Hilfe eines individuellen Abdrucklöffels appliziert. Bei einem Vinyl-Polysiloxan wird die Paste in einen konfektionierten Löffel eingebracht. Das gering visköse Material wird direkt in den gingivalen Sulkus und über die Präparation gespritzt (Abb. 5-16). Mit einer Abdruckspritze kann dieses leicht fließende Material in den Sulkus und in alle Winkel der Kavität eingebracht werden. Das stark visköse preßt dann das leichte Material in die Kavität und in den Sulkus bis unter die Präparationsgrenze und wirkt damit gleichzeitig als Unterstützung (Abb. 5-17). Das automatische Misch-System für Vinyl-Polysiloxane macht den ganzen Prozeß einfach, präzise und reproduzierbar. Nach einer entsprechenden Zeit wird das Abformmaterial abgenommen und auf exakte Detailwiedergabe, fehlerhafte Stellen und unversehrte Präparationsgrenzen überprüft (Abb. 5-18). Das Abformmaterial sollte eine Weile liegen bleiben, bevor das Meistermodell ausgegossen wird (siehe Kapitel 2). Das Abformmaterial sollte eine hohe Zugfestigkeit, gute Detailwiedergabe und sehr gute Formstabilität aufweisen. Außerdem sollte man die Abformung in der täglichen Praxis vor dem Ausgießen desinfizieren können, ohne daß es dadurch zu Verziehungen kommt.

Farbauswahl

Bei der Farbauswahl für die endgültige keramische Restauration sollte der Ton etwas heller gewählt werden. Die Farbe kann mit dem Befestigungskomposit leichter abgedunkelt als aufgehellt werden. ***Außerdem kann ein helleres Befestigungskomposit bei einem dunklen Keramikinlay einen zirkulären unästhetischen weißen Rand zur Folge haben.*** Glücklicherweise besitzt die adhäsiv befestigte Restauration dank der transluzenten Keramik einen gewissen Chamäleoneffekt. Deshalb fügen sich diese Versorgungen farblich erstaunlich gut ein. Der Techniker braucht Informationen über Verfärbungen in den Fissuren, Struktur und Grad der Transluzenz und andere spezielle Effekte.

Er sollte außerdem die Modelle exakt einartikulieren können, sodaß die zentrische Okklusion in maximaler Interkuspidation und die Lateralbewegungen im Labor korrekt wiedergegeben werden können. Dadurch soll das Einschleifen des Inlays im Mund überflüssig oder zumindest minimiert werden. Solche Korrekturen zerstören die polierte anatomisch gestaltete Oberfläche, die wiederum die Zähne im Gegenkiefer mehr abradiert. Die Abrasion im Gegenkiefer wird bekanntermaßen dadurch wesentlich verstärkt.

Arbeitsschritte im Labor

6

Pinhas Adar

Die Technik für adhäsiv befestigte Keramikinlays und -onlays stellt in vielen Fällen eine Weiterführung der Verfahren für keramische Verblendschalen. Der Unterschied liegt in der extrakoronalen Präparation für die Veneers im Gegensatz zur intrakoronalen beim adhäsiv befestigten Keramikinlay oder -onlay. Die Platinfolientechnik kann deshalb kaum angewendet werden, weil die Folie extrem schwer an den Innenwänden der Kavität adaptiert und nicht ohne zu verziehen wieder abgenommen werden kann. Alternativ ist nur die Technik der feuerfesten Einbettung möglich.

Kommunikation mit dem Techniker ist außerordentlich wichtig, da Keramikversorgungen aus Gründen der Ästhetik hergestellt werden. Die Restaurationen werden indirekt angefertigt, sehr oft in einem gewerblichen Labor, so daß der Techniker auf dem Labor-Auftragszettel möglichst viele Informationen erhalten muß: detaillierte Angaben über die Farbe, aufgeschlüsselt nach Hals-, Dentin- und Schmelzmasse, außerdem Einzelheiten über spezifische Charakteristika (Abb. 6-1). Visuelle Hilfen wie Fotografien und Skizzen werden dem Techniker die speziellen Besonderheiten des Patienten vermitteln. Natürlich sind genaueste Abformungen beider Kiefer sowie ein Bißregistrat ebenso essentiell.

Technik der feuerfesten Einbettung

Anders als die keramischen Verblendschalen, für die die Platinfolientechnik oft die Methode der Wahl ist, sollten Inlays mit der *Technik der feuerfesten Einbettung* hergestellt werden. Dafür sind ein Meistermodell mit auswechselbaren Modellstümpfen, feuerfeste Stümpfe sowie ein Arbeiten mit der Kontrollsockelmethode erforderlich.

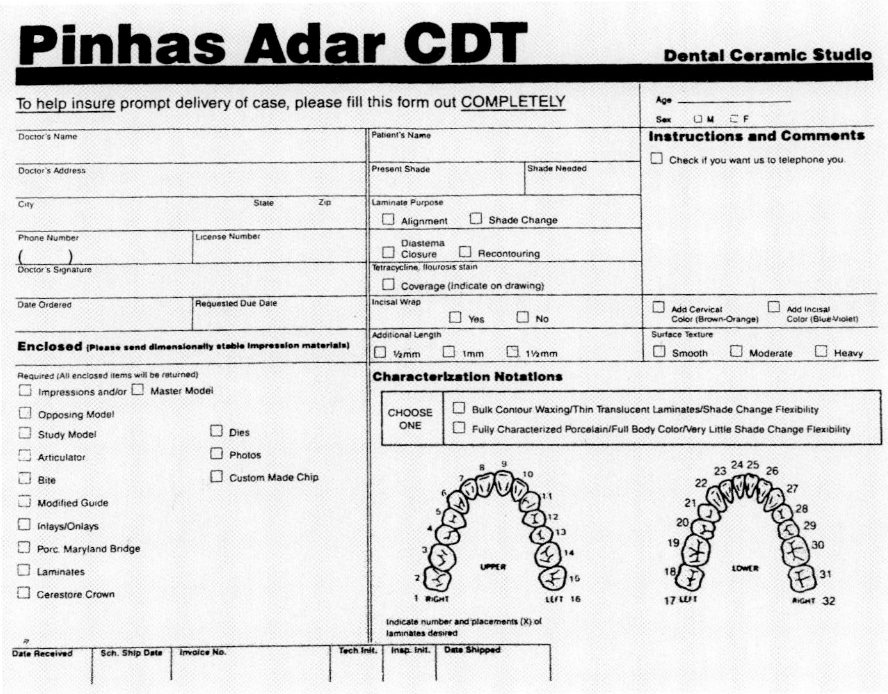

Pinhas Adar CDT

Dental Ceramic Studio

To help insure prompt delivery of case, please fill this form out COMPLETELY

Age ______
Sex ☐ M ☐ F

Doctor's Name

Doctor's Address

City | State | Zip

Phone Number ( ) | License Number

Doctor's Signature

Date Ordered | Requested Due Date

Enclosed (Please send dimensionally stable impression materials)

Required (All enclosed items will be returned)

☐ Impressions and/or ☐ Master Model
☐ Opposing Model
☐ Study Model
☐ Articulator
☐ Bite
☐ Modified Guide
☐ Inlays/Onlays
☐ Porc. Maryland Bridge
☐ Laminates
☐ Cerestore Crown
☐ Dies
☐ Photos
☐ Custom Made Chip

Patient's Name

Present Shade | Shade Needed

Laminate Purpose
☐ Alignment ☐ Shade Change
☐ Diastema Closure ☐ Recontouring

Tetracycline, flourosis stain
☐ Coverage (indicate on drawing)

Incisal Wrap
☐ Yes ☐ No

Additional Length
☐ ½mm ☐ 1mm ☐ 1½mm

Instructions and Comments

☐ Check if you want us to telephone you.

☐ Add Cervical Color (Brown-Orange) ☐ Add Incisal Color (Blue-Violet)

Surface Texture
☐ Smooth ☐ Moderate ☐ Heavy

Characterization Notations

CHOOSE ONE
☐ Bulk Contour Waxing/Thin Translucent Laminates/Shade Change Flexibility
☐ Fully Characterized Porcelain/Full Body Color/Very Little Shade Change Flexibility

Indicate number and placements (X) of laminates desired

Date Received	Sch. Ship Date	Invoice No.	Tech Init.	Insp. Init.	Date Shipped

Abb. 6-1 Kommunikation mit dem Labor: Der Techniker muß alle notwendigen Informationen für die Herstellung der Restauration erhalten.

Herstellung des Meistermodells

Die Abformungen werden zuerst desinfiziert und dann in der Praxis wie für Kronen- und Brückenarbeiten mit einem Superhartgips ausgegossen. Anschließend werden sie ins Labor gegeben. Die Innenseite wird mit einem Oberflächen-Entspannungsmittel behandelt, um sie leichter ohne Blasen und Schlieren ausgießen zu können.

Man füllt den Superhartgips bis auf etwa *2,5 cm über der freien marginalen Gingiva* (Abb. 6-2) ein und läßt ihn dann mindestens 30 Minuten abbinden. Nach dem vollkommenen Abbinden wird das Modell aus dem Abdruck genommen und die Grundfläche auf einem Modelltrimmer eben zurechtgetrimmt. Diese Grundfläche sollte mindestens 1 cm der freien Gingiva umfassen, sodaß während der Pindexmodell-Herstellung die Basis des Pins nicht bis in die Präparationen am Modell reicht.

Alle präparierten Stümpfe werden einzeln mit Pins aus einem bewährten System versehen (Abb. 6-3). Die Nachbarzähne werden als separater Block oder in größeren Einheiten gepint. Da Genauigkeit außerordentlich wichtig ist, empfehlen wir die Doppel-Pin-Methode.

Das gepinte Meistermodell wird isoliert und der Sockel aus gelbem Superhartgips um die Doppel-Pins herum ausgegossen. Dadurch werden sehr genau die Einzelteile in ihrer Lage zueinander fixiert. Dann läßt man das gesamte Modell aushärten, bevor es getrimmt wird und seine Einzelteile auseinandergenommen werden (Abb. 6-4). Der komplette Zahnkranz wird von dem neu geformten Sockel abgehoben und die Einzelstümpfe entnommen, indem approximal von der Basis bis zum Gingivalbereich durchgesägt wird. Die einzelnen Blöcke können dann leicht separiert werden und gewährleisten damit ein exaktes Arbeiten. Das Separieren in Einzelstümpfe gelingt leicht mit Hilfe einer Diamantsäge oder einer rotierenden Diamanttrennscheibe auf einem Techniker-Handstück.

Die Einzelstümpfe werden getrimmt, um die Gipsschicht um den Doppel-Pin zu reduzieren; dies erleichtert das Arbeiten und Zurücksetzen auf das Modell (Abb. 6-5).

Herstellung des Meistermodells (Abb. 6-2 bis 6-9)

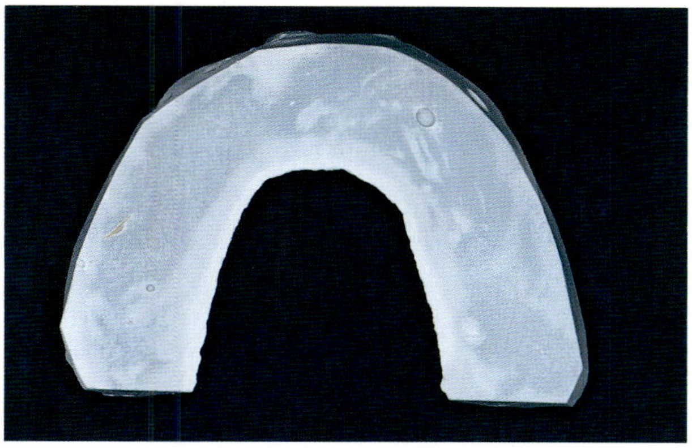

Abb. 6-2 Das circa 2,5 cm hohe Modell vor der Pin-Setzung und dem zweiten Ausgießen für den Sockel.

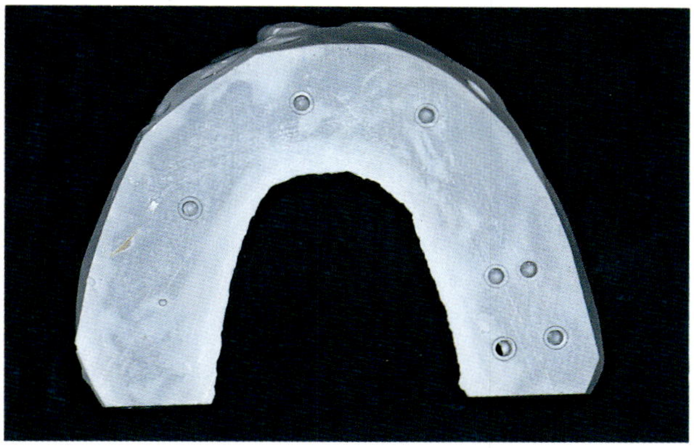

Abb. 6-3 Zur genauen Lokalisation der einzelnen Stümpfe auf dem Meistermodell wird ein Doppel-Pin System verwendet.

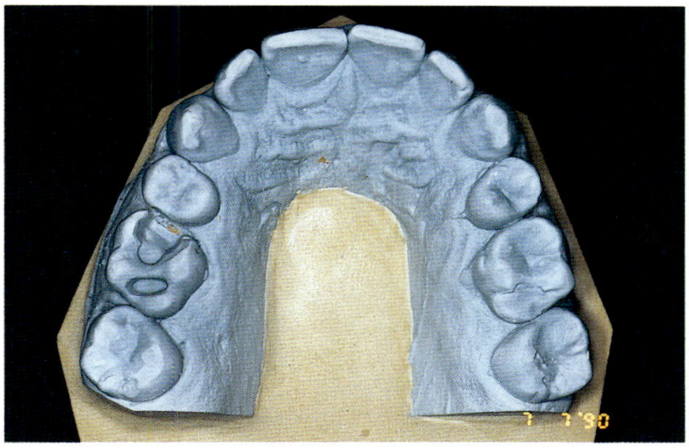

Abb. 6-4 Fertig gesockeltes Meistermodell mit einzeln herausnehmbaren Stümpfen.

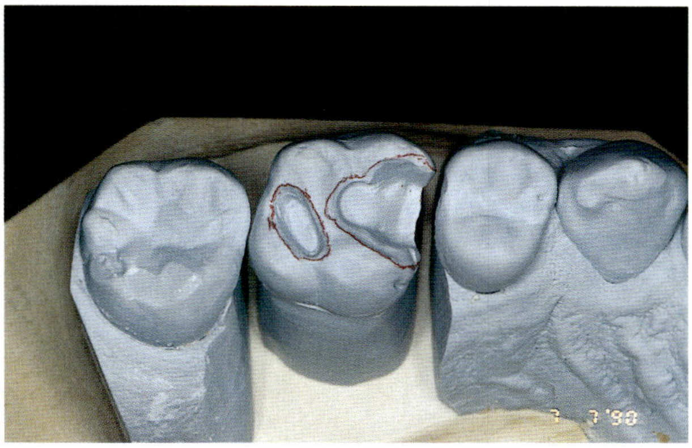

Abb. 6-5 Individuell getrimmter Modellstumpf mit reduzierter Basis auf dem Meistermodell.

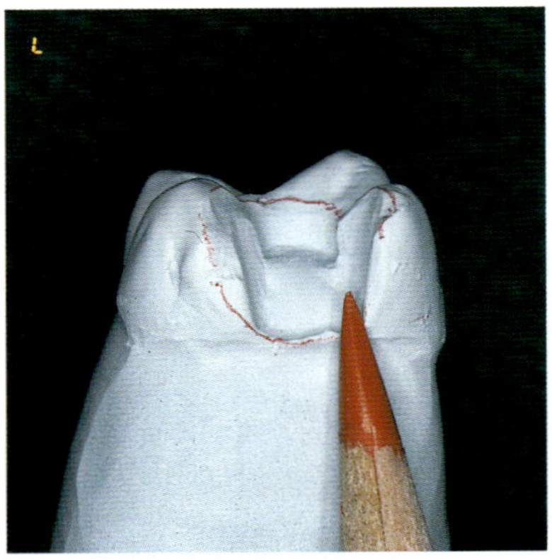

Abb. 6-6 Die Präparationsgrenze wird mit rotem Farbstift angezeichnet.

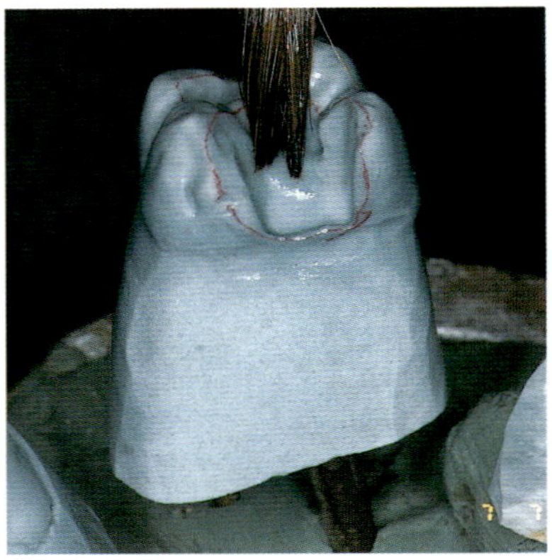

Abb. 6-7 Der Stumpf wird mit einem licht-härtenden Kunststoff versiegelt.

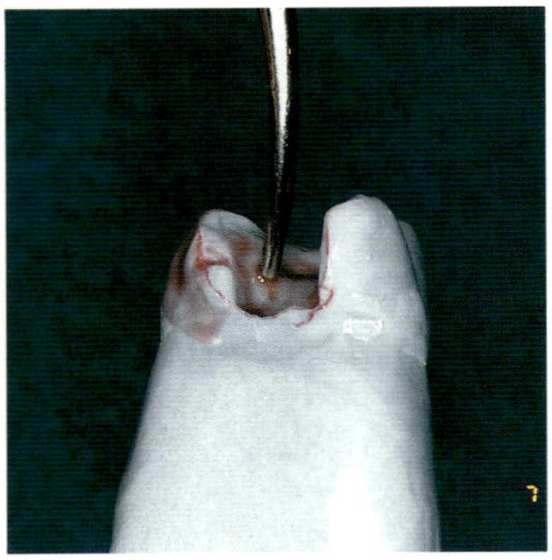

Abb. 6-8 Auf die Kavitäteninnenwände wird ein ölhaltiges rotes Wachs gewissermaßen als Platzhalterlack aufgetragen.

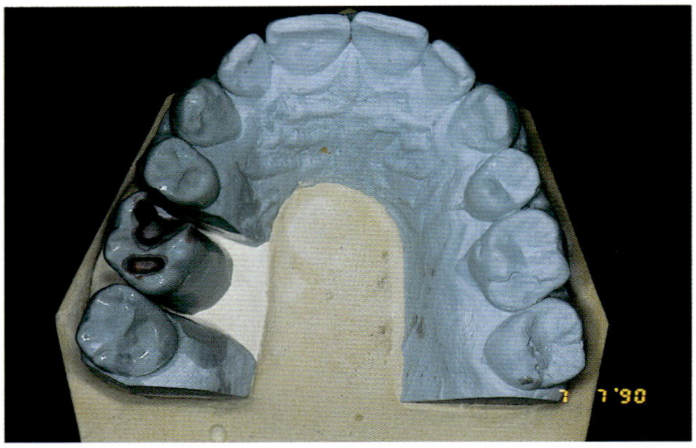

Abb. 6-9 Fertiges Meistermodell vor der Doublierung der Modellstümpfe.

Die approximale Präparationsgrenze bei Klasse II oder mehrflächigen Kavitäten wird sorgfältig freigelegt. Die Basis der individuellen Modellstümpfe wird wegen der späteren Umsetzung in einen feuerfesten Stumpf auf ein Minimum reduziert. Dadurch kann weniger Hitze durch den feuerfesten Stumpf während des Herstellungsprozesses absorbiert werden.

Die Präparationsgrenzen werden mit einem roten Farbstift angezeichnet (Abb. 6-6), und der Stumpf wird mit einem lichthärtenden Kunststoff versiegelt (Abb. 6-7). Die Einzelstümpfe werden auf mögliche Unterschnitte oder fehlerhafte Stellen hin untersucht.

Auf die Kavitäteninnenwände wird rotes ölhaltiges Wachs gewissermaßen als Platzhalterlack aufgetragen (Abb. 6-8). Wachs hat im Vergleich zu konventionellen Isoliermitteln den Vorteil, daß es beim Zurücksetzen der fertigen Restauration auf das Meistermodell leicht mit kochendem Wasser entfernt werden kann. Das Meistermodell wird nun wieder zusammengesetzt und ist fertig zur Doublierung der Stümpfe mit einem feuerfesten Material (Abb. 6-9).

Herstellung der feuerfesten Stümpfe

Als phosphatgebundene feuerfeste Einbettmasse sollte ein Material mit einem ähnlichen thermischen Ausdehnungskoeffizienten wie die für die Inlays verwendete Keramik verwendet werden. Wenn die thermischen Ausdehnungskoeffizienten des Stumpfmaterials und der Keramik zu sehr differieren, kommt es zu Ungenauigkeiten und Verformungen, so daß die Restauration schließlich nicht paßt.

Für die Doublierung des Arbeitsmodells stehen mehrere verschiedene Systeme zur Verfügung. Relativ einfach ist das Modi-Vet System (Jeneric/ Pentron), speziell bei größeren Blöcken von präparierten Stümpfen. Bei diesem System wird das Arbeitsmodell auf eine flache Metallbasis mit einer darüberliegenden Kunststoffschicht gestellt. Das gesamte Modell wird mit einer durchsichtigen Doublierform mit mehreren großen Löchern an der Oberfläche bedeckt (Abb. 6-10); sie wird mit drei Magneten in ihrer Lage fixiert. Ein Vinyl-Polysiloxan (Abb. 6-11) wird nach Anweisung des Herstellers gemischt und langsam in eines der Löcher der Doublierform gegossen (Abb. 6-12). Das Material sollte sich langsam verteilen, und das ganze Modell bedecken, wobei eine Blasenbildung zu vermeiden ist. Dieses Material läßt man dann entsprechend den Herstellerangaben abbinden (Abb. 6-13).

Wenn die Basisplatte von der Doublierform abgezogen wird, verbleibt das Vinyl-Polysiloxan samt dem Arbeitsmodell in der Form (Abb. 6-14). Die Basis aus gelbem Superhartgips wird abgenommen (Abb. 6-15), zurück bleibt nur der Zahnkranz des Meistermodells im Vinyl-Polysiloxan. Nun werden die einzelnen präparierten Stümpfe dem Vinyl-Polysiloxan entnommen (Abb. 6-16), der übrige Zahnkranz bleibt unberührt. Nur die Abformung des präparierten Stumpfes im Vinyl-Polysiloxan wird dann erneut in feuerfester Einbettmasse ausgegossen (Abb. 6-17). Spezielle hitzebeständige Pins (Thermo-Pins I und II, New Generation Restorations, Jeneric/ Pentron) (Abb. 6-18) werden in die neu ausgegossenen Stümpfe aus feuerfester Einbettmasse plaziert (Abb. 6-19). Diese neuen Pins müssen unbedingt parallel zu den Doppel-Pins des übrigen Modells gesetzt werden; divergieren sie, kann der Sockel nicht vom Arbeitsmodell abgenommen werden.

Nach dem Abbinden der feuerfesten Einbettmasse wird das komplette Zweitmodell isoliert (Abb. 6-20). Die Modellstümpfe aus feuerfester Einbettmasse werden am besten dünn mit einem silikonhaltigen Mittel isoliert. Ein dünner Streifen von kieferorthopädischem Wachs wird auf das Pinende, ein Wachskügelchen auf das Ende des feuerfesten Stumpfes gelegt, so daß das Auffinden beim Ausgießen eines neuen Sockels erleichtert wird. Der neue Sockel wird ausgegossen und man läßt ihn wiederum abbinden (Abb. 6-21). Nun wird das aktuelle Arbeitsmodell mit den Stümpfen, der Situation auf dem Meistermodell exakt entsprechend, separiert. Die feuerfesten Stümpfe sind in ihren Lagebeziehungen eindeutig definiert (Abb. 6-22). Zum Herausnehmen des feuerfesten Stumpfes muß die Abfassung vom Stumpf abgezogen werden, da sonst die Oberflächengenauigkeit beschädigt würde. (Wenn nötig, kann das Modell in jeden beliebigen Artikulator gesetzt werden.)

Der Sockel wird auf einem Modelltrimmer getrimmt, bis das Wachs durchschimmert. Das Wachs wird entfernt, die Pinenden sind dann deutlich sichtbar (Abb. 6-23). Ein leichtes Klopfen auf die Pinbasis löst den Einzelstumpf, der dann fertig ist für die nächsten Arbeitsschritte.

Herstellung der feuerfesten Modellstümpfe (Abb. 6-10 bis 6-23)

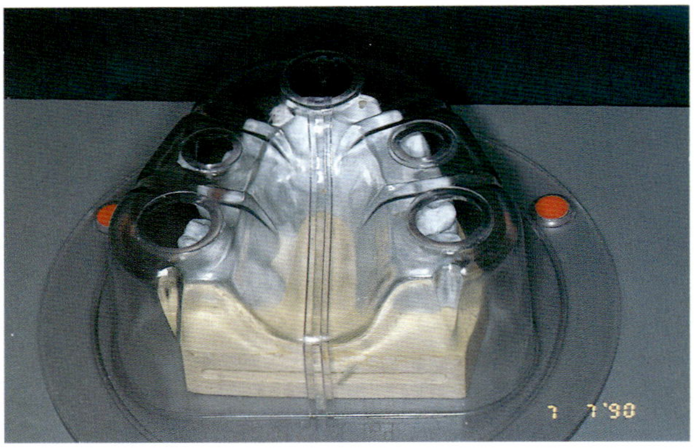

Abb. 6-10 Das gesamte Meistermodell wird mit einer durchsichtigen Doublierform (mit mehreren großen Löchern an ihrer Oberfläche) bedeckt und durch drei Magneten auf der Unterlage fixiert.

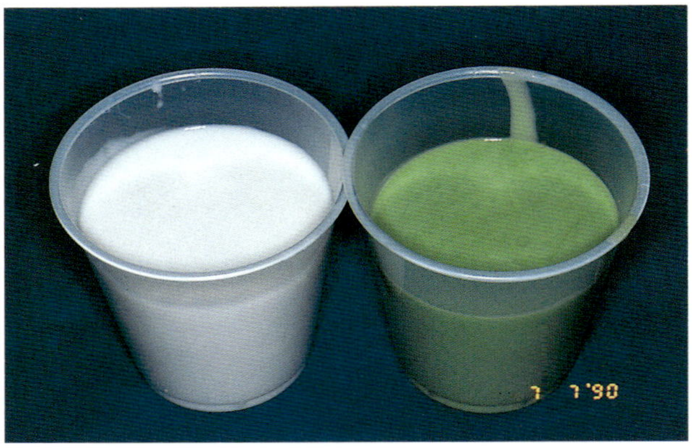

Abb. 6-11 Die Vinyl-Polysiloxan Doubliermasse wird entsprechend den Herstellerangaben gemischt.

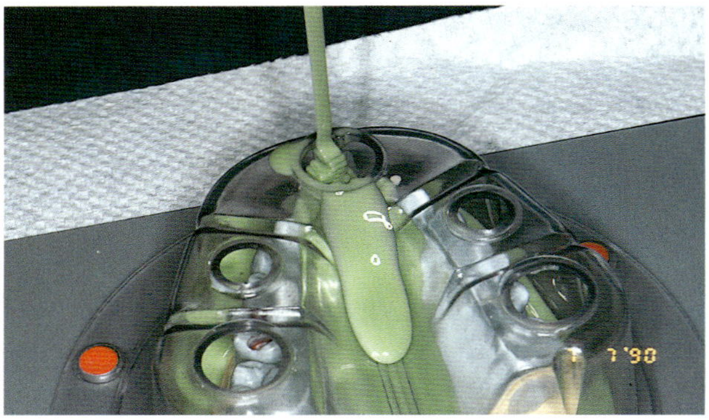

Abb. 6-12 Das Material wird langsam durch eines der drei großen Löcher der Doublierform gegossen und es fließt langsam über das gesamte Modell.

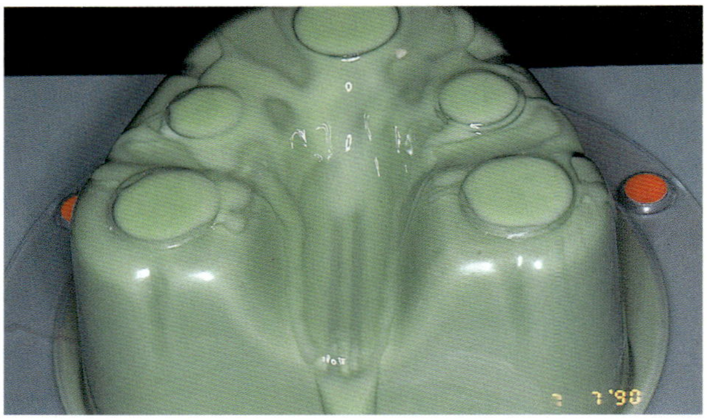

Abb. 6-13 Vollständig ausgegossene Doublierform.

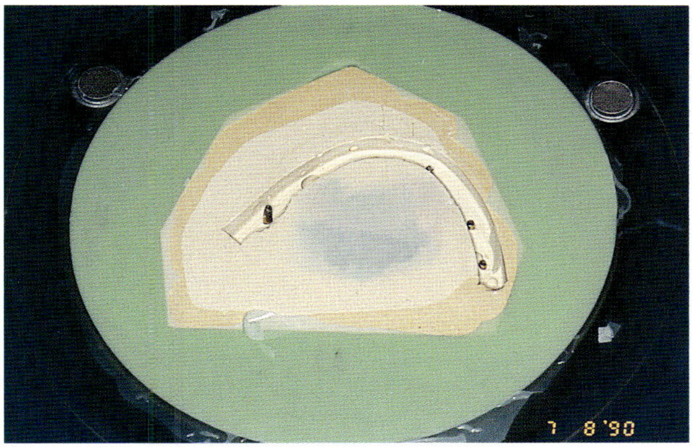

Abb. 6-14 Die Doublierform wird samt dem Arbeitsmodell von der Basisplatte abgenommen.

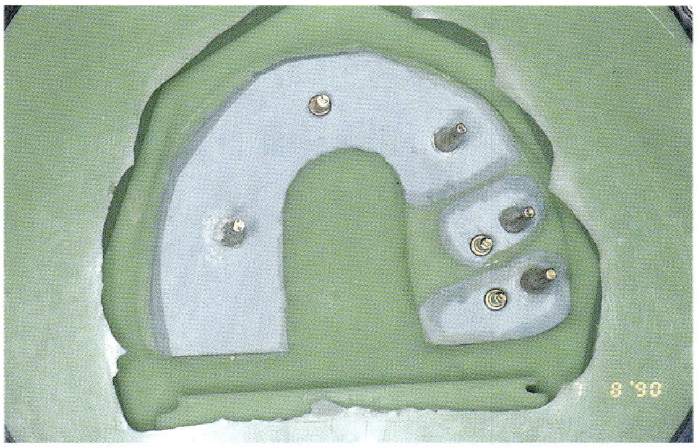

Abb. 6-15 Der Sockel aus gelbem Superhartgips wird abgenommen, der Zahnkranz verbleibt im Vinyl-Polysiloxan.

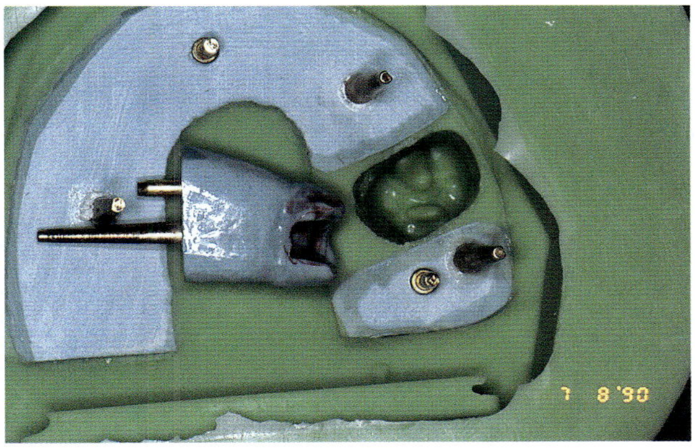

Abb. 6-16 Der präparierte Modellstumpf wird aus dem Abdruck gerommen.

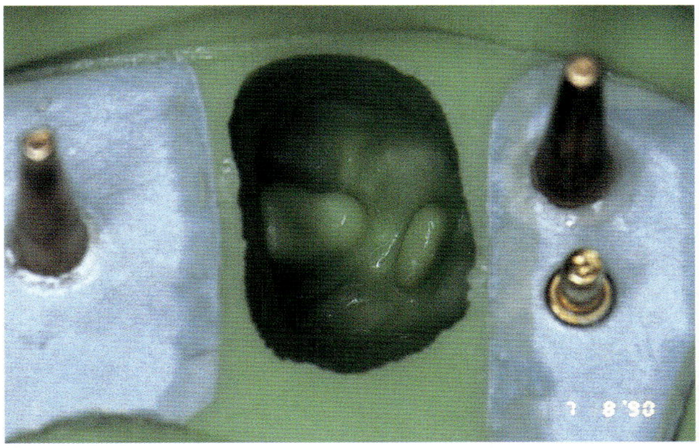

Abb. 6-17 Dieser spezielle Bereich des Abdrucks wird erneut mit feuerfester Einbettmasse ausgegossen.

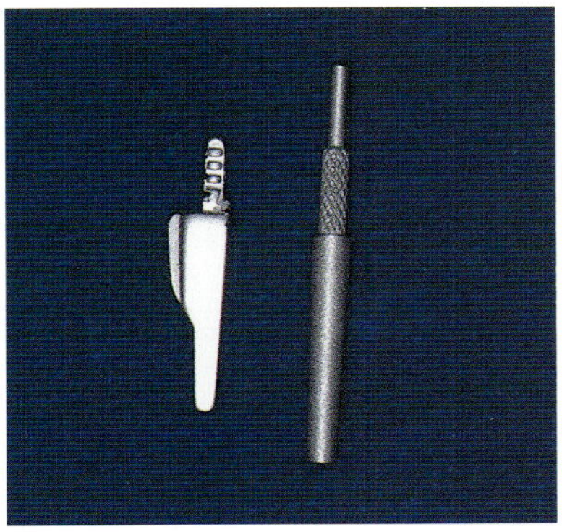

Abb. 6-18 Hitzebeständige Pin-Systeme für den feuerfesten Stumpf.

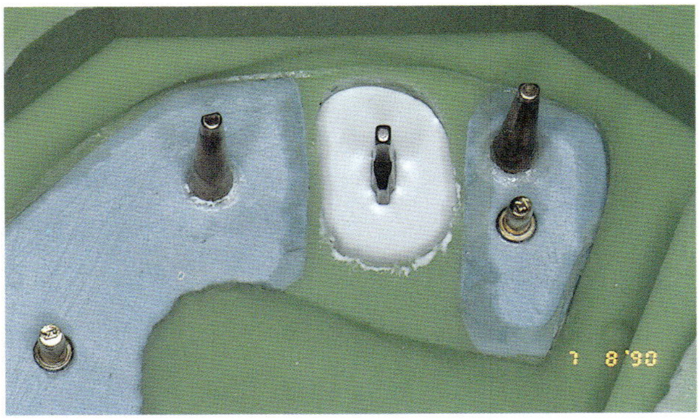

Abb. 6-19 Der Abdruck wird mit einer feuerfesten Einbettmasse ausgegossen und mit einem Pin parallel zu den Originalpins des übrigen Modells versehen.

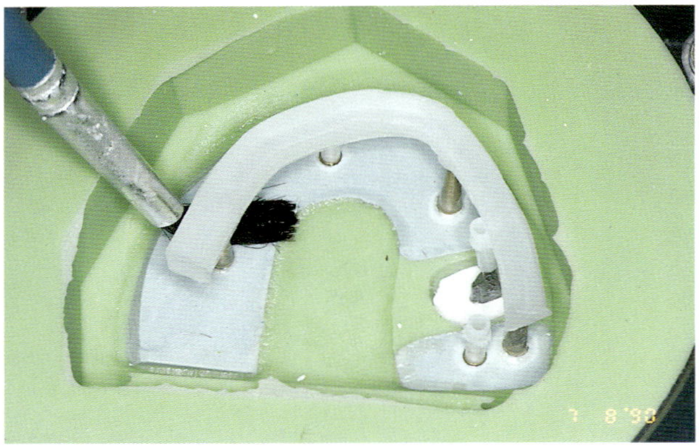

Abb. 6-20 Die Zähne werden erneut isoliert, die Pinenden mit einem dünnen Streifen von kieferorthopädischem Wachs bedeckt.

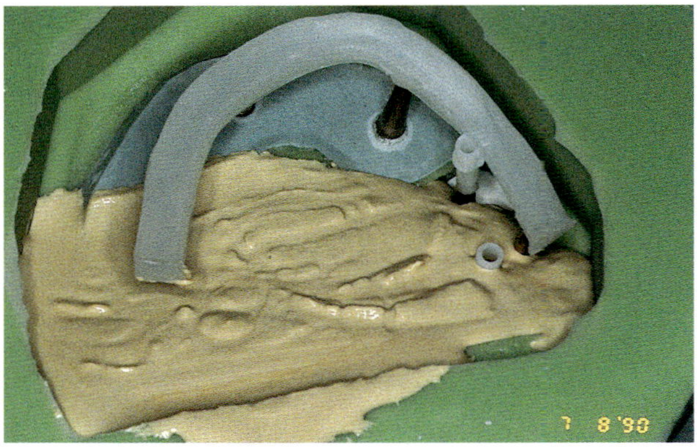

Abb. 6-21 Ein zweiter Sockel aus Superhartgips wird ausgegossen.

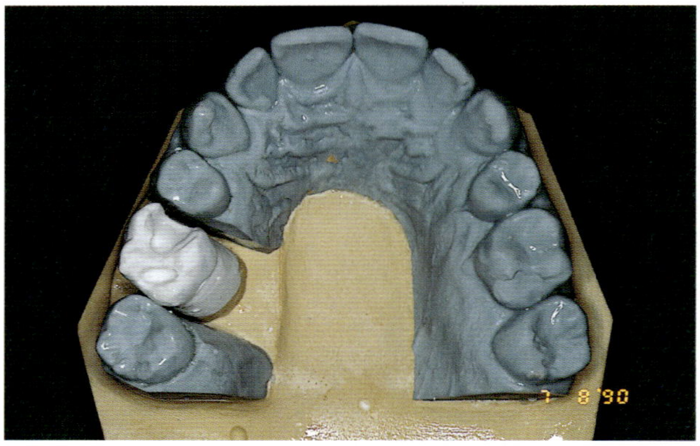

Abb. 6-22 Der Stumpf oder die Stümpfe auf dem Arbeitsmodell sollten exakt die gleichen Lagebeziehungen wie das Original-Meistermodell aufweisen.

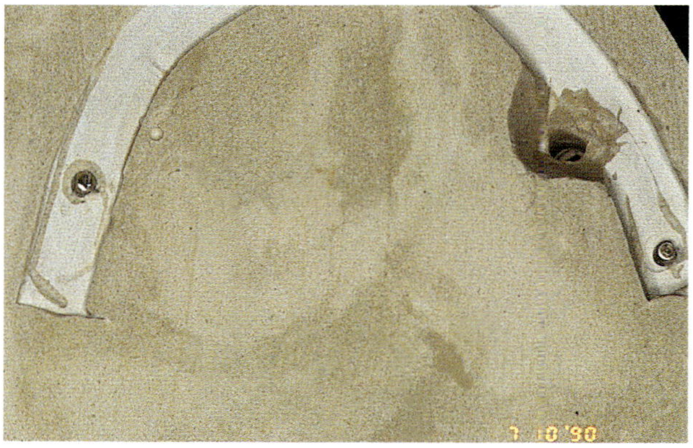

Abb. 6-23 Das Wachs an der Pinbasis beginnt, am Boden des neuen getrimmten Arbeitsmodells durchzuscheinen. Nach Entfernen des Wachses können die Pinenden leicht aus dem Sockel herausgeklopft werden.

Auftragen der Keramik

Auf den feuerfesten Stümpfen wird die Präparationsgrenze mit einem speziellen feuerfesten Stift angezeichnet (Abb. 6-24), der nach dem Entgasen in das feuerfeste Material eindringt. Die feuerfesten Stümpfe werden gemäß den Herstellerangaben entgast (Abb. 6-25). Dadurch werden die organischen Bestandteile beseitigt, die Keramikbindemittel im feuerfesten Stumpfmaterial beginnen zu schmelzen.

Die feuerfesten Stümpfe werden aus dem Schmelzofen entnommen, man läßt sie abkühlen und legt sie dann in destilliertes Wasser, bevor mit dem Auftragen der Keramik begonnen werden kann (Abb. 6-26). Vor jedem Auftragen und nach jedem Brennvorgang müssen die Stümpfe erneut abkühlen und dann mindestens 1 Minute lang in destilliertes Wasser gelegt werden, bis keine Blasen mehr aufsteigen, und die Einbettmasse möglichst viel Wasser aufgenommen hat.

Es gibt mehrere verschiedene Verfahren, das feuerfeste Stumpfmaterial vor dem eigentlichen Keramikaufbau zu versiegeln. Die folgende Technik hat sich bewährt, aber sie ist nicht die einzig mögliche Methode.

Vorbereitungen für den Keramikaufbau (Abb. 6-24 bis 6-26)

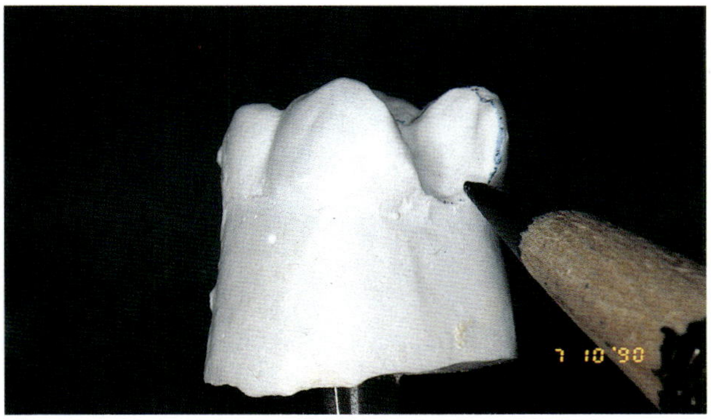

Abb. 6-24 Die Präparationsgrenze wird mit einem speziellen feuerfesten Stift auf dem feuerfesten Modellstumpf angezeichnet.

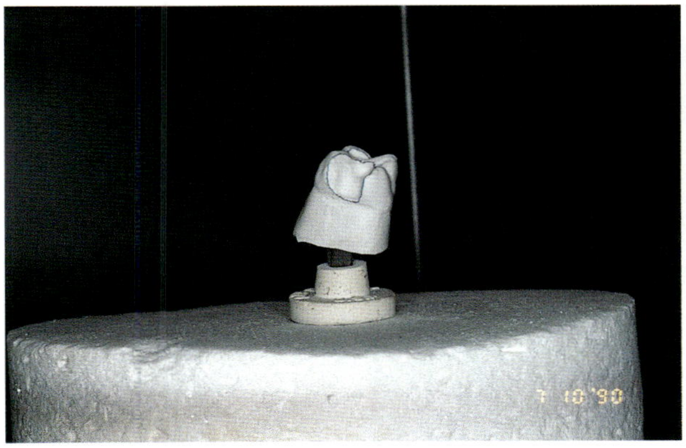

Abb. 6-25 Entgasung des feuerfesten Stumpfes.

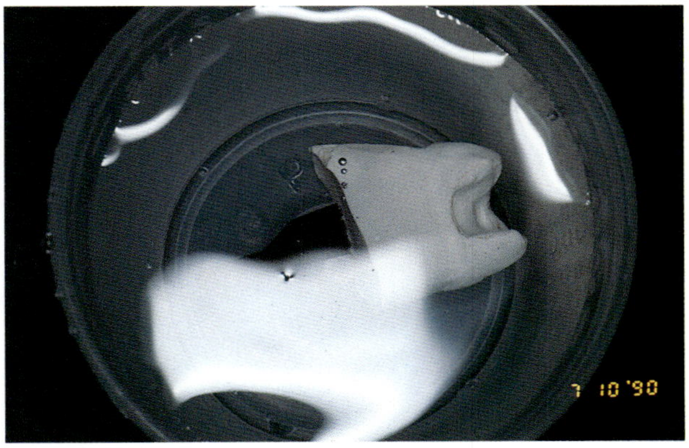

Abb. 6-26 Der feuerfeste Stumpf wird vor dem Keramikaufbau in destilliertes Wasser gelegt.

Versiegelung des feuerfesten Stumpfes

Die Kavitätenwände werden marginal und lateral mit einer sehr dünnen Schicht transluzenter Keramik gleichsam versiegelt (Abb. 6-27).

Grundschichten

Die Basis oder der Boden der Kavität wird mit einer feinen Mischung von opakem Dentin oder Grundmasse mit höherer Farbintensität bedeckt. Diese dünne Keramikschicht wird entsprechend den Herstellerangaben durch den Brennvorgang verdichtet (Abb. 6-28). Man nimmt den Modellstumpf aus dem Schmelzofen, läßt ihn abkühlen und legt ihn dann erneut für etwa 2 Minuten in destilliertes Wasser (Abb. 6-29). Man kann dann eine dünne Schicht transluzenter Keramik auf die Randbereiche auftragen, um eine bessere Farbgebung des fertigen Inlays zu erreichen.

Versiegelung und Grundschichten (Abb. 6-27 bis 6-29)

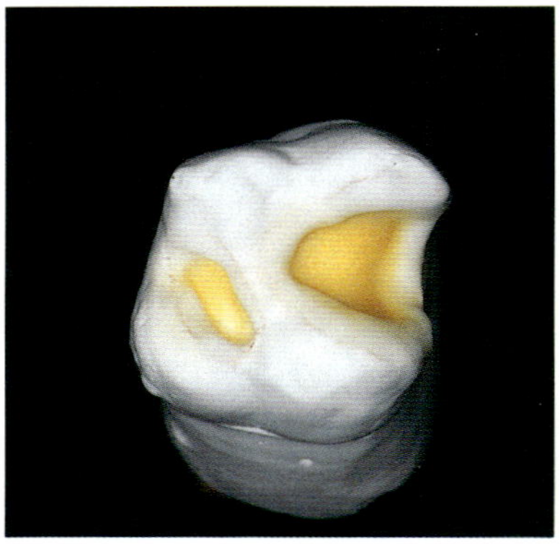

Abb. 6-27 Der feuerfeste Stumpf wird versiegelt. Eine dünne Schicht transluzenter Keramik wird marginal und lateral an den Kavitätenwänden aufgesintert.

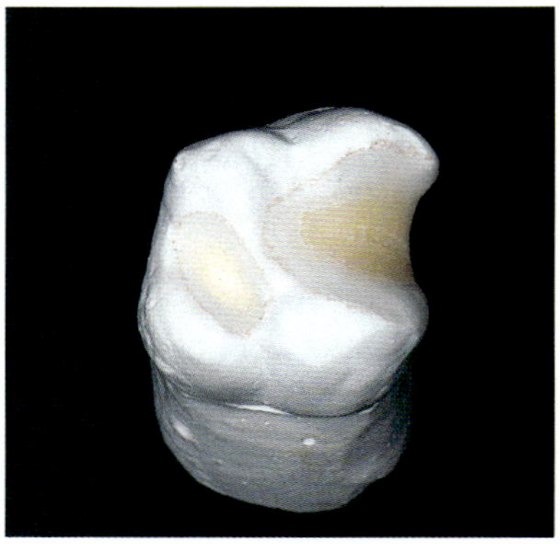

Abb. 6-28 Die Basis oder der Kavitätenboden wird mit einer dünnen Schicht von opakem Dentin oder mit Grundmasse höherer Farbintensität bedeckt.

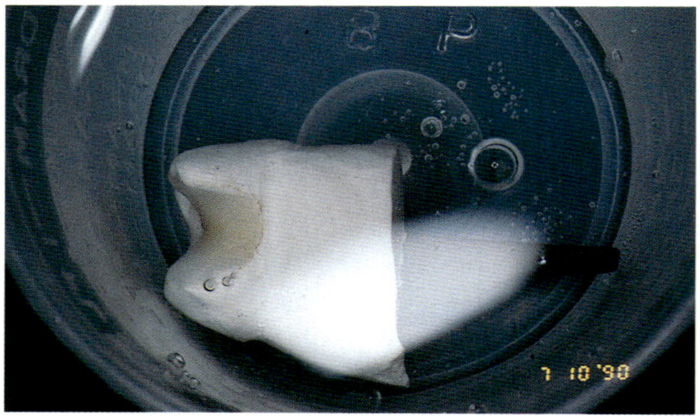

Abb. 6-29 Nach dem Abkühlen des ersten Brennvorgangs wird der Modellstumpf wiederum für etwa 2 Minuten in destilliertes Wasser gelegt.

Aufbau des Kerns

Abhängig von der Größe der Restauration werden die folgenden Keramikschichten nach und nach aufgebaut. Durch dieses schrittweise Vorgehen kann die Schrumpfung beim Brennvorgang kontinuierlich kompensiert werden. Dadurch wird das Risiko für Randspalten herabgesetzt. *Im allgemeinen kommt es bei mehreren dünnen gebrannten Schichten seltener zu Rissen und Randspaltbildung.* Der Dentinaufbau (Abb. 6-30) in den tieferen Schichten der Kavität wird vor den oberflächlichen Schmelzschichten beendet. Sind diese Schichten sehr dick, können sie in der Tiefe der zentralen Fossa geteilt werden, was während des Brennvorgangs zur Schrumpfung in Richtung auf die Kavitätenwände führt.

Der Schmelz wird an der Oberfläche mit einer etwa 0,5 mm dicken, mehr transluzenten Keramikschicht aufgebaut (Abb. 6-31), um die exakte anatomische Form des Zahnes wiederherzustellen. Mit einem endodontischen Spreader oder einem ähnlichen Instrument kann man in der Tiefe der zentralen Fossa einen Spalt schaffen. Beim Brennvorgang schrumpft die Keramik in Richtung der größten Masse an die Kavitätenwände hin. Damit öffnet sich der Spalt ein wenig. Höcker und Approximalbereiche werden in ählicher Weise anatomisch korrekt aufgebaut (Abb. 6-32).

Nach dem ersten Brand werden die Approximalkontakte überprüft (Abb. 6-33) und mit einem feinen rotierenden Diamanten auf dem Meistermodell korrigiert (Abb. 6-34). Okklusion und Artikulation werden ebenfalls überprüft und in maximaler Interkuspidation oder zentrischer Okklusion, bzw. bei Laterotrusion eingeschliffen (Abb. 6-35).

Die endgültige Form wird mit rotierenden Diamantkugeln und feinen Hartmetallfinierern geschaffen (Abb.6-36). Keramiküberschuß über die Präparationsgrenze hinaus wird mit einer rotierenden Diamantscheibe beseitigt (Abb. 6-37). Die Präparationsgrenze sollte klar zu erkennen sein, aber man sollte den Inlayrand in dieser Phase noch nicht vollständig zurücktrimmen. Die Ränder werden erst nach vollständiger Entfernung der feuerfesten Einbettmasse mit dem Sandstrahlgerät, nach Farbgebung und Glasurbrand fertig ausgearbeitet.

Aufbau des Kerns (Abb. 6-30 bis 6-37)

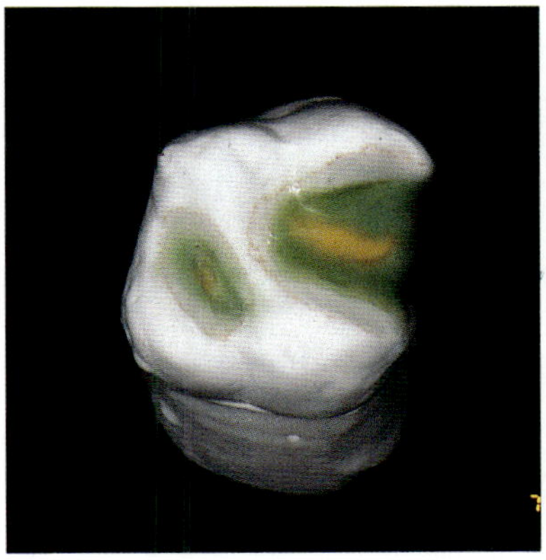

Abb. 6-30 Das Dentin wird in der Tiefe der Kavität vollständig aufgebaut, bevor die abschließende Schmelzschicht aufgetragen wird.

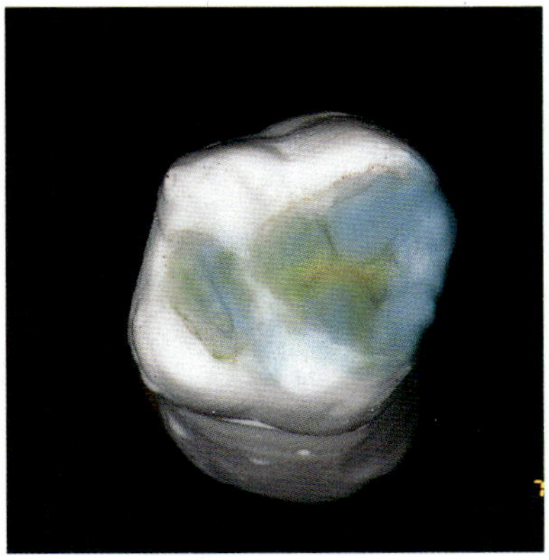

Abb. 6-31 Die Oberfläche schließt mit einer etwa 0,5 mm dicken transluzenten Schmelzschicht ab; die anatomische Form des Zahns ist wieder hergestellt.

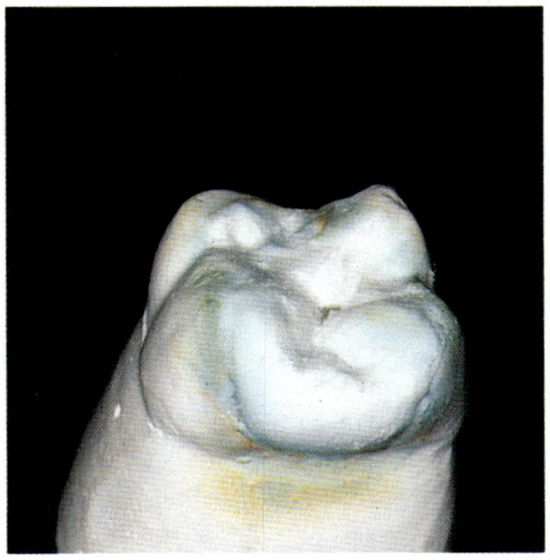

Abb. 6-32 Das Okklusalrelief und die Approximalflächen des Zahns sind wieder hergestellt.

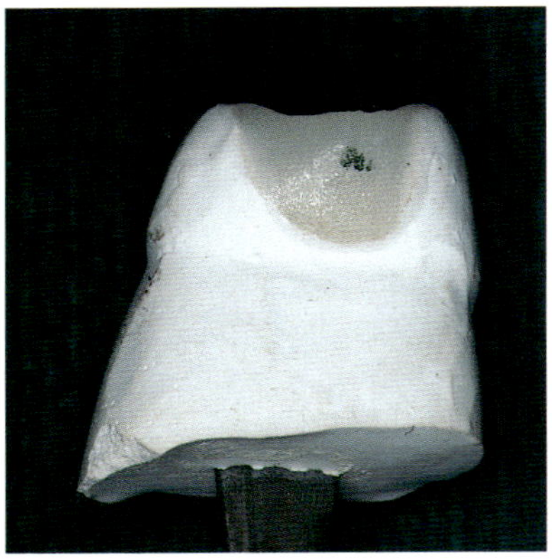

Abb. 6-33 Die Approximalkontakte werden markiert.

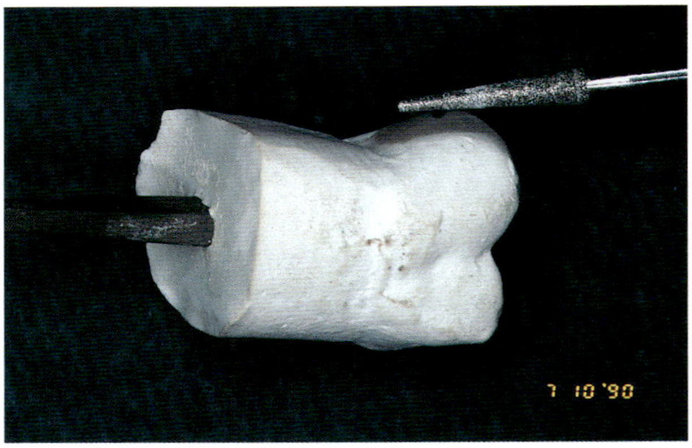

Abb. 6-34 Nach dem Brennvorgang und dem Abkühlen der Keramik werden die Approximalkontakte soweit korrigiert, daß der präparierte Stumpf auf das Meistermodell zurückgesetzt werden kann. Wenn die Kontakte zu stark sind, werden sie mit einem feinen rotierenden Diamantinstrument reduziert.

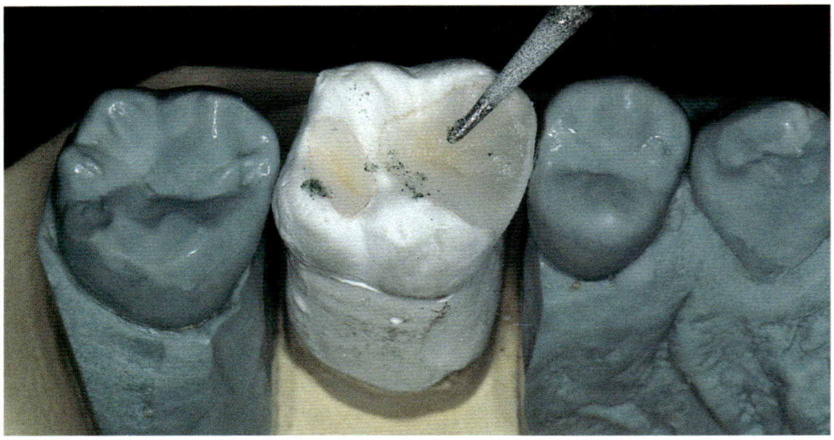

Abb. 6-35 Die Okklusion wird sowohl in maximaler Interkuspidation als auch bei Lateralbewegungen des Unterkiefers eingeschliffen.

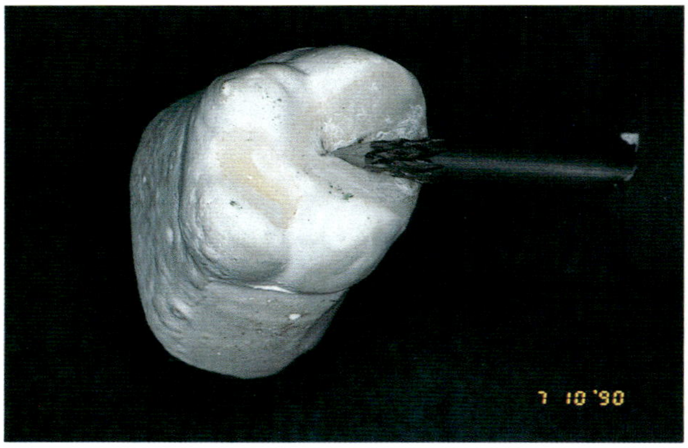

Abb. 6-36 Die endgültige anatomische Form wird mit rotierenden Diamantkugeln und feinen Hartmetallfinierern ausgearbeitet.

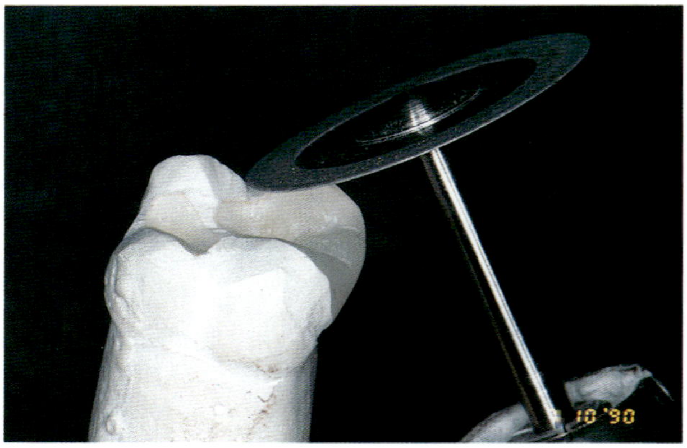

Abb. 6-37 Der Keramiküberschuß über die markierte Präparationsgrenze hinaus wird mit einer rotierenden Diamantscheibe zurückgetrimmt.

Farbgebung und Glanzbrand (Abb. 6-38 und 6-39)

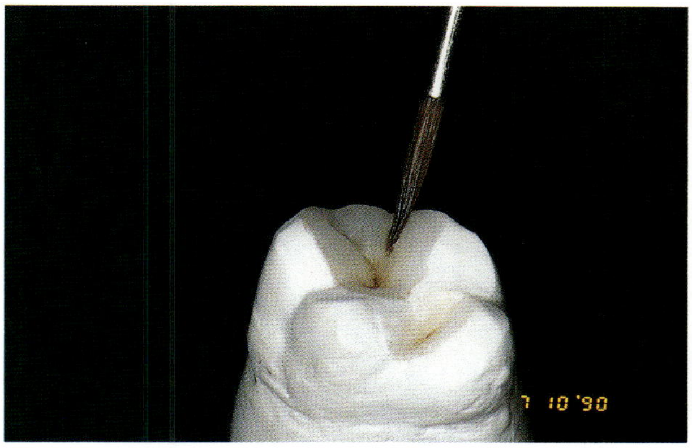

Abb. 6-38 Eine dünne Schicht Glanzbrand und Charakterisierungsfarben werden auf das fertige Inlay aufgetragen.

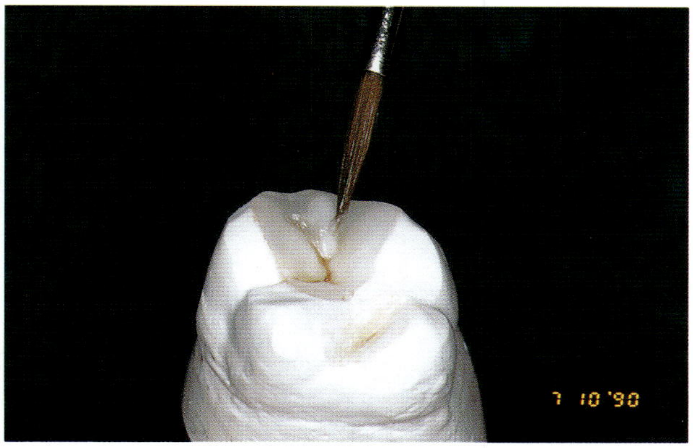

Abb. 6-39 Der Modellstumpf ist mit einer milchig-weißen Farbe aufgehellt.

Farbgebung und Glanzbrand

Wenn die anatomische Form und der Randschluß fast korrekt sind, werden Modellstumpf und Inlay erneut in destilliertes Wasser gelegt. Eine dünne Schicht Glasur und Charakterisierungsfarben werden an der Inlayoberfläche aufgetragen (Abb. 6-38). Durch Separation mit Hilfe eines endodontischen Spreaders kann die Verfärbung leicht in die zentrale und in die lateralen Fossae appliziert werden. Die Höckerspitzen können mit einer milchig-weißen Farbe überzogen, und spezielle Effekte angebracht werden (Abb. 6-39). Das Inlay wird nun im Schmelzofen bei der gewünschten Temperatur gebrannt und kann anschließend abkühlen.

Fertigstellen der Restauration - Einpassung und Ausarbeitung

Die feuerfeste Einbettmasse wird vom abgekühlten Inlay mit Glasperlen abgestrahlt (Abb. 6-40). Diese Perlen schädigen die Keramik nicht und beseitigen die Einbettmasse. Das Inlay wird erneut auf das ursprüngliche Meistermodell aus Superhartgips gesetzt, von dem der Platzhalterlack mit dem Dampfstrahlgerät oder durch Aufweichen in kochendem Wasser (Abb. 6-41) beseitigt wurde.

Die Inlays werden einzeln auf die Originalstümpfe des Meistermodells aus Superhartgips gesetzt (Abb. 6-42), jegliche über die Präparationsgrenze überstehende Keramik wird nun sorgsam mit einem feinen diamantierten Polierrad entfernt (Abb. 6-43).

Der Randschluß jedes Inlays wird auf diesem Modell angepaßt. Die Approximalkontakte werden auf einem dritten Modell korrigiert, das zwar ausgegossen, aber niemals zersägt wurde, so daß die Kontakte erhalten blieben (Abb. 6-44).

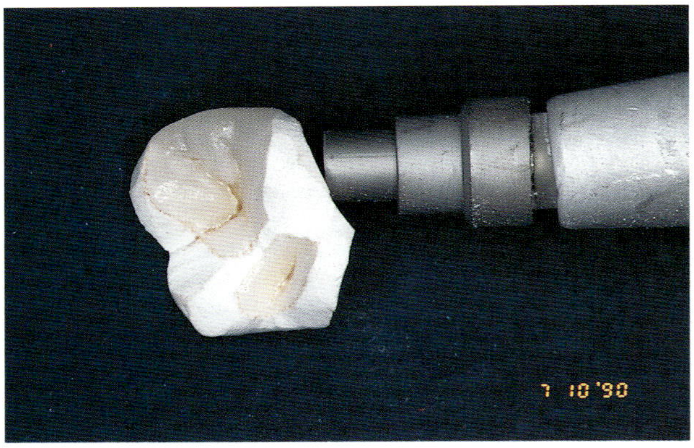

Abb. 6-40 Die verbliebene feuerfeste Einbettmasse wird mit Glasperlen abgestrahlt.

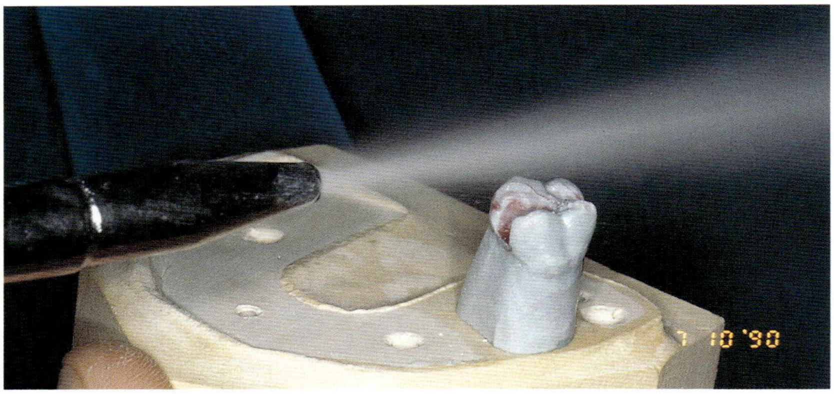

Abb. 6-41 Der Platzhalterlack wird mit dem Dampfstrahler vom Original-Meistermodell entfernt.

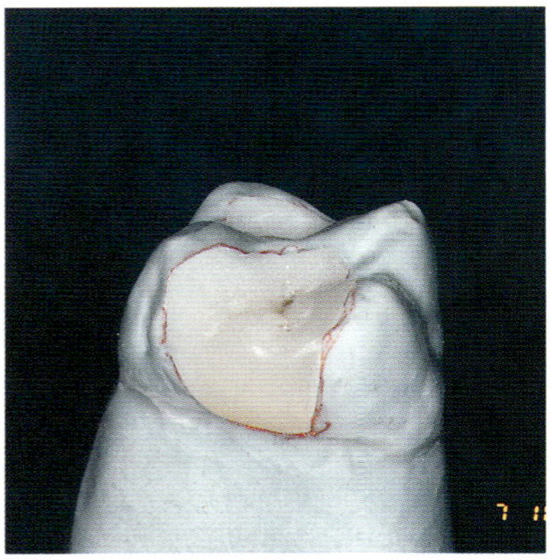

Abb. 6-42 Die Inlays werden auf die Originalstümpfe des Meistermodells aus Superhartgips zurückgesetzt.

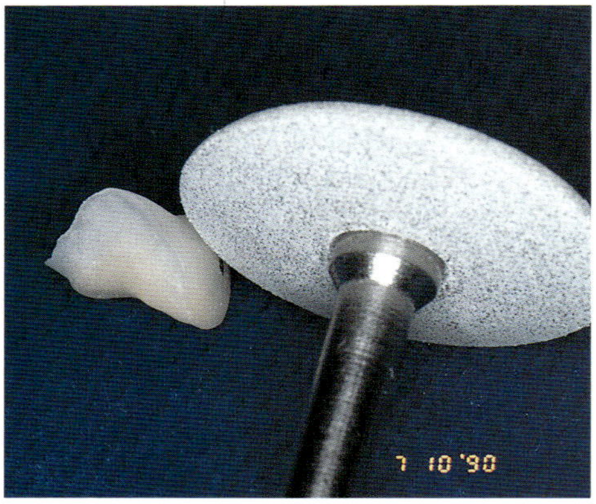

Abb. 6-43 Überstehende Keramik wird mit einem diamantierten Polierrad entfernt.

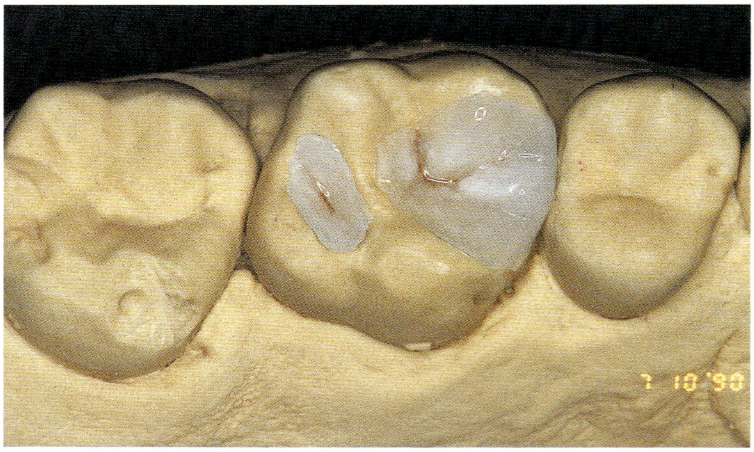

Abb. 6-44 Abschließende Korrekturen der Approximalkontakte werden an einem dritten (ungesägten) Modell vorgenommen.

Anätzen des Inlays

Zum Anätzen muß die Okklusalfläche mit einer Wachsschicht bedeckt sein (Abb. 6-45), denn bei Inlays müssen im Gegensatz zu Verblendschalen mehrere Flächen angeätzt werden, die Ätzflüssigkeit kann möglicherweise über die gesamte Okklusalfläche fließen. Das Wachs schützt daher vor einer Zerstörung durch die Säure. Die Säure wird aus einer Flasche ausgepreßt (z.B. Super Etch Mirage, Chameleon Dental) und soll an der entsprechenden Stelle 90 Sekunden lang einwirken (Abb. 6-46). Anschließend wird das Inlay im Ultraschallbad mit handelsüblicher Hydrofluorsäure gereinigt. Die Inlays sind dann fertig zum Einzementieren (Abb. 6-47).

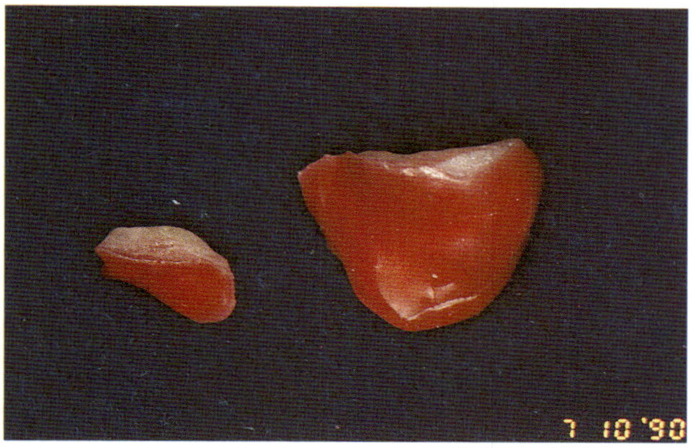

Abb. 6-45 Die Okklusalfläche wird durch eine Wachsschicht vor der Säure geschützt.

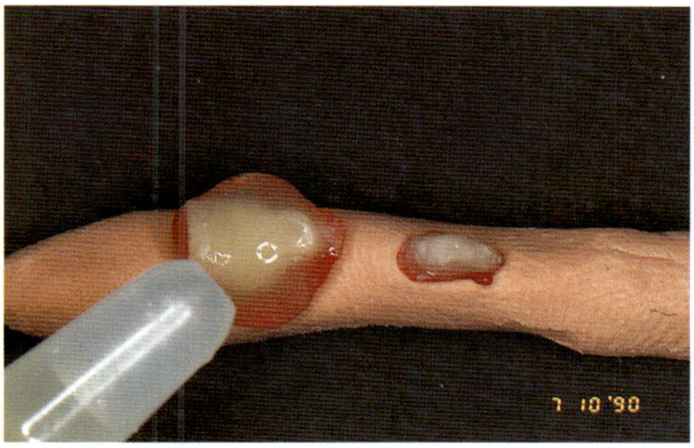

Abb. 6-46 Die entsprechenden Inlayflächen werden angeätzt.

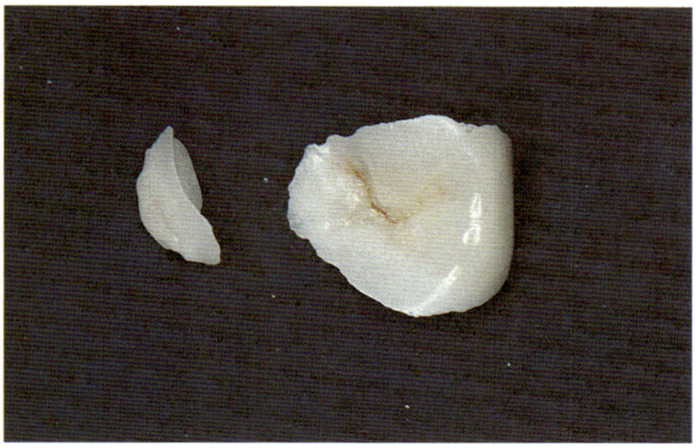

Abb. 6-47 Die beiden Inlays sind fertig zum Einzementieren.

Arbeitsschritte beim Einsetzen

7

Überprüfen des Keramikinlay

Nach dem Entfernen einer vorhandenen Amalgamfüllung (Abb. 7-1) wird der geschädigte Zahn präpariert, eine Abfassung durchgeführt und diese ins Labor geschickt. Die Keramikinlays kommen mit angeätzter Innenfläche, manchmal sogar schon vorsilanisiert aus dem Labor zurück (Abb. 7-3). Vor dem Einsetzen sollte das Inlay im Munde des Patienten einprobiert und auf vier Kriterien hin überprüft werden: *(1)* marginaler Randschluß und Approximalkontakte, *(2)* Okklusionsverhältnisse, *(3)* Anätzung und *(4)* Kontamination.

Marginaler Randschluß und Approximalkontakte

Jedes Inlay muß auf dem Meistermodell auf exakten Randschluß hin überprüft werden (Abb. 7-4). Obwohl die Inlays mit einem Befestigungskomposit, und nicht mit einem konventionellen Zement eingesetzt werden, sollte nur ein geringer Randspalt toleriert werden. Die Ränder sollen möglichst eng anliegen und in einer Ebene mit dem angrenzenden Schmelz liegen; d.h., es sollte ein kontinuierlicher Übergang in der Kronenflucht erreicht werden (Abb.7-5).

Die Keramik sollte weder überstehen, noch sollten die Ränder zu kurz sein. Dies gestaltet sich natürlich am schwierigsten beim marginalen Randschluß in den approximalen Kästen (Abb. 7-5), der nach dem Einzementieren des Inlays schwer zu korrigieren ist. Eine Überextension der Keramik nach lateral in den Bereich des approximalen Kastens kann auf dem Meistermodell mit einer spitzen Sonde und ungewachster Zahnseide festgestellt werden. Ist sie vorhanden, muß sie vor dem definitiven Einzementieren beseitigt werden. Dies kann am Behandlungsstuhl mit einem Feinstkorndiamantschleifer (z.B. E.T. Serie, Gebr. Brasseler) durchgeführt werden. Die Keramik kann vorsichtig bearbeitet werden, bis ein glatter Übergang zum präparierten Stumpf erreicht ist. Mit einer Sonde sollte der Übergang Keramik / Modellstumpf kaum bemerkt werden, wenn sie vom Stumpf (der die Zahnoberfläche repräsentiert) zum Keramikinlay geführt wird. Man sollte sich vergewissern, daß

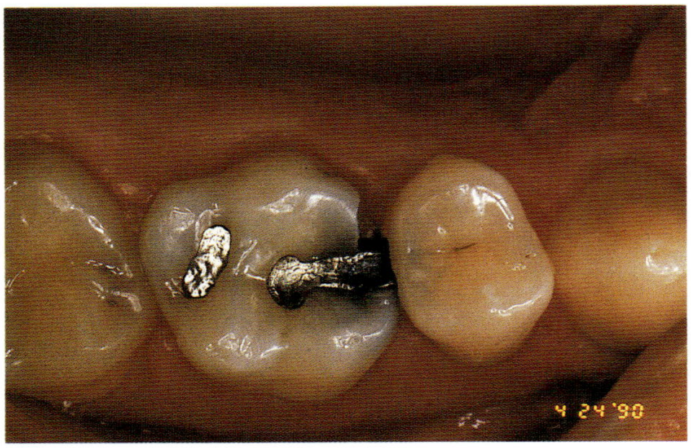

Abb. 7-1 Okklusalansicht einer insuffizienten mesio-okklusalen sowie einer separaten okklusalen Amalgamfüllung in der distalen Fossa des Oberkiefermolaren.

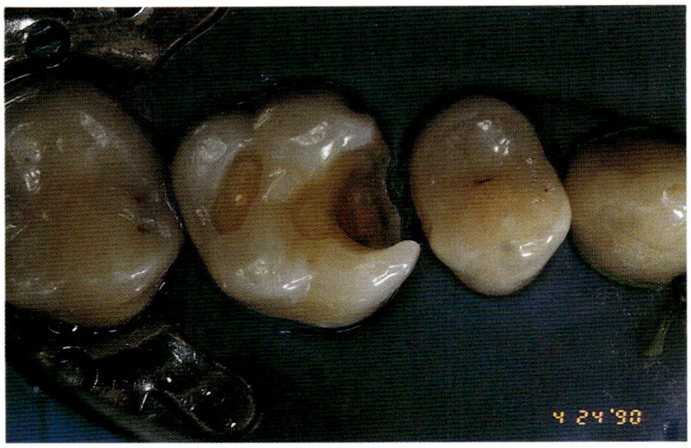

Abb. 7-2 Präparation einer mesio-okklusalen sowie einer okklusalen Kavität in der distalen Fossa.

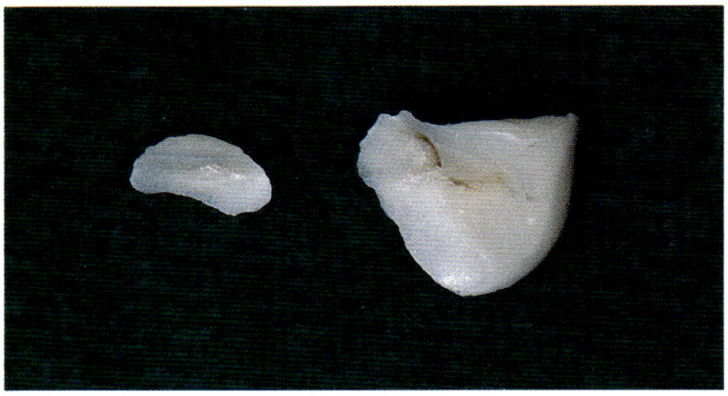

Abb. 7-3 Die paßgenauen Inlays, wie sie aus dem Labor zurückkommen.

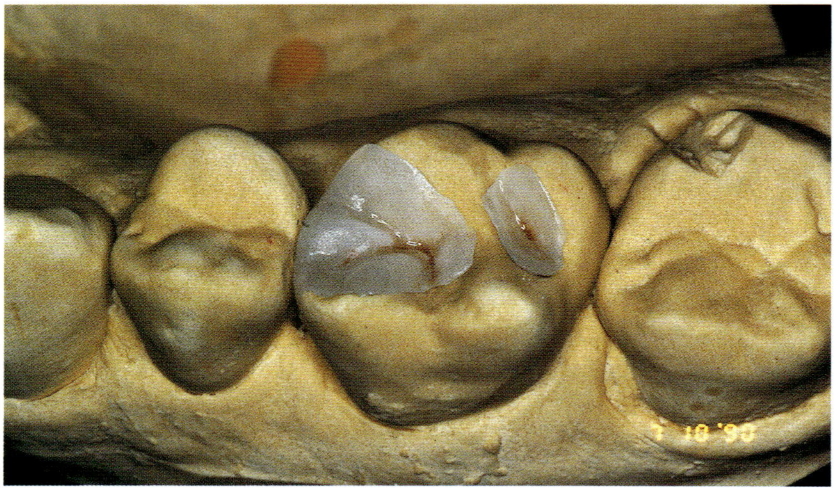

Abb. 7-4 Die Paßgenauigkeit der angeätzten Keramikinlays wird auf dem Meistermodell überprüft.

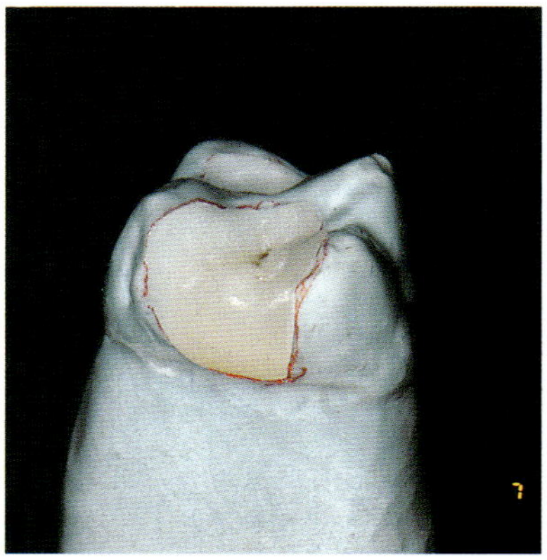

Abb. 7-5 Approximalansicht eines angeätzten Keramikinlays auf dem Meistermodell. Es wird auf exakte Paßgenauigkeit, überstehende Keramikränder und Okklusalrelief hin untersucht.

alle Ränder der Präparation glatt und kontinuierlich verlaufen und keine Überstände oder Risse aufweisen.

Bei mehreren Inlays sollten alle zusammen zuerst auf das Meistermodell gesetzt werden, um die Approximalkontakte sowohl in bukko-lingualer als auch in okkluso-apikaler Ausdehnung überprüfen zu können. Die jeweils aneinanderstoßenden Approximalflächen sollten in gleicher Weise konturiert sein. Der Approximalkontakt sollte stark genug sein, daß sich Zahnseide nicht allzu leicht durchziehen läßt.

Okklusionsverhältnisse

Bei mehreren Inlays ist es ratsam, den gesamten Zahnbogen mit allen Präparationen abzuformen, sodaß das Meistermodell exakt mit einem Gegenkiefer einartikuliert werden kann. Dadurch können Okklusion und Artikulation besser überprüft werden. Eine Abformung des gesamten Zahnbogens ist bei adhäsiv befestigten Keramikinlays schwierig, weil okklusale Fehler bei diesen brüchigen, winzigen Keramikstücken kaum zu korrigieren sind, bevor das Inlay nicht fest mit dem Zahn verbunden ist. Die Bruchgefahr während dieser Phase erfordert Präzision und Genauigkeit während der Herstellung im Labor. Wenn der Zahnarzt nach dem Einzementieren okklusal noch sehr viel einschleifen muß, leidet die anfängliche Ästhetik darunter schwer. Außerdem dauert es lange, bis die Keramik ausgearbeitet und poliert ist, damit nicht durch ihre abrasive Oberfläche die Gegenbezahnung allzu sehr geschwächt wird.

Um die Herstellung im Labor zu erleichtern, sollten präzise Angaben auf dem Labor-Auftragszettel gemacht werden. Bei den fertigen Inlays müssen Okklusion und Artikulation überprüft werden. Dies ist besonders wichtig bei Onlays, da Arbeits-und Balancekontakte bei Laterotrusion zu vermeiden sind. Die Höckerspitze muß für eine Onlayversorgung ausreichend in der Höhe reduziert werden (mindestens 1,75 mm). Dies kann mit einem okklusalen Aufbiß vor der Abformung überprüft werden.

Okklusale Kontakte sollten sich bei Keramikversorgungen möglichst auf zentrische Stopps beschränken, mit sofortiger Disklusion in den ersten Millimetern bei Lateralbewegung. Dadurch verringert sich die Gefahr der Abrasion der Zähne im Gegenkiefer.

Angeätzte Oberfläche

Die Innenfläche des Inlays muß sichtbar angeätzt sein. Diese angeätzte Oberfläche kann (wenn auch unbewußt) mit bloßem Auge als opake und matte Fläche gesehen werden. Besonders die Präparationsränder müssen angeätzt sein, da hier eine effektive Abdichtung enorm wichtig ist. Die Innenflächen eines Inlays sind wesentlich schwieriger anzuätzen als die einzelne konkave Fläche einer keramischen Verblendschale. Der Techniker muß daher das Ätzgel oder die Lösung wiederholt auf die Inlayränder auftragen. Die aktuelle Qualität der angeätzten Fläche ist ohne ein Rasterelektronenmikroskop oder ein Stereomikroskop mit Ringlicht extrem schwierig zu beurteilen. Erscheinen jedoch einige Bereiche glänzend statt matt, sollte das Inlay zum weiteren Anätzen ins Labor zurückgegeben werden. Ist lediglich eine winzige Stelle nicht angeätzt ist, kann das Anätzen auch am Behandlungsstuhl mit einem der neueren Keramik-Ätzprodukte zum klinischen Gebrauch (z.B. Porcelain Etch, Bisco, Inc; Ceram-etch, Gresco Products, Inc; Porce-etch, Den-Mat Corp) erfolgen. Die speziellen Herstellerangaben müssen für jedes Material beachtet werden.

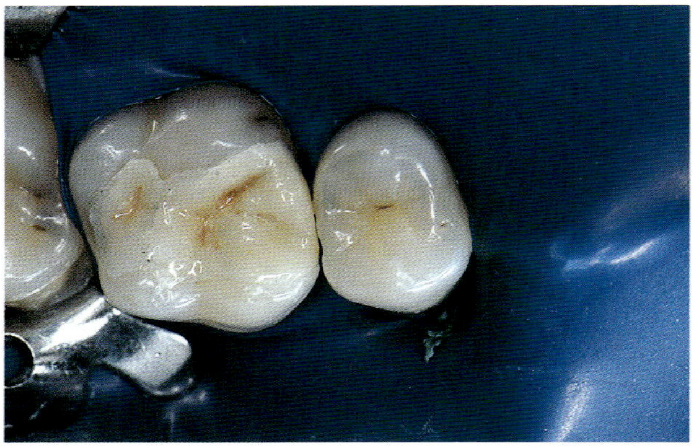

Abb. 7-6 Provisorische Versorgung des präparierten Zahnes vor dem Entfernen, um das Inlay einzusetzen.

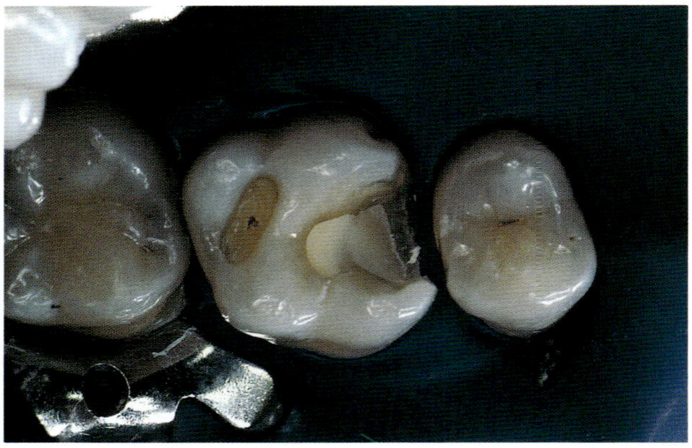

Abb. 7-7 Der Kofferdam verhindert eine Kontamination mit Speichel, während das angeätzte Keramikinlay eingesetzt wird, und schafft damit ein trockenes und übersichtliches Arbeitsfeld.

Kontamination der Oberfläche, Keramikeinschlüsse und Frakturlinien

Der Herstellungsprozeß von kleinen Keramikteilen ist komplex; dabei kann es leicht zum Austrocknen von winzigen Mengen ungebrannten Porzellanpulvers kommen. Geschieht dies noch vor dem Brennvorgang, können sich Spalte und Risse entwickeln. Auf dem angeätzten Inlay sind diese Ungenauigkeiten kaum zu sehen. Sie wirken sich erst beim Einsetzen aus, indem schon bei geringster Kraftausübung das Inlay zerspringt. Dazu kann es auch während der Polymerisationsschrumpfung einer allzu dicken Schicht von Befestigungskomposit kommen. Ein anfänglich winziger Riß kann dann zur Fraktur des ganzen Inlays führen. Das Inlay sollte daher genauestens auf Einschlüsse sowie innere Spalten und Risse hin untersucht werden.

Entfernen der provisorischen Versorgung

Die provisorische Versorgung, die in der Präparations- und in der Abdrucksitzung eingesetzt worden war, muß nun entfernt werden (Abb. 7-6). Ein Block aus zusammenhängenden Kunststoffprovisorien kann leicht durch Ansetzen eines scharfendigen Hirtenstabs in den Approximalräumen, mit einer chirurgischen Tuchklemme oder einer Drahtzange nach *Baade* entfernt werden. Diese Provisorien sind normalerweise leichter zu entfernen als die meisten zirkulär umfassenden Restaurationen, da die Eugenol-freien Zemente nicht so fest haften wie konventionelle temporäre Zemente.

Direkte Kunststoffprovisorien können manchmal mit einem Kunststoffspatel (CRNT 12, NovaTech Serie, Hu-Friedy) im Approximalraum und okklusal am Übergang Zahn/ Provisorium herausgehoben werden. Es ist wichtig, daß das direkte Kunststoffprovisorium eine andere Farbe hat als der Zahn selbst, damit es leicht vom übrigen Schmelz unterschieden werden kann.

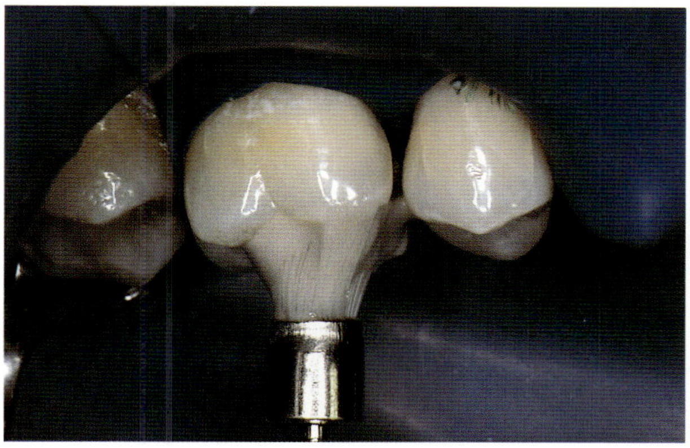

Abb. 7-8 Die Präparation wird mit feinem Bimsmehl und Wasser auf einem weichen Bürstchen gereinigt.

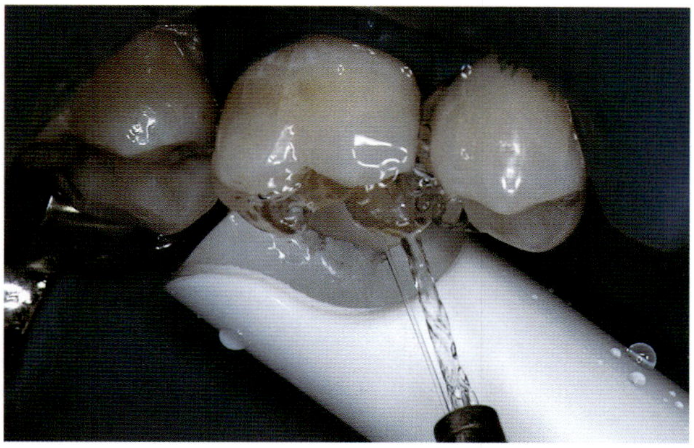

Abb. 7-9 Das Bimsmehl wird von der Kavität abgesprayt.

Beim Heraushebeln des Provisoriums sollte man sich am Zahn gut abstützen können, damit es zu keiner Fraktur kommt. Ist das Provisorium schwer zu entfernen, sollte man es dennoch nicht mit Gewalt versuchen, da ansonsten zusätzliche Probleme, angefangen von Schmelzabsplitterungen am marginalen Rand bis hin zur kompletten Höckerfraktur, hinzukommen können. Manchmal reicht es aus, den Kopf eines kugelförmigen Schleifers Nr. 2 okklusal zu versenken und damit das Inlayprovisorium herauszuziehen. Alternativ kann ein Nr. 700 Hartmetallfinierer oder ein ähnlich geformter Diamant verwendet werden, um das Provisorium zu zerteilen und jeden Teil für sich herauszuhebeln. Hier wird wiederum deutlich, warum es so wichtig ist, das Provisorium in einer leicht vom Zahn zu unterscheidenden Farbe zu gestalten. Dadurch kann der Zahnarzt beim Zerteilen leichter die Grenzen des Provisoriums erkennen. Diese Rille darf allerdings nicht zu weit nach lateral oder apikal in den Zahn selbst oder in die Glasionomerunterfüllung extendiert werden.

Bei direkten Kunststoffprovisorien muß kein temporärer Zement entfernt werden, im Gegensatz zu den indirekten Kunststoffprovisorien, wo jeglicher Rest von temporärem Zement peinlich genau aus der Kavität entfernt werden muß.

Anlegen von Kofferdam

Angeätzte Keramikinlays sollten möglichst unter Kofferdam einzementiert werden (Abb. 7-7). Der Kofferdam verhindert Kontamination mit Speichel in dieser empfindlichen Phase. Er erleichtert auch das Einsetzen, schafft ein übersichtlicheres Arbeitsfeld und verhindert ein ungewolltes Verschlucken des Inlays.

Zahnreinigung

Abhängig von Ausdehnung und Tiefe der Kavität kann eine Lokalanästhesie indiziert sein. Der präparierte Zahn wird mit feiner Polierpaste gereinigt (Abb. 7-8). (Prophylaxepasten, die verschiedene Öle und/ oder Fluoride enthalten, sind normalerweise nicht geeignet.) Diese Schleifpaste wird mit einem kleinen rotierenden Bürstchen in alle Winkel der Kavität verteilt. Dabei darf die Interdentalpapille nicht verletzt werden, da es sonst zu einer Blutung, und damit zur Kontamination der angeätzten Oberfläche kommt. Mit dem gleichen Bürstchen werden unter Wasserkühlung alle Spuren der Paste beseitigt. Die Kavität wird dann mit Wasser ausgesprayt (Abb. 7-9) und mit dem Luftbläser getrocknet.

Die Vier-Stufen-Einprobe

Vor dem endgültigen Einzementieren der Keramikinlays ist eine Einprobe in vier Stufen durchzuführen. Die Inlays sollten nach folgenden Kriterien überprüft werden:

- **Individuelle Paßgenauigkeit.** Alle Ränder der Restauration müssen dem Zahn spaltfrei anliegen.
- **Approximalkontakte.** Die Inlays müssen gemeinsam eingepaßt und die Approximalkontakte überprüft werden, wie dies schon am Meistermodell beschrieben wurde.
- **Okklusionsverhältnisse.** Die Kontakte in zentrischer Okklusion und Laterotrusion *werden am besten nach dem Einzementieren des Inlays überprüft.*
- **Farbe.** Obwohl es sich hierbei um Seitenzahnversorgungen handelt, sollte ihre Grundfarbe mit den Nachbarzähnen übereinstimmen. Ob individuelle Charakteristika, wie z.B. Verfärbung der Fissuren erforderlich sind, muß im Einzelfall entschieden werden.

Das am weitesten anterior in der Zahnreihe befindliche Inlay wird vom Meistermodell abgenommen und vorsichtig auf dem entsprechenden Zahn eingesetzt (Abb. 7-10). Wenn es nicht sofort in seine Position paßt, sollte *keine* Gewalt ausgeübt werden. Reste von provisorischem Zement in der Kavität oder in Unterschnitten, oder zu starke Approximalkontakte, sollten erkannt und beseitigt werden. Zum Korrigieren des Approximalkontaktes kann ein Feinstkorndiamantschleifer (E.T. Serie mit gelbem Ring, Gebr. Brasseler) verwendet werden. Wenn das Inlay exakt sitzt, wird die aufgerauhte Keramik mit einer Reihe von aufeinanderfolgenden Keramikpolierern (z.B. Polierset für Veneers, Shofu) bearbeitet. Bei einer benachbarten Amalgamfüllung oder einer ähnlichen Versorgung wird an dieser der Kontaktpunkt reduziert, da sie leichter polierbar ist. Der Kontakt wird solange korrigiert, bis das Inlay richtig sitzt. Der Kontaktbereich wird mit ungewachster Zahnseide überprüft, die von okklusal nach apikal durchgezogen wird (Abb. 7-11). Die Zahnseide sollte ebenso in apiko-okklusaler Richtung heraufgezogen werden können, damit keine überstehenden Keramikränder in den approximalen Kästen die marginale Gingiva irritieren. Wenn notwendig, sollten diese genauestens beseitigt werden, wobei das Meistermodell als Orientierung dienen kann. Dann wird der okklusale Randschluß des gesamten Inlays mit einer spitzen Sonde überprüft (Abb. 7-12).

Als nächstes wird das Augenmerk auf die Farbgebung des Inlays gerichtet. Normalerweise ist es nur wichtig, daß die Farbe eine harmonische Einheit darstellt, da die Ästhetik bei Seitenzahnversorgungen im Vergleich zu keramischen Verblendschalen im Frontzahnbereich eine wesentlich untergeordnetere Rolle spielt. Man achte jedoch darauf, daß die Zähne unter dem Kofferdam nicht austrocknen, da sonst die Farbkontrolle unmöglich wird.

Die endgültige Farbe des eingesetzten Inlays hängt, wie bei den Veneers, von mehreren Faktoren ab, und wird nicht nur durch die Auswahl der Keramikfarbe bestimmt. Diese Faktoren sind:

1. die Original-Zahnfarbe
2. die ausgewählte Keramikfarbe und die Menge an beigemischter Opakermasse
3. die Farbe und Opazität des Befestigungskomposits.

Diese drei Faktoren haben unterschiedlichen Einfluß auf die endgültige Farbe der eingesetzten Restauration. Bei einem Frontzahnveneer, wo die Keramik nur 0,5 mm dick ist, wird die Farbe durch das Befestigungskomposit verändert. Bei einer dickeren Seitenzahnversorgung ist die Farbe der Keramik der bestimmende Faktor und wird nicht so leicht durch das darunterliegende Befestigungskomposit verändert. Aus Gründen der Ästhetik sollte sich aber auch eine Seitenzahnversorgung farblich nicht allzu sehr von den Nachbarzähnen abheben. Deshalb sollte der Techniker beim Schichten der Keramik zur Peripherie hin transluzentere Massen verwenden, um ein Durchschimmern der natürlichen Zahnfarbe zu ermöglichen. Wenn zusätzlich ein transluzentes Befestigungskomposit verwendet wird, kann die Zahnfarbe durch das Komposit und die transluzente Keramik hindurch reflektieren, wodurch der Übergang Inlay/ Zahn kaum zu bemerken ist.

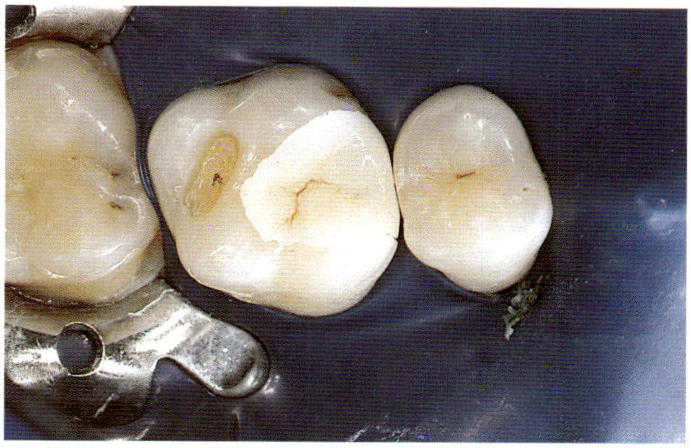

Abb. 7-10 Das mesio-okklusale Keramikinlay wird einprobiert.

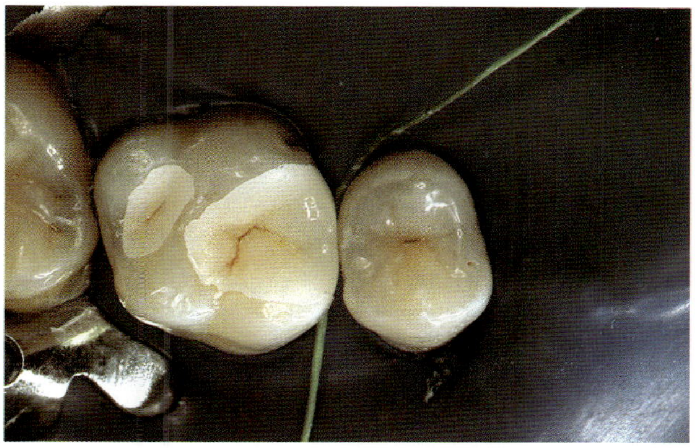

Abb. 7-11 Beide Inlays, das mesio-okklusale und das distale, werden einprobiert. Approximalkontakt und mögliche überstehenden Ränder werden mit Zahnseide überprüft.

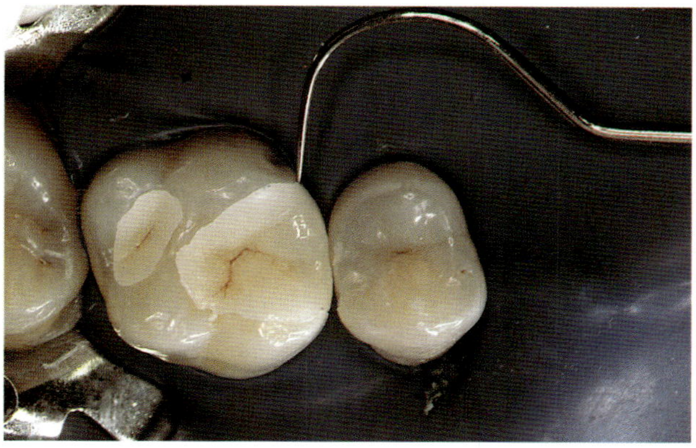

Abb. 7-12 Mit einer spitzen Sonde werden alle Präparationsränder überprüft.

Während der Einprobe ist die Farbüberprüfung wegen der Lichtbrechung im Spalt zwischen dem Inlay und Zahn schwierig; ein licht-übertragendes Medium ist daher nötig. Obwohl Produkte wie K-Y Isoliermittel (Johnson & Johnson), Glyzerin und sogar Wasser als Versuchsmedium benutzt werden können, bevorzugen die Autoren das Komposit, das auch zum Befestigen verwendet werden soll, oder eine vergleichbare Probe von nicht aushärtendem Befestigungskomposit (z.B. Advanced Porcelain Restoration Kit, Den-Mat Corp; Choice, Bisco, Inc; P.V.S., Jelenko; Insure, Cosmedent; Dicor Try-In-Paste, Dentsply International).

Die endgültige Farbe des Inlays ist erst zu sehen, wenn es mit dem Befestigungskomposit oder einer Versuchspaste im Spaltraum eingesetzt ist. Im allgemeinen ist es das einfachste, ein Befestigungkomposit zu verwenden, das dem verwendeten Keramik-Farbschlüssel vergleichbar ist (z.B. Vita-Lumin, Vident; Bioform, Dentsply International). Es besteht dann eine direkte Beziehung zwischen dem Farbton, der für das Inlay selbst ausgewählt wurde, und dem Befestigungskomposit, womit die bestmögliche Farbgebung erreicht wird. Die Zeit bei der Einprobe ist daher nicht vergeudet, wenn man auch nicht mit der Keramikfarbe übereinstimmende Befestigungskomposits ausprobiert. Ein semitransluzenter Typ von Komposit ist vorzuziehen, weil ein opaker mehr an die Zahnoberfläche durchscheinen wird, und daher weniger natürliche Zahnfarbe durch die Keramik durchschimmert. Bei Frontzahnveneers und Klasse IV-Inlays zum

Ersatz der Schneidekante mit Bedecken eines Teils der Labialfläche spielt die Farbgebung eine noch größere Rolle. Dasselbe gilt für die labial präparierte Klasse III-Versorgung oder das zervikale Klasse V-Inlay, wo man mehrere Kompositfarben ausprobieren muß, um eine ideale Farbgebung zu erreichen.

Bei Seitenzahnversorgungen, wo die Keramik konstant eineinhalb Millimeter oder dicker ist, ist es wichtig, daß die Farbe der des Zahns nahekommt, da sie kaum durch das Befestigungskomposit modifiziert werden kann.

Wenn das aktuelle Komposit während dieser Einprobephase benutzt wird, sollten Restauration und Befestigungskomposit zu keiner Zeit dem Licht ausgesetzt sein, da dies den Aushärtungsprozeß starten würde.

Es ist wichtig, alle Inlays mit einem dual-härtenden Komposit zu zementieren, bei dem die Aushärtung durch weißes Licht aktiviert und durch einen chemischen Prozeß weiter geführt wird (z.B. Resiment, Septodont; Advanced Porcelain Restoration Kit, Den-Mat Corp; Choice, Bisco, Inc; Dual, Vivadent; Mirage Dual Cure, Chameleon Dental Products; Porcelite Dual Cure, Kerr/Sybron; P.V.S., Jelenko).

Bei jenen Seitenzahnversorgungen, wo die Ästhetik eine große Rolle spielt, können einige spezifische Charakteristika, wie z.B. Verfärbungen innerhalb der okklusalen Fissuren oder kleine Stellen von Minderkalzifizierung zusätzlich aufgetragen werden. Wenn dies nicht im Labor geschah, können die Inlays äußerlich mit einem niedrigschmelzenden Keramik-Veneer Farbsystem bemalt werden. Bei Verwendung einer Soforteinbettmasse (z.B. Gresco Products) können die Inlays nach dem Abbinden auch mit konventionellen Keramikfarben bemalt und anschließend gebrannt werden. Das Risiko einer Verformung des Inlays ist dabei gering.

Wenn das Inlay die vierstufige Einprobe bestanden hat, (*(1)*individuelle Paßgenauigkeit und exakter Randschluß *(2)* korrekte Approximalkontakte aller Inlays, *(3)* Okklusionsverhältnisse und *(4)* Farbgebung), kann das Keramikinlay vom Zahn abgenommen und 6 Minuten lang in ein Ultraschallbad, einen Behälter mit reinem Alkohol oder Aceton gelegt werden. Dies beseitigt alle Kompositreste der Einprobe oder andere Verunreinigungen. Das Inlay wird dann mit Wasser abgespült und getrocknet.

Befestigungskomposits

Mehrere Faktoren müssen bei der Auswahl des Befestigungskomposits beachtet werden.

Schichtdicke

Je feiner die Partikelgröße im Füllstoff ist, um so dünner ist die Schichtstärke des Befestigungskomposits. Ein Komposit aus Mikrofüllern wäre daher unter diesem Aspekt ideal. Es weist allerdings auch Eigenschaften auf, die weniger erwünscht sind.

Abriebfestigkeit

Dieser Faktor ist beim Keramikinlay extrem wichtig, weil ein Auswaschen des Befestigungskomposits immer an den Rändern auftritt. Mit einem Hybrid-Komposit mit einem weichen Glas kleiner Partikelgröße (wie z.B. Barium oder Strontium, weniger Quarz), das eine bessere Abriebfestigkeit aufweist, wird dieser Effekt etwas gebessert. Außerdem sollte das Hybrid-Komposit optimiert werden; d.h., die Hauptmasse der Füllstoffe sollten ***70 Volumen-, nicht Gewichtsprozent erreichen.*** Dadurch wäre der Anteil an Komposit geringer, das in dieser kritischen Verbindung brechen kann.

Marginale Randdichte und Farbbeständigkeit

Diese Faktoren sind ebenfalls abhängig von der Dicke des Komposits und der Anzahl der enthaltenen Füllstoffe. Ein Hybrid-Komposit würde die Anforderungen am besten erfüllen, da es den höchsten Anteil an Füllkörpern und gute Druck- und Zugfestigkeit aufweist.

Dual-härtendes System

Durch den Prozeß der Lichthärtung hat der Zahnarzt Zeit während des Einsetzens, die Aushärtung setzt sich dann mit einem chemischen Prozeß fort, damit auch in den tieferen Schichten der Kavität das Komposit aushärtet.

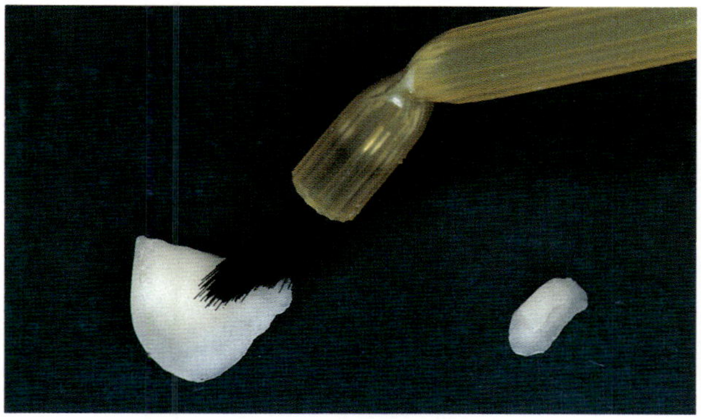

Abb. 7-13 Die paßgenaue Oberfläche des Inlays wird mit einer Silanschicht bestrichen, die sich verflüchtigt und trocknet. Farbkodierte Einmalpinsel sollten verwendet werden, um Verwechslungen zu vermeiden (z.B. gelb für Silan).

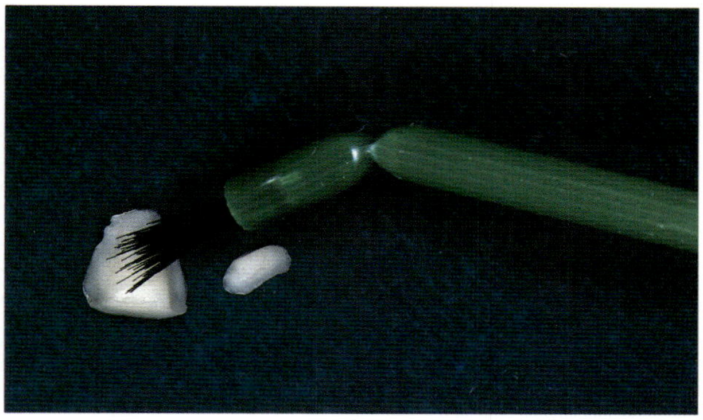

Abb. 7-14 Der Haftvermittler wird mit einem grünen Pinsel auf die angeätzte, silanisierte Innenfläche des Inlays aufgetragen.

Einsetzen des Inlay/Onlay

Die Keramikversorgung verbindet sich durch eine Reihe von Faktoren am Zahn:

- An der **Zahnoberfläche** haftet der angeätzte Schmelz mikromechanisch mit dentalen Haftvermittlern.
- An der **Oberfläche der Restauration** wird die angeätzte Keramik durch Silan aktiviert, das mechanisch und chemisch auf der darunterliegenden Kompositschicht haftet.
- Diese beiden **reaktiven Oberflächen** werden durch ein optimiertes, dual-härtendes Hybrid-Befestigungskomposit miteinander verbunden.

Vorbereiten des angeätzten Keramikinlays zum Einzementieren

Reinigung des Inlays. Das Inlay wird im Ultraschallbad gereinigt , danach gewaschen und getrocknet. Es wird mit einem Keramik-Conditioner für 1 Minute bestrichen. Dies kann ein Standard Ätzgel für Schmelz sein, nämlich 37%-ige Orthophosphorsäure oder Zitronensäure. Das Gel wird dann mit Wasser 20 Sekunden lang abgesprayt und mit dem Luftbläser getrocknet. Das getrocknete Inlay wird mit einem Pinsel und einer Flüssigkeit auf Ketonbasis (z.B. Cavilax, ESPE-Premier; Dry-Bond, Den-Mat Corp) von Unreinheiten befreit. Dieser Prozeß beseitigt alle Verunreinigungen, die eventuell durch den vorausgehenden Trocknungsvorgang mit dem Luftbläser aufgetreten sind. Das Ketonmedium verflüchtigt sich und läßt so eine saubere, trockene, angeätzte Oberfläche zurück.

Silanisieren. Das Inlay wird mit einem Silan-Haftvermittler bestrichen, was eine chemische Haftung der angeätzten, aber nicht-reaktiven Keramik am Befestigungskomposit bewirkt. Das Silan wird mit einem kleinen, farb-kodierten Pinsel (z.B. von Centrix, Inc) auf die angeätzten Keramikflächen aufgetragen (Abb. 7-13). Das flüchtige Silan verdampft und läßt eine dünne Schicht von reaktivem Silan auf der Oberfläche zurück. Wenn sie nach 2 Minuten nicht trocken ist, kann direkt mit einem sanften Luftstrom in paralleler Richtung circa 10-15 cm über der Oberfläche der Restauration getrocknet werden. Dieser Luftstrom beschleunigt das Verdampfen des Silans an der Oberfläche.

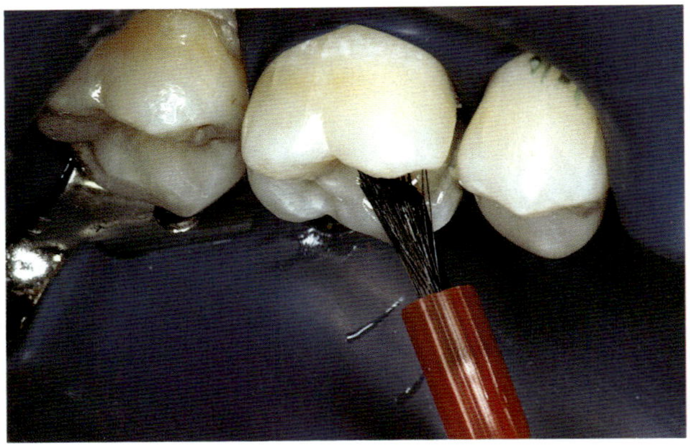

Abb. 7-15 Der Zahnschmelz wird mit einer Säure angeätzt, die 12 bis 15 Sekunden lang (mit einem roten Pinsel, Centrix, Inc.) aufgetragen wird. Verwendet man ein einphasiges System für Schmelz und Dentin, wird eine 10%-ige Säure 30 Sekunden lang aufgetragen.

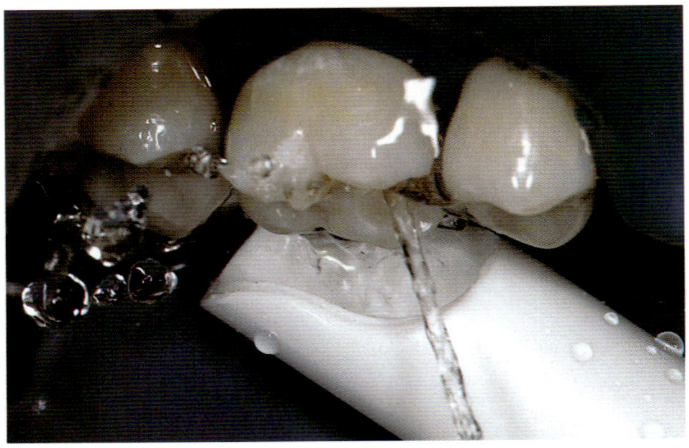

Abb. 7-16 Die Säure wird etwa 20 Sekunden lang abgesprayt, um mit Sicherheit alle Verunreinigungen beseitigt zu haben.

Auftragen des Haftvermittlers. Man trägt mit einem Pinsel eine Schicht ungefüllten Kunststoff oder Schmelzhaftvermittler (Abb. 7-14) auf. Diese Schicht wird dann mit dem Luftbläser über die angeätzte, silanisierte Inlayoberfläche verteilt. Diese Technik ist auch als alleiniges Verfahren möglich, da einige Hersteller die Silanlösung und den Komposit-Haftvermittler in einer einzigen Flüssigkeit kombiniert haben (z.B. Ceriprime, Advanced Porcelain Restoration Kit, Den-Mat Corp). Es ist wichtig, diesen ungefüllten Kunststoff zu einer dünnen Schicht zu verteilen und die Bildung von „Pfützen" zu vermeiden. Diese härten sonst in den tiefen Schichten zu kleinen Unebenheiten aus und verhindern damit das Einsetzen des Inlays. Das angeätzte und vorbehandelte Inlay ist nun fertig zum Einsetzen und sollte in einem Behälter aufbewahrt werden, in dem es nicht kontaminiert oder dem Licht ausgesetzt wird (z.B. Advanced Porcelain Restoration Kit, Den Mat Corp; Resin Keeper, Cosmedent; Compo-Box, ESPE-Premier).

Vorbereitung des Zahnes

Kofferdam-Isolierung. Das Anlegen von Kofferdam ist unbedingt erforderlich, um den präparierten Zahn vor Kontamination mit Speichel zu schützen, und das Einsetzen und Ausarbeiten des Keramikinlays zu erleichtern. Der Kofferdam sollte mindestens je einen Zahn auf beiden Seiten fassen. Er sollte etwas stärker sein, um ein Einreißen zu verhindern und um die Interdentalpapillen zurückdrängen zu können.

Reinigen der Kavitätenpräparation. Wenn eine Paste bei der Einprobe verwendet worden war, muß die Kavität erneut mit Bimsmehl und einem weichen Bürstchen gereinigt werden (siehe Abb. 7-8). Danach wird das Bimsmehl ausgewaschen und die Kavität mit dem Luftbläser getrocknet.

Anätzen. Der Zahn wird mit einer Ätzflüssigkeit behandelt (37%-ige Orthophosphorsäure) (Abb. 7-15); ein farbkodierter Pinsel wird zur Vermeidung von Verwechslungen verwendet. Die Ätzflüssigkeit wird zuerst auf die Schmelzränder aufgetragen, dann auf das Dentin, *aber keinesfalls auf die Glasionomerunterfüllung.* Das Anätzen sollte insgesamt 12 bis 15 Sekunden am Schmelz, und weniger als 6 Sekunden am Dentin durchgeführt werden. Nach diesem gesamten Vorgang wird mit dem Wasserspray die Säure abgesprayt (Abb. 7-16). Die neuere einphasige 10%-ige Orthophosphorsäure kann 30 Sekunden lang über beidem, Schmelz und Dentin verbleiben. Das Absprayen sollte dann länger als 20 Sekunden dauern, damit alle Spuren der Säure sicher beseitigt sind. Ätzgele erfordern gewöhnlich ein längeres Absprayen.

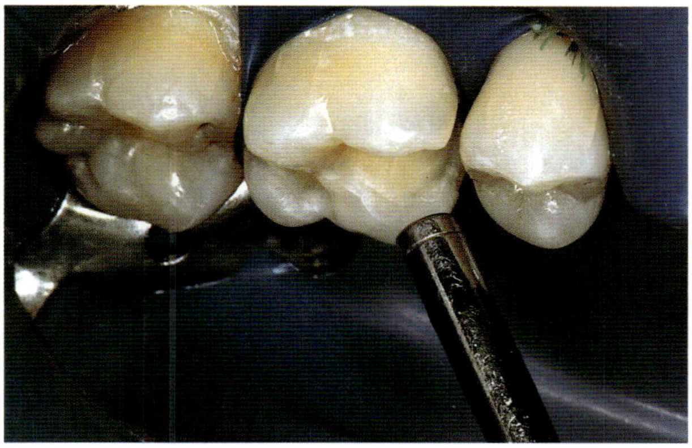

Abb. 7-17 Die Kavität wird mit einem Luftbläser von überschüssigem Wasser trocken geblasen. Der Schmelz sollte nun angerauht erscheinen.

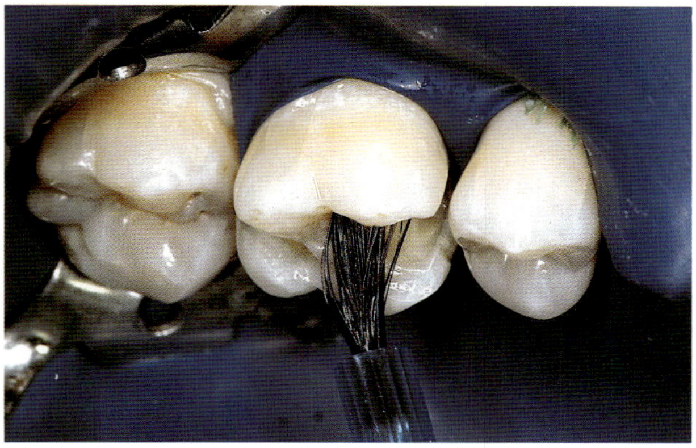

Abb. 7-18 Die getrocknete Fläche wird mit einem blauen Pinsel und Alkohol von Verunreinigungen befreit.

Abb. 7-19 Abschließend wird mit einem warmen Luftstrom getrocknet.

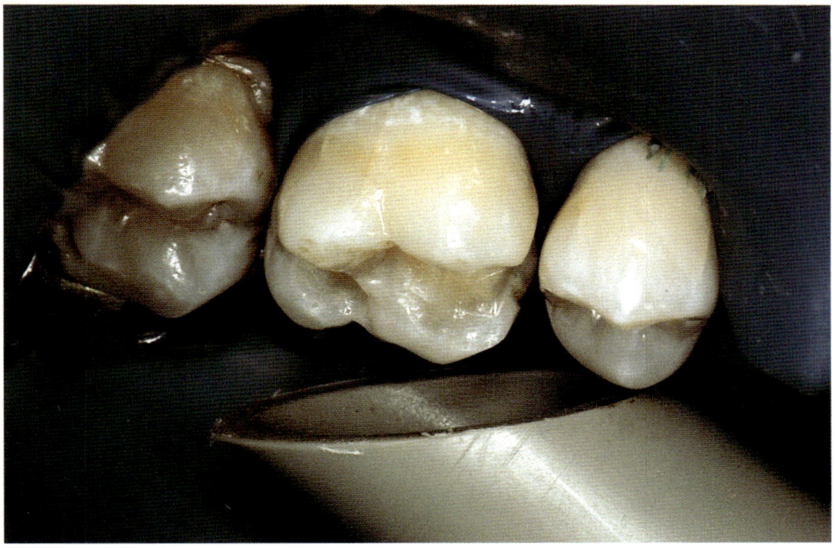

Trocknen. Das Trocknen geschieht *üblicherweise* in drei Phasen:

1. Die ausgewaschene Präparation wird mit dem Luftbläser aus der Behandlungseinheit getrocknet (Abb. 7-17), der angeätzte Schmelz erscheint dann rauh und weiß.
2. Die rauhe angeätzte Oberfläche wird mit einer ketonhaltigen Flüssigkeit gereinigt (Abb. 7-18) (z.B. Dry-Bond, Advanced Porcelain Restoration Kit, Den Mat Corp., Cavilay, ESPE-Premier).
3. Die gereinigte Kavität wird mit einem warmen Luftstrom getrocknet (Abb. 7-19). Elektrisch erwärmte Luft, die bei einer Temperatur von 47° C bis 49° C trocknet, ist der warmen Luft aus der Behandlungseinheit vorzuziehen.

> **Alternativmethode**
>
> Bei Verwendung der neueren hydrophilen Haftvermittler der dritten Generation (z.B. All-Bond, Bisco, Inc.) gilt:
>
> - Die beiden letzten Stufen des Trocknens sind überflüssig; tatsächlich scheint eine feuchte Dentinoberfläche die Haftung zu verstärken.
> - Die Zahnoberfläche kann mit Wasser benetzt oder besser getrocknet und dann mit einer 2%-igen Chlorhexidinlösung (Bisco, Inc.) angefeuchtet werden.

Applikation von Dentin-Haftvermittlern

Ein Dentin-Haftvermittler sollte nach dem Mischen und Einbringen in die Kavität trocknen können; es sollten mindestens fünf Schichten appliziert werden, besonders an Stellen mit freiliegendem Dentin (Abb. 7-20). Sofort nach dem Trocknen sollte die gesamte Kavität mit einer dünnen Schicht Versiegler abgedeckt werden (Abb. 7-21). Dieser sollte vorsichtig als dünner Film verteilt werden, damit er nicht an einigen Stellen in größerer Menge aushärtet und so das Einsetzen des Inlays verhindert. Die Zahnoberfläche ist nun für das Einsetzen des Inlays vorbereitet.

Mischen und Applikation des Befestigungskomposits

Es ist wichtig, ein dual-härtendes Befestigungskomposit zu verwenden, bei dem auf Grund seiner Eigenschaften zwei Pasten oder Pulver und Flüssigkeit gemischt werden müssen (Abb. 7-22). Kein System ist ideal, da beim Mischen unweigerlich Luftblasen in das Befestigungskomposit gelangen. Dieses Problem wurde durch ein System gelöst (z.B. P.V.S., Jelenko), bei dem der Katalysator für den Aushärtungsprozeß im Versiegler eingeschlossen ist, und diesen aktiviert, wo immer er mit ihm in Kontakt kommt.

Separieren

Der präparierte Zahn wird vor Einbringen des Befestigungskomposits mit ultradünnen Separierstreifen (z.B. Advanced Porcelain Restoration Kit, Den-Mat Corp. Artus Corporation) in den Approximalräumen isoliert (Abb. 7-23). Solch ultradünne Streifen müssen verwendet werden, um nur absolut minimal zu separieren. Celluloidstreifen oder bleitote Matrixbänder sind dicker und nicht so geeignet.

Einbringen von Befestigungskomposit

Das dünne Ende eines Super Floss (Oral B) -Fadens wird approximal und apikal an die Präparationsgrenze eingeführt. Das gemischte Befestigungskomposit wird in eine Spritze gefüllt und in die präparierte Kavität eingebracht (Abb. 7-23). Die angeätzte Inlayoberfläche wird ebenfalls mit einer dünnen Schicht Befestigungskomposit bedeckt.

Einsetzen der Restauration

Die Restauration wird nun vorsichtig eingesetzt und fest in seiner Lage gehalten. Kompositmaterial sollte an allen Rändern hervortreten. Mit Hilfe von Ultraschall-Vibrationssystemen (Siemens Sono-Cem) oder anderen Ultraschall- oder Air-Scalern können die Inlays wesentlich leichter eingesetzt werden, da hiermit auch bei sehr viskösen Befestigungskomposits eine Fließfähigkeit erreicht wird. Die Scalerspitze ist mit einem Plastikende versehen, da metallhaltige Enden die Keramik verfärben; ein kleines Stück Kofferdam kann ebenfalls als Isolierung dienen. Approximale Überschüsse werden mit Super Floss entfernt, das unterhalb des Kontaktpunktes durchgefädelt und seitlich herausgezogen wird. Das Inlay wird erneut mit etwas Kraft eingedrückt, was einen weiteren Überschuß an Befestigungskomposit erzeugt. Das Inlay wird fixiert und im Zentrum 30 Sekunden mit einer 14-mm Polymerisationsspitze ausgehärtet (Abb. 7-24) (z.B. Max-Light, LD Caulk; Demetron Curing Light, Demetron Research Corp.). Das Inlay wird fest in seiner Lage gehalten, das Befestigungskomposit wird dann an jeder Seite 10 Sekunden lang ausgehärtet. Dadurch kann die oberflächliche Schicht des Befestigungskomposits aushärten, die darunterliegende Kompositschicht ist dagegen noch etwas teigig.

Der meiste Überschuss an Befestigungskomposit wird mit einem Komposit- Instrument (CRNT 12, NovaTech Series, Hu-Friedy) entfernt. Man muß sich vergewissern, daß ein schmaler Überschuß an Komposit am Übergang Inlay/ Zahn verbleibt. Dieser schmale Überschuß stellt sicher, daß während der weiteren Polymerisation des Befestigungskomposits, und somit während dessen Schrumpfung, kein Spalt an der kritischen Übergangszone zwischen Inlay und Zahn geschaffen wird.

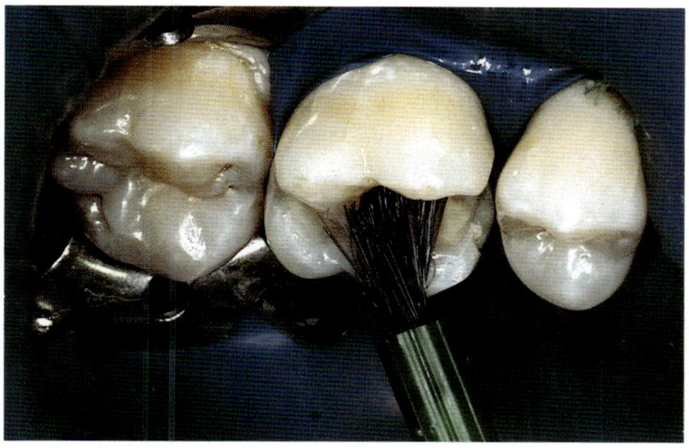

Abb. 7-20 Man bringt mindestens fünf Schichten von Dentin-Haftvermittler in die gesamte Kavität ein und läßt sie trocknen.

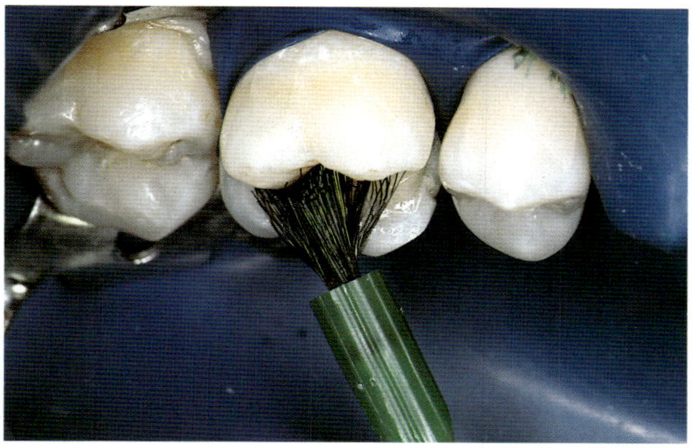

Abb. 7-21 Eine dünne Schicht von Befestigungskomposit wird mit einem grünen Einmalpinsel (Benda Brush, Centrix, Inc) über die gesamte Kavität aufgetragen.

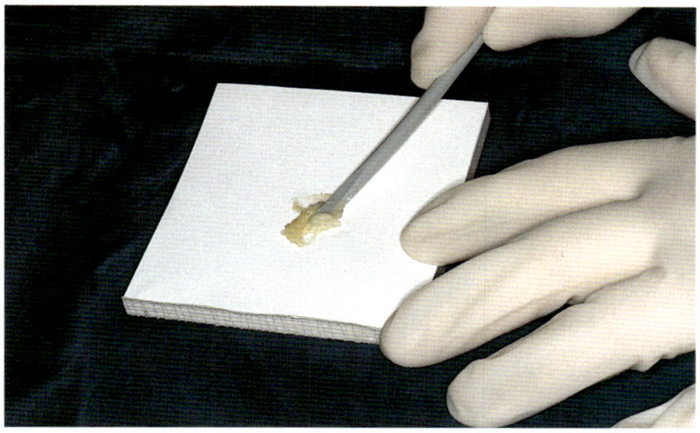

Abb. 7-22 Ein dual-härtendes Befestigungskomposit (entweder ein System aus zwei Pasten oder ein Pulver/Flüssigkeit-System) wird gemischt.

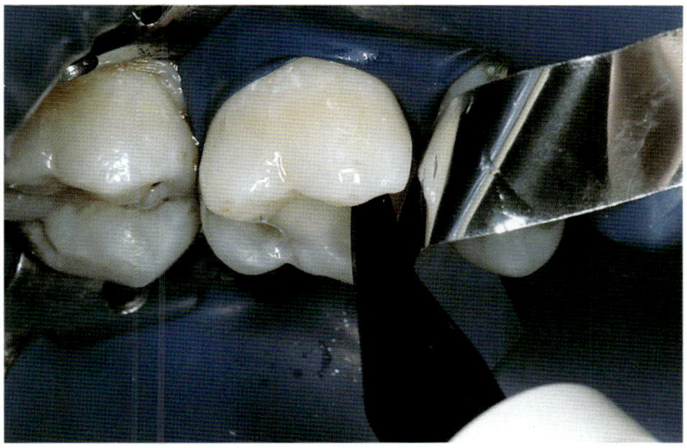

Abb. 7-23 Die Approximalkontakte werden durch Separieren mit einer ultradünnen Matrize isoliert. Das gemischte Befestigungskomposit wird in eine Kompositspritze eingefüllt und in die Tiefe der Kavität gespritzt. Super Floss (Oral B) wird approximal durchgefädelt und seitlich herausgezogen.

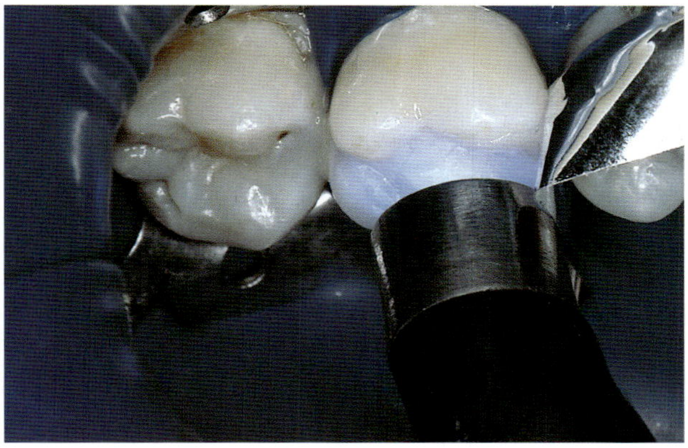

Abb. 7-24 Das Inlay wird in situ etwa 15 Sekunden von allen Seiten her ausgehärtet.

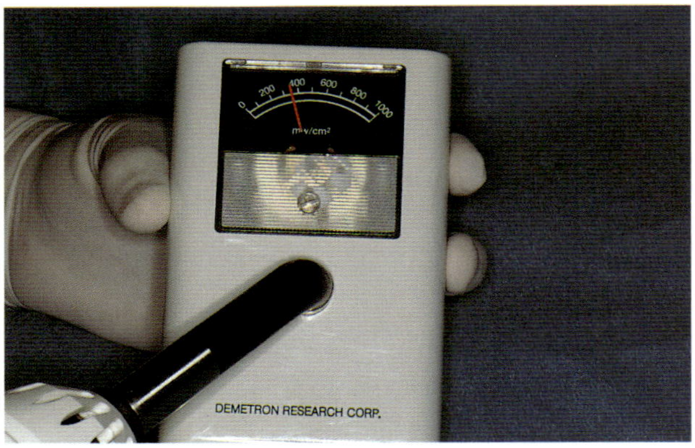

Abb. 7-25 Die Effektivität des Polymerisationslichts wird mittels eines Meßgerätes (Demetron Research Corp) überprüft.

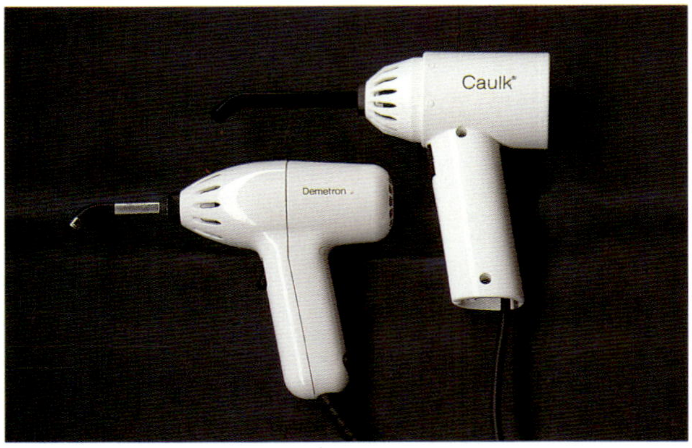

Abb. 7-26 Zwei ausgezeichnete Polymerisationslampen mit sterilisierbarem Ansatz mit breitem Durchmesser (Demetron Research Corp; LD Caulk).

Aushärten

Dual-härtendes Komposit wird durch weißes Licht aktiviert und durchläuft einen chemischen Polymerisationsprozeß.

Für Seitenzahnversorgungen muß ein dual-härtendes System verwendet werden, um ein vollständiges Aushärten des gesamten Komposits zu gewährleisten, einschließlich der tieferen Schichten der Restauration.

Der lichthärtende Prozeß des dual-härtenden Systems wird durch folgende Faktoren bestimmt:

- **Zeit.** Je länger das Komposit der Lichtquelle ausgesetzt ist (mindestens jedoch 2 Minuten pro Oberfläche), desto größer ist der Aushärtungsgrad.
- **Farbe des Komposits.** Dunklere Kompositfarben und Komposits mit erhöhtem Opaker-Anteil scheinen eine längere Polymerisationszeit zu benötigen.
- **Winkel der Polymerisationsquelle.** Wenn möglich, sollte das Polymerisationslicht in rechtem Winkel zur Kunststoffoberfläche auftreffen. Wenn das Licht in einem schrägen Winkel auftrifft, wird die Effektivität der Polymerisation herabgesetzt. Sollte eine optimale Positionierung nicht möglich sein, ist die Polymerisationszeit zu erhöhen.
- **Abstand.** Um eine größtmögliche Effektivität zu erreichen, sollte die Lichtquelle weniger als 1 mm von der Kunststoffoberfläche entfernt sein. Manchmal ist dies wegen der Tiefe der Präparation oder der Dicke der Restauration nicht möglich. Die Polymerisationszeit muß dann erhöht werden, um den größeren Abstand zu kompensieren.
- **Zusammensetzung des Komposits.** Die genaue Formel der Zusammensetzung variiert von Komposit zu Komposit und innerhalb der einzelnen Kategorien von den Mikrofüllern über die Hybride bis hin zu den Makrofüllern. Auch wenn die verschiedenen Komposits der gleichen Dauer der Lichteinwirkung ausgesetzt sind, besteht dennoch ein Unterschied im Polymerisationsgrad. Im allgemeinen lassen Mikrofüller weniger Licht in die tieferen Schichten durchdringen.
- **Polymerisationslampe.** Das Polymerisationsgerät sollte routinemäßig jeden Monat überprüft werden, um sicherzustellen, daß die erforderliche Menge an Photoenergie zur Polymerisation des Kunststoffes geliefert wird. Hinzu kommt, daß Geräte, die mit einer Glasfaseroptik arbeiten, in ihrer Wirksamkeit fortwährend nachlassen, da das Kabel ständig gebogen wird und dadurch Glasfasern brechen können. Selbst die in sich abgeschlossenen Einheiten müssen überprüft werden, um sicherzustellen, daß das ausgesandte Licht ausreichend ist. Ein Kalibrierungsgerät zur Prüfung der Effizienz von Polymerisationsgeräten ist im Handel erhältlich (Cure Rite, Efos). Die Effektivität kann aber auch einfach überprüft werden, indem ein dunkles mikrogefülltes Komposit in einen 2-mm dicken Teflonring gelegt und von oben her ausgehärtet wird. Das Komposit sollte durch Kratzen an der Unterseite mit einer spitzen Sonde oder einem Scaler auf seine Härte hin untersucht werden.

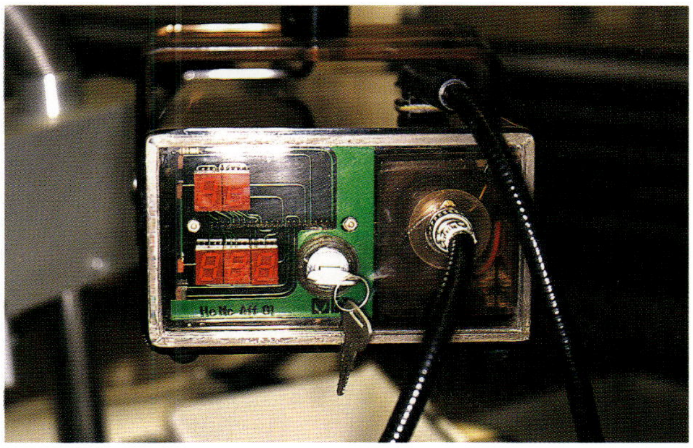

Abb. 7-27 Der Argon Soft Laser (Framatome Prototyp) wurde zum experimentellen Nachweis des Polymerisationsvorganges benutzt.

Bei Seitenzahnrestaurationen ist es empfehlenswert, zwei Lichtquellen gleichzeitig zu benutzen. Die Energie kann dann von beiden Seiten, bukkal und lingual, gleichzeitig in die tieferen Kunststoffschichten eindringen. Dadurch verringert sich das Risiko, daß in der Tiefe an manchen Stellen Befestigungskomposit nicht ausgehärtet wird.

Es gibt viele Polymerisationslampen mit einer großen Anzahl unterschiedlicher Polymerisationsansätze. Am besten eignet sich ein Ansatzstück mit einem Durchmesser von 12-15 mm, da das Licht während des Polymerisationsvorganges nicht bewegt werden sollte, um alle Oberflächen gleichzeitig aushärten zu können. Die Ansatzspitze muß während des gesamten Polymerisationsvorganges an einer einzigen Stelle gehalten werden, ehe sie an eine andere Stelle bewegt wird. Der größere Aufsatz arbeitet dagegen effizienter, vorausgesetzt, daß die Austrittsöffnung für die Lichtquelle in der Lampe ebenso groß ist wie das Ansatzstück (Abb. 7-26).

Laser-Behandlung

Ein Argon-Soft-Laser (Abb. 7-27) schien im Experiment sehr effektiv bei der Polymerisation von Komposit zu sein. Bei weitaus größerer Eindringtiefe vollzieht sich die Aushärtung wesentlich schneller und vollständiger. Der Laser kann auch die Anwendung eines reinen lichthärtenden Befestigungskomposits erleichtern, wodurch das Mischen entfällt und somit Zeit gewonnen wird.

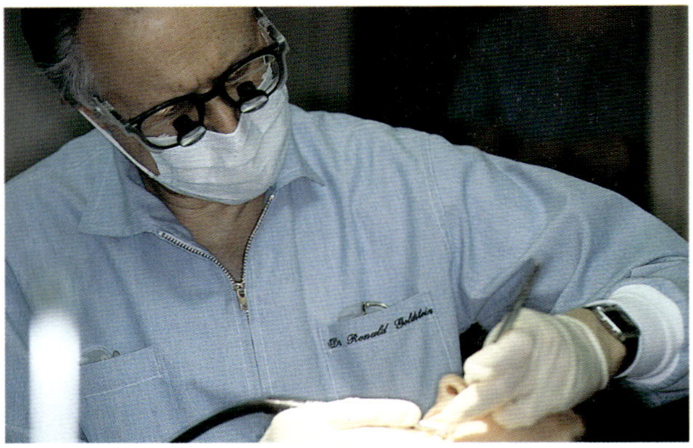

Abb. 7-28a Das Aufsetzen einer Lupenbrille ist während des Ausarbeitens ebenso essentiell wie während der Kavitätenpräparation.

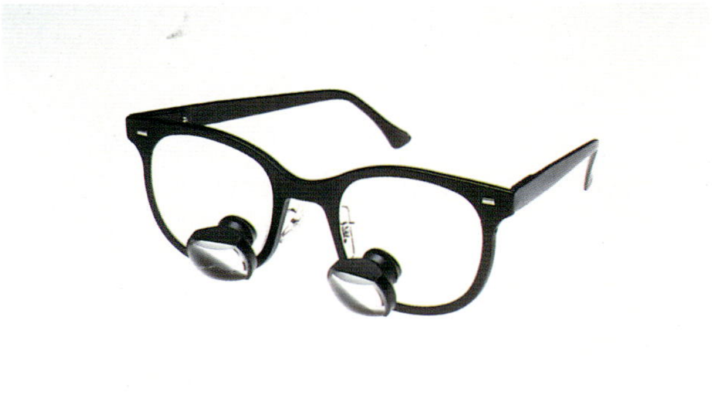

Abb. 7-28b Weitwinkel-Rechteckgläser mit 2,5facher Vergrößerung (Designs For Vision, Inc).

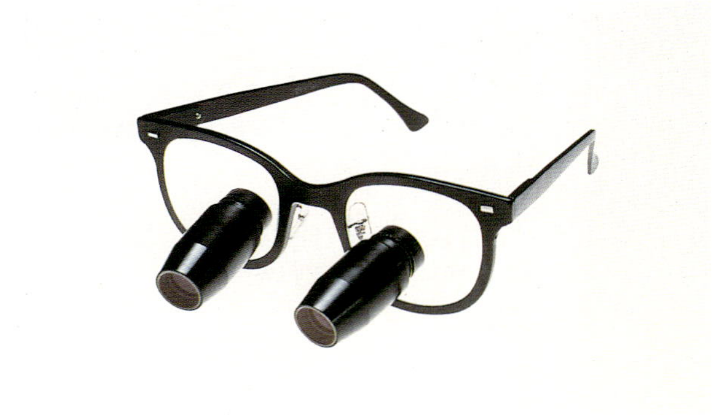

Abb. 7-28c Vergrößerungsgläser mit einem engeren Gesichtsfeld, aber mit 4,5facher Vergrößerung (Designs For Vision, Inc).

Ausarbeiten

Alle Vorgänge des Ausarbeitens werden wesentlich durch das Benutzen einer Lupenbrille erleichtert (Abb. 7-28a). Die Vergrößerungsvorrichtung kann ein einfaches System zum Herunterklappen von aufsteckbaren Linsen mit 2facher Vergrößerung sein. Es kann aber auch das effektivere 2,5fach vergrößernde Weitwinkel-Teleskopsystem mit einer Fokuslinse verwendet werden, die für die jeweiligen erforderlichen Arbeiten und unterschiedlichen Interpupillarabstände adjustierbar ist (Abb. 7-28b).

Abhängig von der notwendigen Vergrößerung kann die Stärke erhöht werden, aber das Gesichtsfeld wird dann leicht verkleinert (Abb. 7-28c). Nach der vollständigen Polymerisation von mindestens 2 Minuten an jeder Oberfläche des Inlays oder des Zahnes, kann jeglicher Überschuß an Komposit mit der flachen Approximalkante oder mit dem sichelförmigen Ende des Komposit-Bearbeitungsinstruments (z.B. CRNT 12, NovaTech Serie, Hu-Friedy) abgesprengt werden.

Die Ausarbeitung wird am besten mit einem Satz von mikrofeinen Diamantstreifen und feinen Hartmetallfinierern zum Ausarbeiten durchgeführt. Mit einem 30-Blatt Hartmetallfinierer (Gebr. Brasseler) wird entlang der Keramik/ Zahnoberfläche die dünne Kunststofffahne an der Okklusalfläche entfernt. Alternativ kann ein 15-μm gelber Finierdiamant (E.T Serie, Gebr. Brasseler) verwendet werden (Abb. 7-29). Wenn das Inlay nicht vollständig sitzt, und ein Keramiküberschuß unterhalb der Präparationsgrenze entsteht, muß dieser mit einem E.T Finierdiamanten auf das Niveau des Zahns eingeebnet werden. Alle Instrumente werden unter reichlich Wasserkühlung angewendet, sodaß es nicht zu einem Überhitzen des Befestigungskomposits und/ oder der Zahnpulpa kommen kann. Im allgemeinen wird der Hartmetallfinierer zuerst benutzt, da er den weicheren Kunststoff beseitigt, ohne die benachbarte Keramikrestauration oder den Zahn zu beschädigen.

Die Approximalräume werden mit einem 30-Blatt Hartmetallfinierer (4-mm E.T. oder mikrofeinem Diamanten, Brasseler) (Abb. 7-30) von Kunststoffüberschuß befreit, wobei er bukko-lingual ebenso wie okkluso-apikal eingesetzt wird, um alle erreichbaren Ränder der Restauration zu finieren. Die Approximalbereiche werden dann mit einer Sonde, sowie mit einer langen ungewachsten Zahnseide überprüft, um sich zu vergewissern, daß ein glatter Übergang zwischen der Zahnoberfläche und dem Inlay geschaffen wurde. Wenn die Kontur des Schmelzes nicht in die der Keramik überzugehen scheint, muß die Keramik mit einem Feinstkorndiamantschleifer der Zahnoberfläche angeglichen werden. Mit einem Behandlungskopf mit unterschiedlichen oszillierenden Feilen können ausgezeichnet Überschüsse im Approximalbereich beseitigt werden (Abb. 7-31).

Überprüfen der Okklusion

Wenn das Inlay einzementiert und vollständig polymerisiert ist, können die Okklusalverhältnisse überprüft werden. (Abb. 7-32). Dies ist erst möglich, wenn jeglicher Überschuß an Komposit von der Inlayoberfläche entfernt wurde. Im allgemeinen strebt man im Ober- und Unterkieferseitenzahnbereich gleichmäßige okklusale Stopps in den zentralen Fossae der Zähne an. Wenn jedoch die Stopps nur auf den Restaurationen erscheinen, ist ein entsprechendes okklusales Einschleifen erforderlich. Das Einschleifen kann am eben einzementierten Inlay oder am Antagonisten erfolgen. Dies erfordert eine klinische Untersuchung durch den Zahnarzt, der den harmonischen Verlauf der tragenden Höcker und zentralen Fossae aller Zähne in den restaurierten Kieferabschnitten vor Augen haben muß. Wenn er zu dem Ergebnis kommt, daß die Keramik eingeschliffen werden muß, sollte dies entweder mit einem DOS-1 oder DOS-1-EF Feinstkorndiamantschleifer (Brasseler) durchgeführt werden. Die Keramik sollte dann mit einem imprägnierten Polierrad (Keramik-Verblendschalen Polierset, Shofu) (Abb. 7-33) poliert werden.

Bei gesicherter Okklusion wird das Inlay zuerst in maximaler Interkuspidation oder zentrischer Okklusion eingeschliffen, dann erfolgt das Einschleifen der exzentrischen Bewegungen.

Das Inlay sollte keinen Führungskontakt an den zentralen Höckerabhängen während der Laterotrusion oder Protrusion des Unterkiefers aufweisen (Abb. 7-32).

Keramik kann einen natürlichen Antagonisten weitaus stärker abradieren als natürliche Zahnsubstanz oder Gold. Zu dieser Abrasion kommt es zwar weniger während der Kaufunktion, stärker jedoch während parafunktioneller Habits. Daher sollten exzentrische Frühkontakte nach allen Richtungen eliminiert werden. Dies erfordert entweder eine Änderung in der Form der lateralen Hökkerabhänge des Antagonisten oder ein muldenförmiges Ausschleifen der zentralen Fossa des Inlay. Nach dem Einschleifen der Okklusion ist es sinnvoll, zentrische Stopps und Laterotrusionskontakte in jeweils einer anderen Farbe zu markieren. Die zentrischen Stopps bleiben bestehen, während in einer anderen Farbe die Laterotrusionskontakte korrigiert werden.

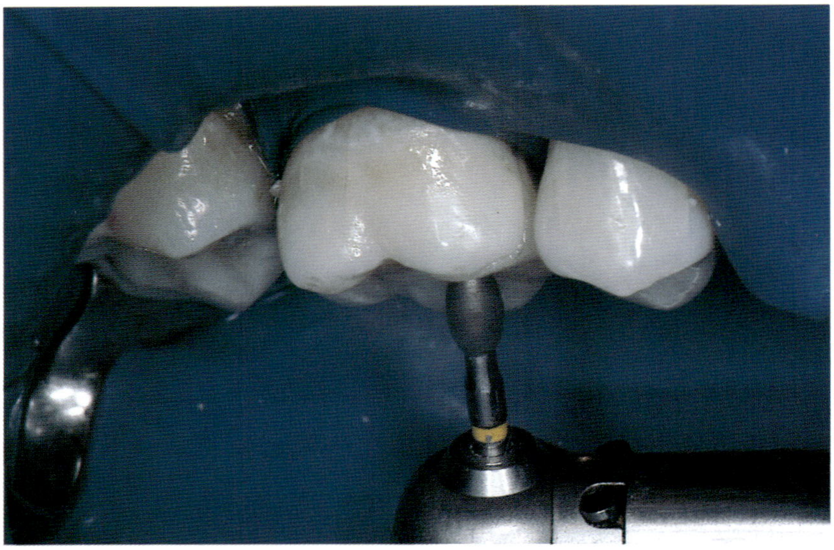

Abb. 7-29 Ein 30-Blatt Hartmetallfinierer (E.T. Serie, Nr. 6, Gebr. Brasseler) oder Feinstkorndiamantschleifer wird verwendet, um okklusalen Überschuss an Komposit zu beseitigen und die Ränder anzufinieren.

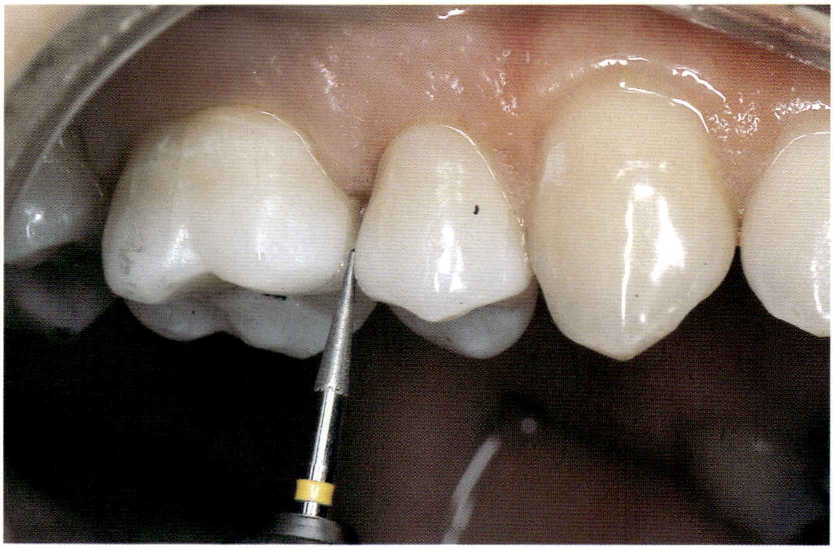

Abb. 7-30 Ein 3-mm Feinstkorndiamantschleifer (E.T. Serie, Nr. 3 gelb) wird zum Entfernen von Kompositüberschuß im Approximalraum benutzt. Ein ähnlich geformter 30-Blatt Hartmetallfinierer kann zum Anfinieren der Ränder verwendet werden (E.T.6-U.F., Gebr. Brasseler).

Abb. 7-31 Überschuß an Komposit im Approximalbereich, insbesondere am Kastenboden, kann mit oszillierenden Feilen und Diamantkeilen (Profin, Weissmann Technology International) entfernt, anschließend kann auch poliert werden.

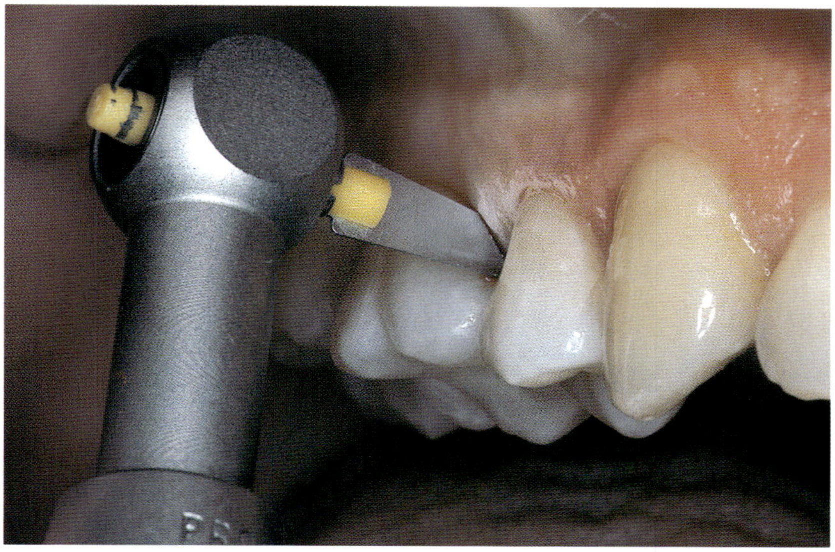

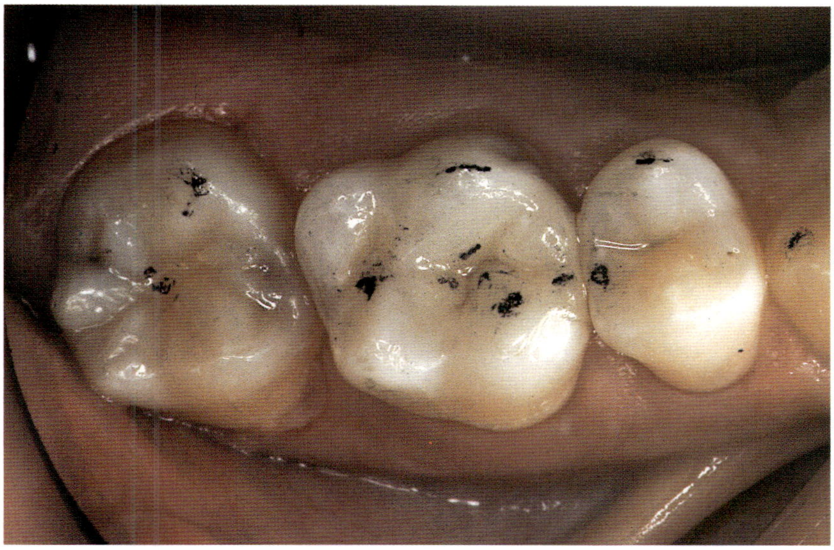

Abb. 7-32 Die Okklusionskontakte werden mit schwarzem Kontaktpapier für die zentrische Okklusion und rotem für die Laterotrusion des Unterkiefers markiert. Im allgemeinen sollten keine roten Markierungen an den zentralen Höckerabhängen beidseits der zentralen Fossa des Keramikinlays erscheinen.

Politur

Die gesamte Restauration muß nun poliert werden. Alle okklusal eingeschliffenen Bereiche und Ränder müssen poliert werden. Am besten eignen sich dazu Keramik-Polierkegel (Abb. 7-33), gefolgt von einem Gummikelch mit Diamantpolierpaste (Abb. 7-34). Es ist wichtig, nicht nur die Okklusalfläche zu polieren, was einleuchtet, sondern auch die Approximalräume, um Prädilektionsstellen zur mikrobiellen Plaqueanlagerung zu vermeiden. Für die Approximalräume eignen sich oszillierende Feilen. Die Approximalräume werden abschließend mit einem Komposit-Polierstreifen bearbeitet (z.B. 3M; Cosmedent) und daraufhin überprüft, daß die Zahnseide an keiner Stelle hängenbleibt (Abb. 7-35), insbesondere in apiko-okklusaler Richtung. Wenn approximal die Zahnseide nicht durchgeführt werden kann, können die Approximalräume vor dem Polieren mit einem diamantierten Separierstreifen zugänglich gemacht werden (Abb. 7-36).

Man kann die ursprüngliche insuffiziente Amalgamfüllung (Abb. 7-37a) und ihren Ersatz durch das Keramikinlay (Abb. 7-37b) vergleichen.

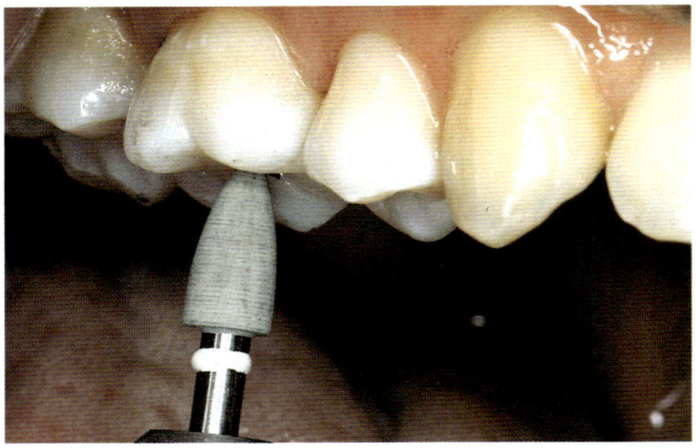

Abb. 7-33 Keramik-Polierkegel (Keramik-Verblendschalen Polierset, Shofu) werden benutzt, um die Ränder des Inlays und okklusale Einschleifspuren zu polieren.

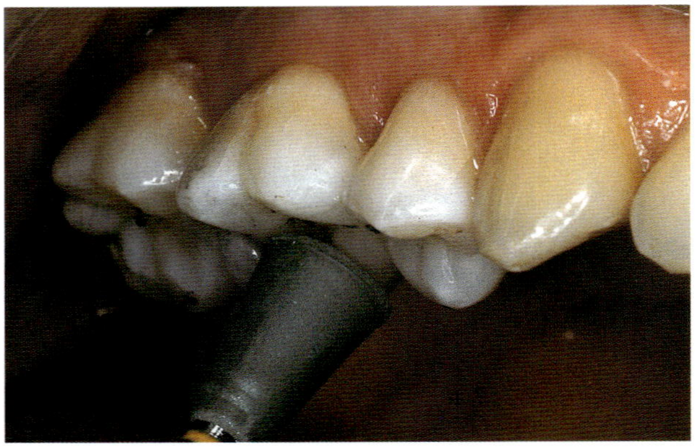

Abb. 7-34 Mit einem Gummikelch und Diamant-Polierpaste wird das Keramikinlay auf Hochglanz poliert.

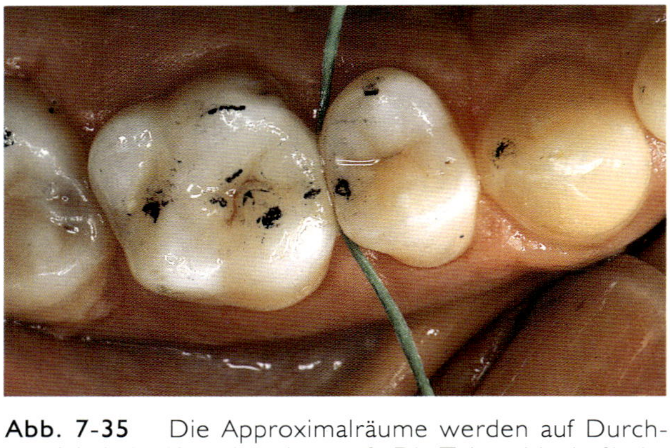

Abb. 7-35 Die Approximalräume werden auf Durchgängigkeit der Kontakte überprüft. Die Zahnseide darf beim Durchziehen durch den Kontaktbereich an keiner Stelle hängen bleiben.

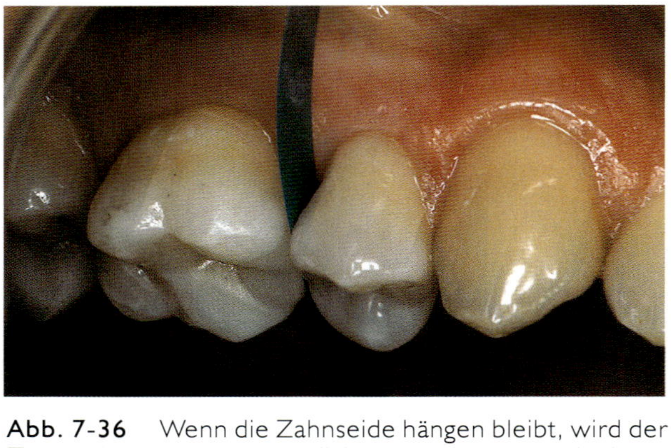

Abb. 7-36 Wenn die Zahnseide hängen bleibt, wird der Zahnzwischenraum zugänglich gemacht, zuerst mit einem diamantierten Polierstreifen (z.B. Compo-Strip, Premier Dental Products; G-C Polierstreifen, G-C International) und dann mit einem Komposit-Polierstreifen.

Vorher

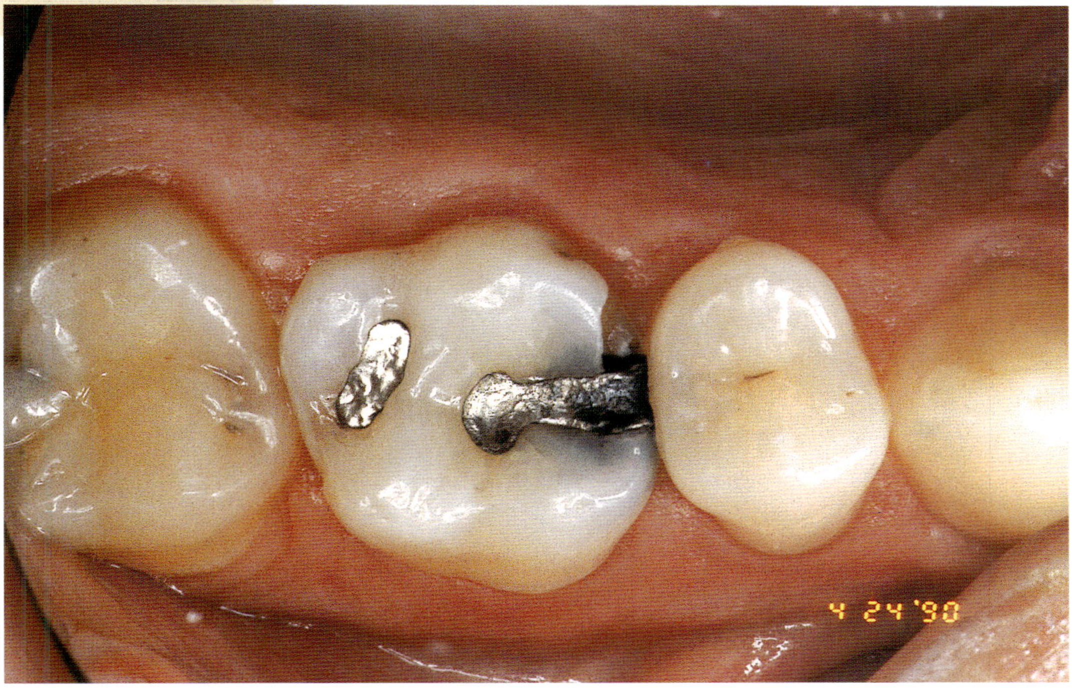

Abb. 7-37a Die Okklusalansicht vor der Behandlung zeigt eine insuffiziente Amalgamfüllung.

Nachher

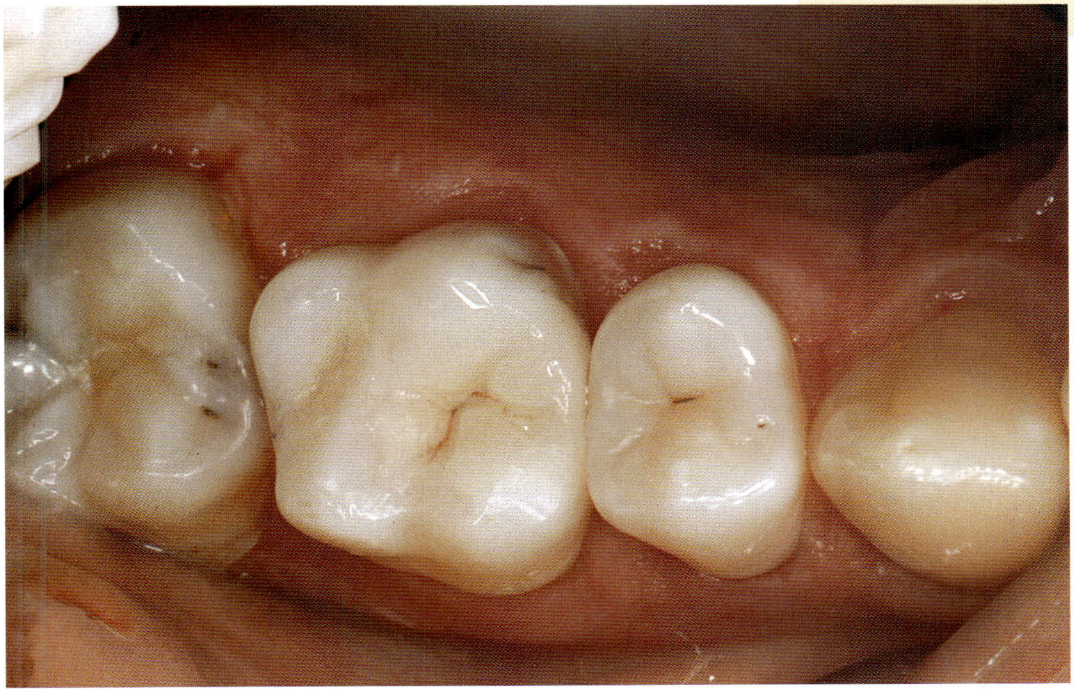

Abb. 7-37b Die Okklusalansicht nach dem Einsetzen der Keramik zeigt die beiden polierten Inlays; das okklusale Inlay in der distalen Fossa und das zweiflächige mesio-okklusale Inlay.

8

Glaskeramik-Systeme und andere Alternativen

Konventionelle Keramik ist extrem spröde, was ein hohes Frakturrisiko während der Kaufunktion bedeutet, da bei Belastung mikroskopisch kleine Defekte (die in der Keramik eingeschlossen sind) zu Tage treten. Das Aufbrennen der Keramik auf ein Metallgerüst verringert dieses Problem, schadet jedoch der Ästhetik. Eine Alternativlösung bei einer Vollkeramik-Restauration besteht im Einschluß verschiedener faserverstärkenden Systeme, um die Frakturgefahr zu verringern. Die kontrollierte Mikrokristallisation eines Zwei-Phasen Glaskeramik-Systems schafft eine wesentlich höhere Widerstandsfähigkeit der Keramik gegen Frakturen, wodurch die Glaskeramik zu einer attraktiven Alternative wird.

Glaskeramik (Dicor)

Seit Jahren hat sich das gießbare Glaskeramik-System als mögliche Alternative bewährt. Das erste dieser gießbaren Glaskeramik-Systeme wurde von Dentsply International eingeführt und von Dow Corning entwickelt. Die Systeme wurden für eine Vielzahl unterschiedlicher klinischer Situationen angewendet, einschließlich Kronen, keramischen Verblendschalen, keramischen Halteelementen, Aufbauten für Keramikkronen, sowie Inlays und Onlays. Der augenscheinliche Vorteil dieser Keramik gegenüber konventionellen Keramiksystemen ist die Anwendung der konventionellen Aufwachstechnik auf einem Modellstumpf sowie der konventionellen Gußtechnik, bei der Wachs ausgebrannt wird. Nach Präparation und Abformung des insuffizient versorgten Zahnes (Abb. 8-1) wird ein genauestens angezeichnetes Arbeitsmodell mit individuellen Stümpfen hergestellt. Dann wird die gewünschte anatomische Zahnform in harmonischer funktioneller Okklusion mit dem Antagonisten aufgewachst (Abb. 8-2). Das Relief wird im Detail herausgearbeitet, bevor das Inlay vom Stumpf abgenommen, die Oberfläche entspannt und dann eingebettet wird (Abb. 8-3). Die zur Anwendung kommende phosphatgebundene Einbettmasse ist speziell auf die einzelnen verwendeten Systeme abgestimmt, das Vorgehen jeweils ähnlich. Eine kleine Portion wird zuerst sorgfältig

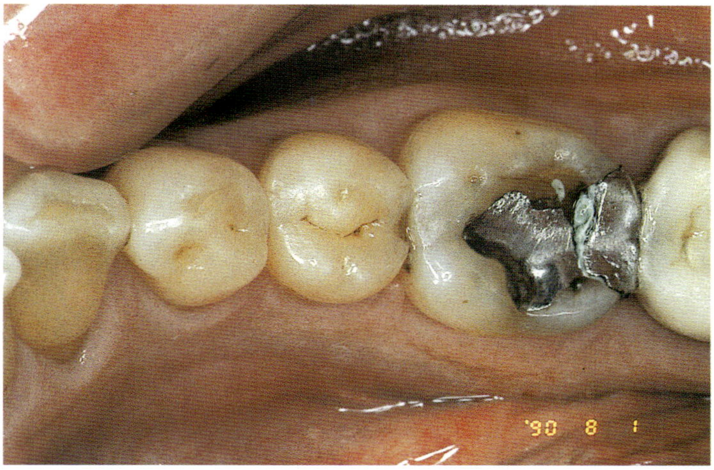

Abb. 8-1 Erneuerungsbedürftige insuffziente Amalgamfüllung vor der Behandlung.

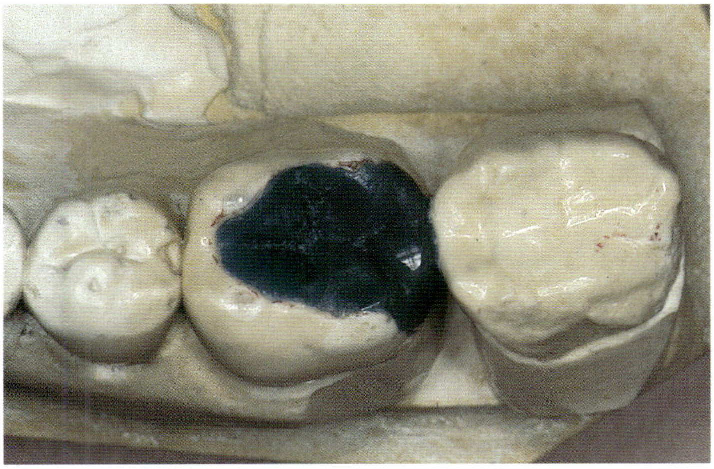

Abb. 8-2 Die Restaurationen werden vollständig auf den angezeichneten Arbeitsmodellstümpfen aufgewachst.

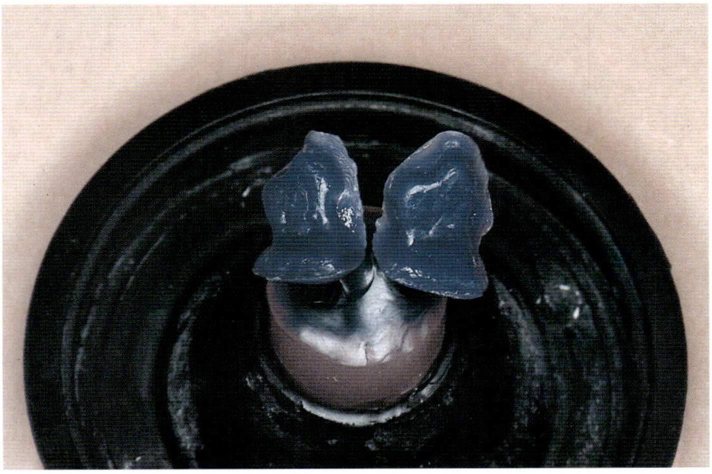

Abb. 8-3 Die Wachsmodelle werden vollständig auf den Stümpfen ausgearbeitet, abgenommen und dann zum Einbetten mit Gußkanälen versehen.

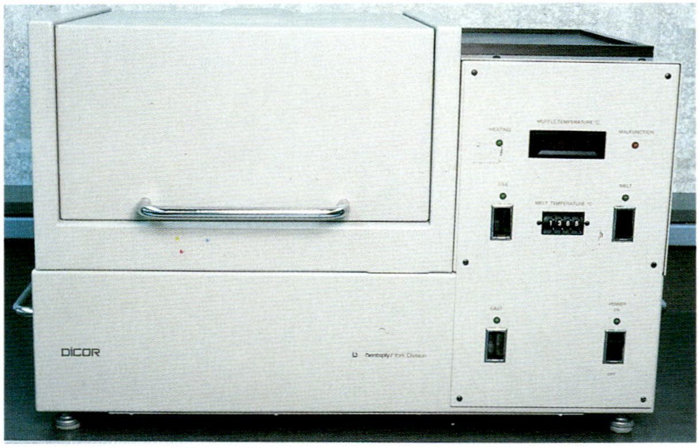

Abb. 8-4 Die Gußmuffel wird in die Gußschleuder gestellt, die das geschmolzene Glas in die Form preßt.

auf die entspannte Oberfläche mit einem weichen Kamelhaarbürstchen aufgetragen; dann wird die restliche Einbettmasse vorsichtig eingegossen und in die Gußmuffel eingerüttelt, um Lufteinschlüsse zu vermeiden.

Nach dem Abbinden der Einbettmasse wird die Gußmuffel in einen Wärmeofen gestellt, wo sie allmählich auf 350°C erhitzt und dann 30 bis 45 Minuten diese Temperatur gehalten wird, um das Wachs auszutreiben. Die Temperatur wird dann auf 900°C erhöht, um den Schmelztiegel und die Einbettmasse auf die korrekte Gußtemperatur zu bringen.

Wenn die Gußmuffel die korrekte Temperatur erreicht hat, wird eine spezielle Gußschleuder verwendet. Der Einmal-Schmelztiegel, der die gießbaren Glasbarren enthält, wird im Hitzezentrum des Ofens bis zum Schmelzen erhitzt. Beim Dicor-System (Dentsply International) z.B. beträgt die erreichbare Temperatur 1365°C. In dieser Phase wird die Gußmuffel in die modifizierte Gußschleuder gesetzt (Abb. 8-4), die das geschmolzene Glas in die Hohlform preßt.

Die Gußstücke aus amorphem Glas werden ausgebettet (Abb. 8-5), von Einbettmasse befreit, und auf Genauigkeit der Gußobjekte hin überprüft. Erscheinen sie korrekt, werden sie in den Keramisierofen gelegt, der die amorphe kristalline Struktur des gießbaren Glases in die semikristalline opake Keramik umwandelt (Abb. 8-7). Bei diesem Prozeß wird das Glas für 105 Minuten auf 1075°C erhitzt und bei dieser Temperatur etwa 6 Stunden gehalten. Dann läßt man es langsam für eine Stunde auf eine Temperatur zwischen 400°C und 500°C abkühlen, womit der Keramisierprozeß abgeschlossen wird.

Die Glaskeramikinlays werden dann ausgearbeitet, geglättet, poliert und wieder auf die individuellen Modellstümpfe reponiert. Beim Glaskeramik-System ist es ratsam, die Gußobjekte in einer eigenen Sitzung im Munde des Patienten einzuprobieren, so daß sie intraoral hinsichtlich okklusaler Fehlkontakte dem Kauorgan des Patienten angepaßt werden können. Approximalkontakte sollten ebenfalls korrigiert werden, um ein vollständiges Einsetzen zu erlauben. Ist der Zahnarzt mit den Restaurationen zufrieden, gehen sie zurück ins Labor, wo die Oberfläche mit Farben individuell charakterisiert werden kann (Abb. 8-8). Hierzu wird ein spezielles Dicor Keramik-Malfarben System verwendet. Bei den Verblendschalen aus Glaskeramik ist eine gewisse Farbgebung auch auf das licht-aktivierte, farblich abgestimmte Befestigungskomposit zurückzuführen, doch bei dem dikkeren Inlay aus Glaskeramik tritt dieser Effekt nur begrenzt auf.

Die Innenflächen der Inlays werden mit 10%-igem Ammonium-Bifluorid angeätzt, um ihre Haftung am Komposit und am Zahn zu erhöhen. Die Inlays sind dann fertig zum Einsetzen (Abb. 8-9) mit einem Befestigungskomposit, und zwar in der gleichen Art und Weise wie in Kapitel 7 beschrieben.

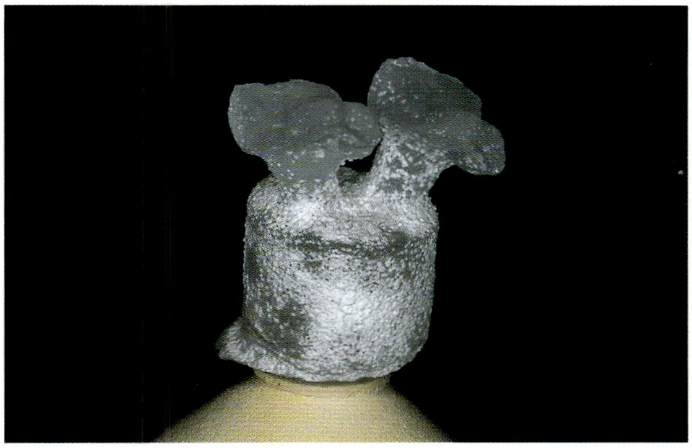

Abb. 8-5 Die amorphen Gußstücke aus Glas werden ausgebettet, bevor die Gußkanäle abgetrennt werden.

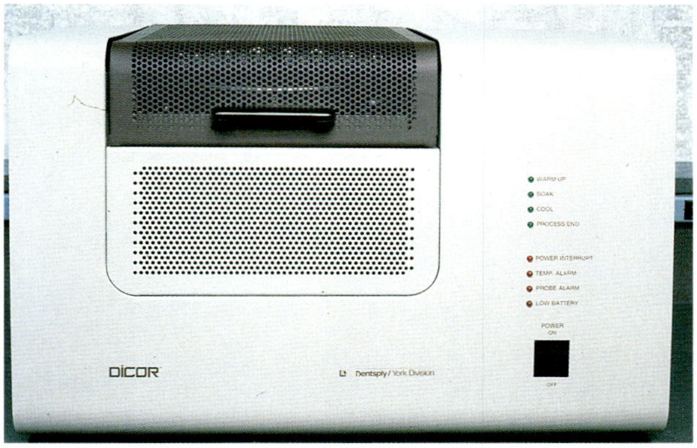

Abb. 8-6 Die Gußstücke werden in den Keramisierofen gelegt, um die Umwandlung vom kristallinen Zustand in die opake Keramik zu durchlaufen.

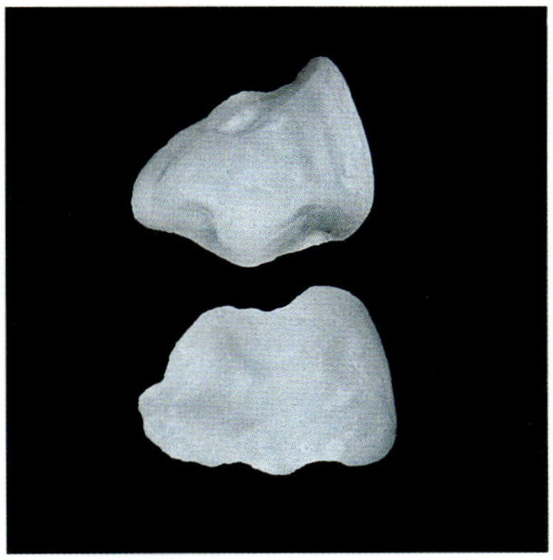

Abb. 8-7 Keramisierte opake Gußstücke vor dem Ausarbeiten und Reponieren.

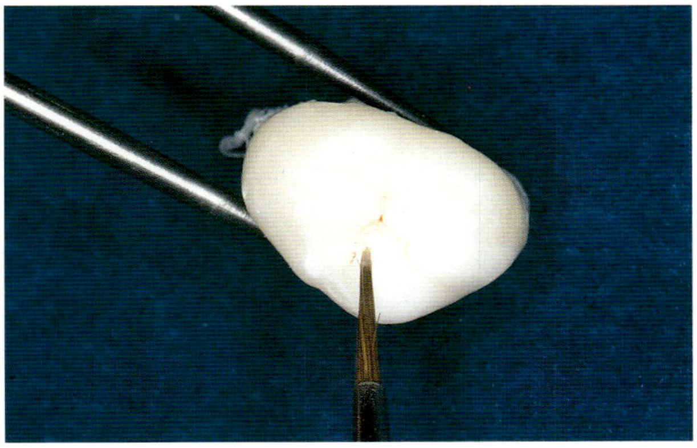

Abb. 8-8 Die paßgenauen Inlays werden an der Oberfläche bemalt und mit dem Keramik-Malfarben System individuell charakterisiert.

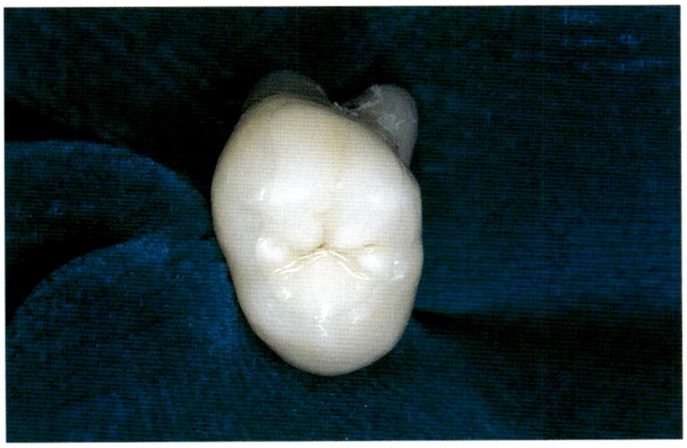

Abb. 8-9 Fertiges Inlay vor dem Einzementieren.

Gießbare Keramik

Vorteile

- Die Paßgenauigkeit der Glaskeramik übertrifft die von konventioneller Keramik. Dadurch wird weniger Befestigungskomposit benötigt, wodurch wiederum die Gefahr von Rißbildung herabgesetzt wird.
- Die auf die Gegenbezahnung ausgeübte Kaukraft ist schwächer als bei konventioneller Keramik.
- Die thermischen Schwankungen der Glaskeramik kommen denen des Schmelzes nahe.
- Die Biegefestigkeit wird gegenüber konventioneller Keramik als größer angegeben.

Nachteile

- Die Farbgebung vollzieht sich an der Oberfläche, sodaß jedes Einschleifen eine unästhetische opake Region zurückläßt.
- Eine zusätzliche Sitzung ist notwendig, um Paßgenauigkeit, Kontakte, anatomische Form und Okklusion vor dem Bemalen zu überprüfen. Nach dem Bemalen kann die Oberfläche nicht eingeschliffen werden, ohne daß die Ästhetik darunter leidet.
- Der gesamte Prozeß ist technisch aufwendig, angefangen vom Gießen der Inlays bis hin zum Bemalen der keramisierten Restauration.

Preßkeramik-Systeme (IPS Empress)

Ein neueres Material von Vollkeramik-Systemen, das nicht gegossen, sondern durch ein Preßverfahren geformt wird, heißt IPS Empress (Ivoclar Vivadent). Dieses System arbeitet unter hohen Temperaturen, wenn es die präkeramisierte Glaskeramik mit hydrostatischem Druck in ein Vakuumgerät einpreßt. Das Inlay oder Onlay wird in Wachs auf einem konventionellen Stumpfsystem modelliert. (Abb. 8-10). Die Wachsmodellation wird dann mit Gußkanälen versehen und in eine spezielle Masse eingebettet (Abb. 8-11), die das Preßverfahren der Glaskeramik erlaubt. Die Gußmuffel wird in einen kalten Auswachsofen gestellt, rasch auf 850°C erhitzt und bei dieser Temperatur 90 Minuten lang gehalten, um das Wachs auszutreiben, und die Gußmuffel gleichmäßig zu erhitzen. Der Muffelring ist dann fertig, um in den Preßschmelzofen gestellt zu werden (Abb. 8-12), der inzwischen auf 700°C hochgeheizt wurde. Einer oder zwei der präkeramisierten Blöcke gewünschter Farbe (Abb. 8-13) werden ins Zentrum der Gußform plaziert.

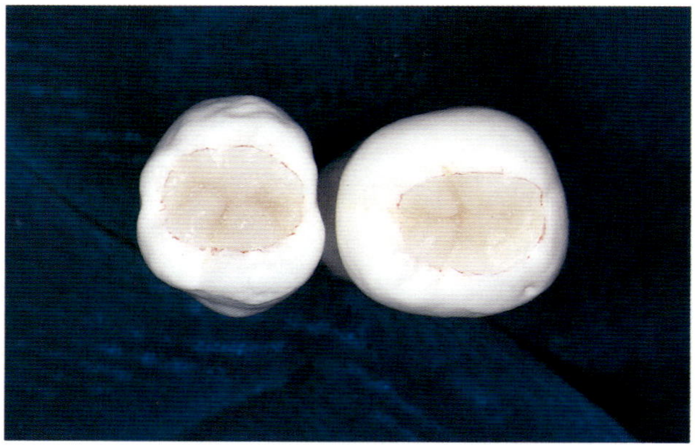

Abb. 8-10 Bei IPS Empress Keramiksystemen wird das Inlay in zahnfarbenem Wachs auf einem konventionellen Stumpfsystem modelliert.

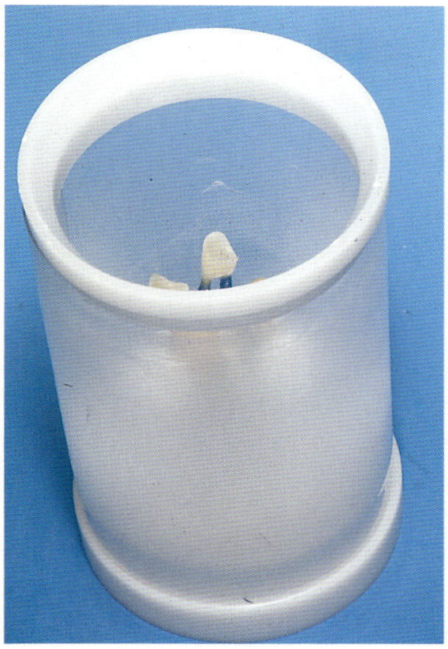

Abb. 8-11 Die Wachsmodellation wird mit Gußkanälen versehen und eingebettet.

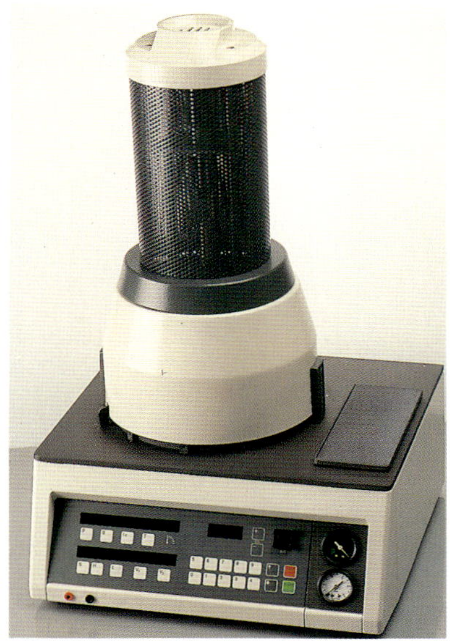

Abb. 8-12 Der Muffelring wird in den hydrostatisch kontrollierten Schmelzofen von IPS Empress gestellt.

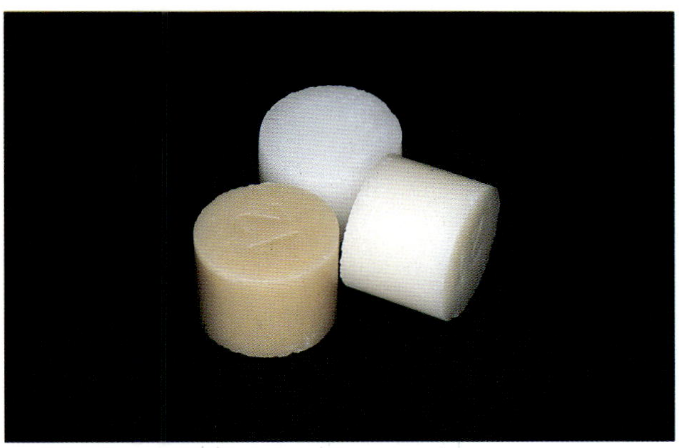

Abb. 8-13 Keramikzylinder in der speziell ausgesuchten Grundfarbe.

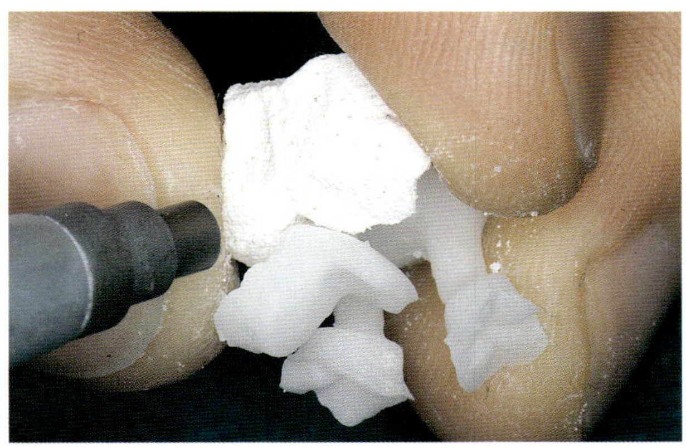

Abb. 8-14 Die gepreßten Keramikinlays werden von Einbettmasse befreit und gesäubert.

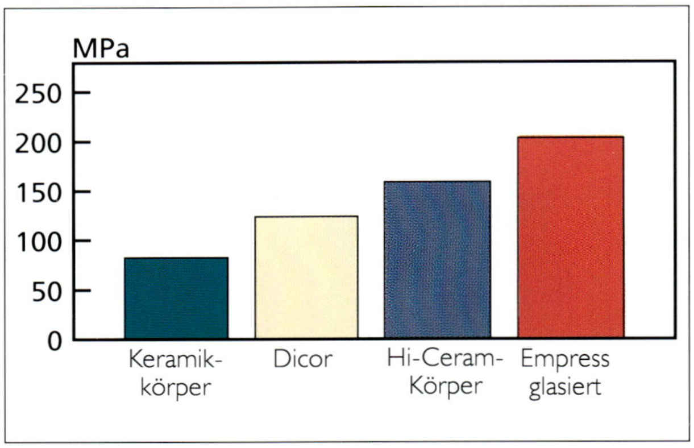

Abb. 8-15 Drei-Punkt-Biegefestigkeit von IPS Empress Preßkeramik im Vergleich zu anderen Glaskeramik Materialien (Dicor, Dentsply International; Hi-Ceram, Vident) und konventioneller Vollkeramik. (Internationale Daten von Ivoclar Nordamerika, Inc; die Messungen wurden in Übereinstimmung mit ISO 6872 für dentale Keramik durchgeführt.)

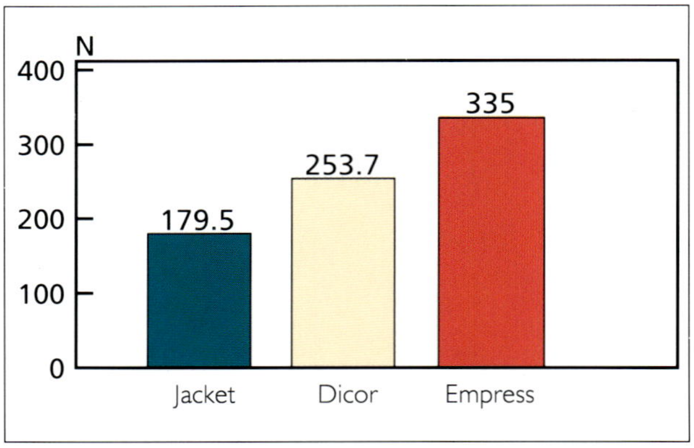

Abb. 8-16 Ergebnisse einer Studie (Ludwig 1991), die die Bruchfestigkeit von IPS Empress, Dicor und traditionellen Jacket-Kronen vergleicht. Es wurden zahlreiche Kronen hergestellt und einer 30° axial eintreffenden Kraft ausgesetzt, bis es zum Bruch kam. (Entnommen von Ludwig 1991.)

Wenn der Prozeß einmal gestartet ist, steigt die Temperatur im Schmelzofen unter einem Vakuum bis auf 1100°C. Ein Luftventil im automatisierten Programm des Empress-Ofens beginnt, die geschmolzene Keramik in die ausgewachste Hohlform der Keramik einzupressen. Wenn die Hohlform komplett ausgegossen ist, hält das Ventil den hydrostatischen Druck während des gesamten Abkühlvorganges. Vakuum und Heizung schalten sich automatisch ab. Das Gerät kann geöffnet und das Gußobjekt entnommen werden. Man läßt es anschließend auf dem Arbeitstisch auf Zimmertemperatur abkühlen, bevor es von Einbettmasse befreit und mit einem Glasperlen-Sandstrahlgerät gereinigt wird (Abb. 8-14). Die Gußkanäle werden mit einer rotierenden Diamantscheibe abgetrennt. Das Inlay aus Preßkeramik wird auf den Modellstumpf gesetzt. Approximalkontakte und Okklusion werden überprüft, bevor es mit Feinstkorndiamantschleifern ausgearbeitet wird.

Zusammensetzung

IPS Empress Keramik wird aus zwei Grundformen von Glas hergestellt. Sie wird während des Herstellungsprozesses von einem amorphen Glas in eine heterogene Glaskeramik mit kleineren, dichter liegenden Mikrokristallen umgewandelt. Aufgrund der unterschiedlichen thermischen Ausdehnungskoeffizienten der Glasmatrix und der Mikrokristalle steht die gesamte Keramik unter einem gewissen Druck, der zu einer merklichen Erhöhung der Widerstandsfestigkeit führt (Abb. 8-15 und 8-16).

Die Keramikzylinder sind vorgeformt und in allen Vita und Ivoclar-Farbnuancen erhältlich, um der gewünschten Grundschattierung des Inlays möglichst nahe zu kommen. Sie sind ebenfalls in verschiedenen Nuancierungen der Opazität erhältlich.

Farbgebung

Das Material der Preßkeramik weist eine gewisse Transluzenz auf, so daß die Farbe der darunterliegenden Zahnsubstanz durchschimmern kann. Daher ist das Modellstumpfmaterial in sieben unterschiedlichen Zahnfarben erhältlich (Abb. 8-13). Die Farbe des präparierten Zahns wird nach der Präparation mit einem speziellen Farbbestimmungssystem, dem Chromoskop ausgewählt (Abb. 8-17). Das Inlay kann nun auf einem von zwei möglichen Wegen vervollständigt werden.

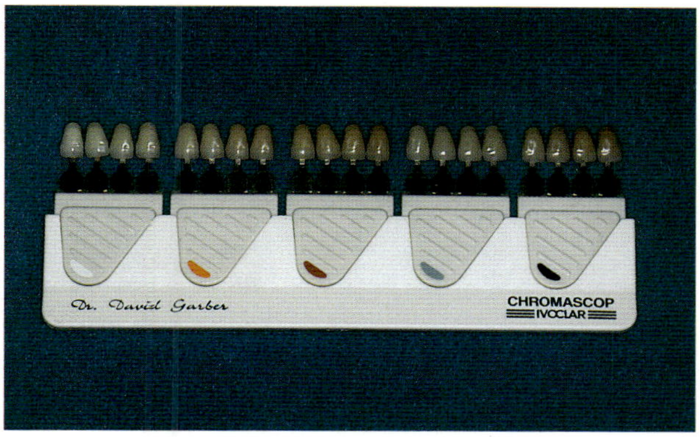

Abb. 8-17 Spezielles Farbbestimmungssystem.

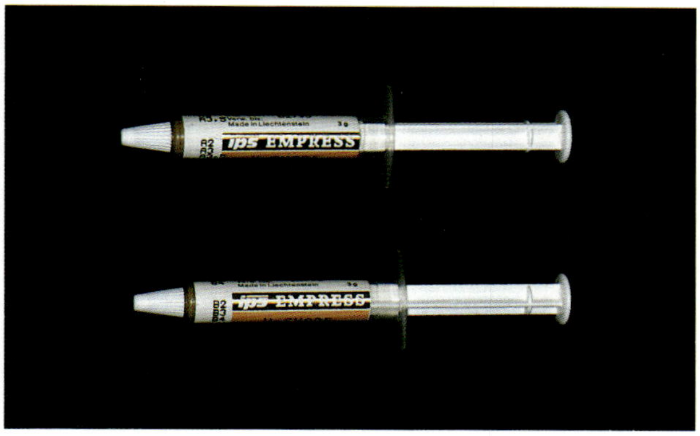

Abb. 8-18 Spezielle Keramikfarben, die in Spritzen bereits vorbereitet sind.

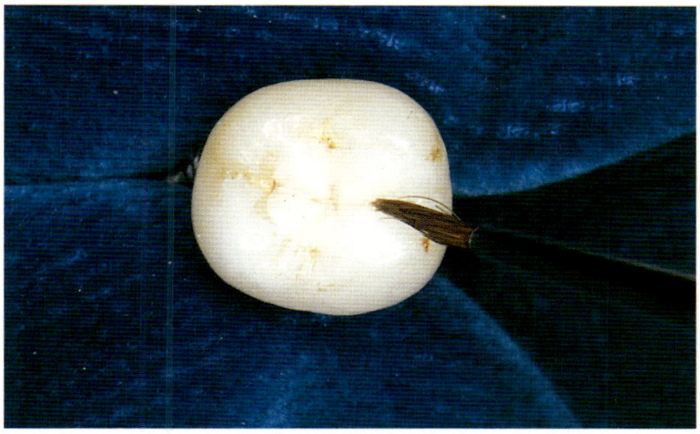

Abb. 8-19 Das Inlay wird bemalt und spezielle Effekte werden herausgearbeitet.

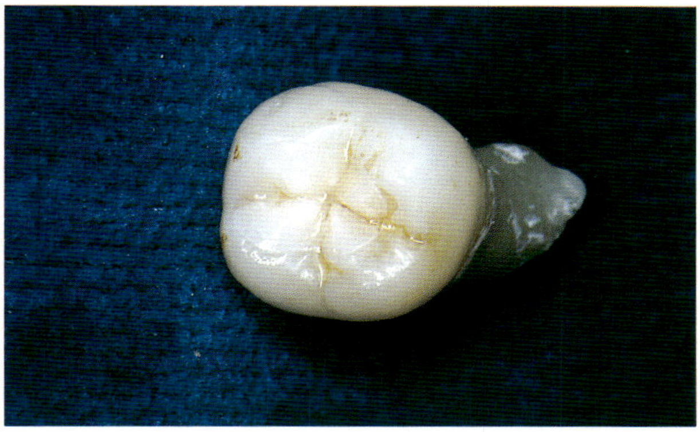

Abb. 8-20 IPS Empress Restauration mit speziellen Charakterisierungen.

Bemalen der Oberfläche. Diese Technik wird hauptsächlich bei Inlays, Onlays oder Kronen im Seitenzahnbereich angewendet. Die ideal aufgewachste Restauration aus Preßkeramik wird auf ihre Kontakte hin überprüft und mit einem speziellen Keramik-Farbschattierungssystem charakterisiert (Abb. 8-18). Diese Farben werden auf die Grundfarbe der Restauration aufgetragen (Abb. 8-19). Der Brennvorgang dauert nur 2 Minuten bei 850°C unter Vakuum. Die bemalte Restauration wird auf dem dentin-farbenen Modellstumpf aufgesetzt; man verwendet Glyzerin, damit die Farbe des Modellstumpfes durch die endgültige Restauration durchschimmern kann. Die Farbgebung kann zwischen zwei und vier Brennvorgängen in Anspruch nehmen, bis die endgültige eigentümliche Charakterisierung erreicht ist (Abb. 8-20).

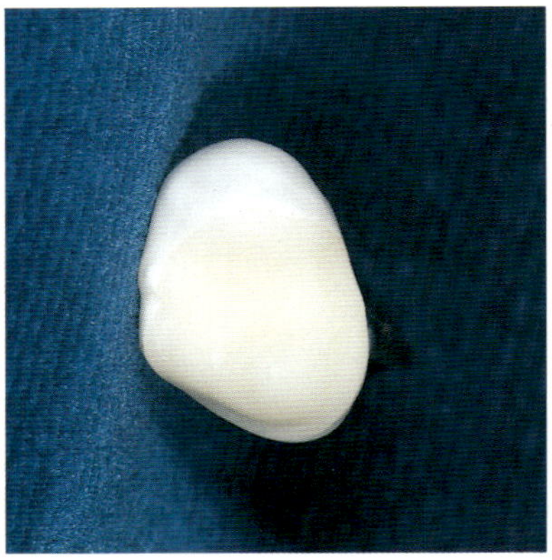

Abb. 8-21 Unvollständig aufgewachster IPS Empress Kern vor der endgültigen Charakterisierung.

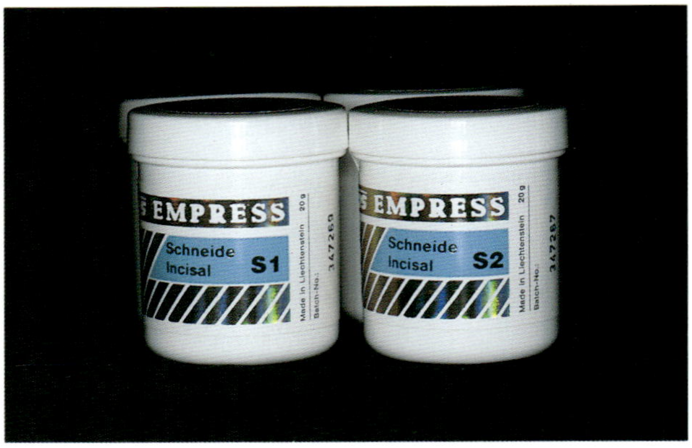

Abb. 8-22 IPS Empress Keramik zum Auftragen.

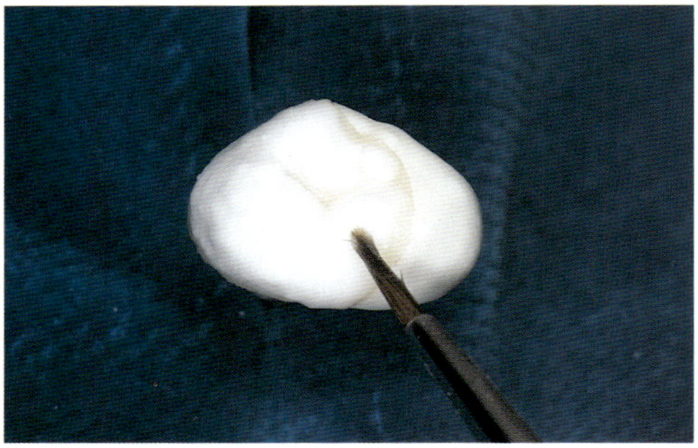

Abb. 8-23 Die inzisale Schmelzkeramik wird auf die Grundschichten der Preßkeramik aufgetragen.

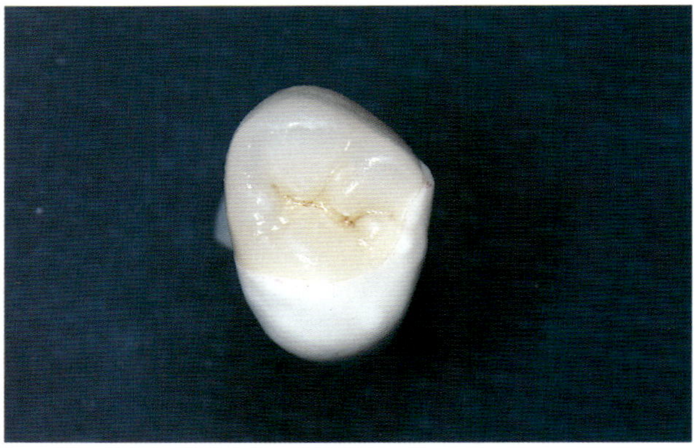

Abb. 8-24 Die vollständige Restauration umfaßt einen Kern aus gepreßter Keramik und aufgetragenen Keramikschichten.

Schichttechnik. Eine alternative Methode, um die Ästhetik für Kronen oder Inlays zu optimieren, ist die Schichttechnik über einem anatomischen Kern aus IPS Empress (Abb. 8-21), ein von Willi Geller entwickeltes Konzept. Die Restauration wird nicht vollständig aufgewachst, so daß nach dem Preßvorgang ausreichend Platz bleibt, um inzisale Transluzenz und individuelle Charakterisierungen durch eine Schichttechnik zu gestalten. Bei Platzmangel ist ein Zurückschneiden des Keramikkerns möglich. Eine speziell entwickelte Keramik mit einem niedrigeren thermischen Ausdehnungskoeffizienten wird für die Schichttechnik verwendet (Abb. 8-22). Dabei werden die Keramikschichten auf einem Kern aus Preßkeramik gewissermaßen zusammengehalten, was dem ganzen System Festigkeit verleiht. Die inzisalen und die Schmelzschichten (Abb. 8-23) werden vor der abschließenden charakterisierenden Bemalung und dem Ausarbeiten separat auf den Kern aufgebrannt (Abb. 8-24).

Vorteile der Preßkeramik-Systeme

- Die Preßkeramik-Systeme kommen mit relativ einfachen Verfahrensweisen aus, die genauestens die aufgewachste Form wiedergeben. Die keramisierten Restaurationen weisen einen hohen Grad an Stabilität während der folgenden Bemalung und Schichttechniken auf.
- Die präkeramisierte Keramik weist einen hohen Grad an Biegefestigkeit (bis zu 200 MPa) auf. Dies macht das Material adäquat für die meisten normalen Restaurationen, wobei sie allein auf der darunterliegenden Zahnsubstanz haften.
- Die Vielseitigkeit des Verfahrens ermöglicht die Herstellung von sehr ästhetischen Restaurationen, angefangen von Inlays und Onlays bis hin zu Vollkronen und Verblendschalen, selbst in sehr dünnen Schichten von nur 1 mm (Abb. 8-25a bis d).
- Die Technik des Ausbrennens der Wachsform und das Keramik-Preßverfahren sichern eine perfekte Paßgenauigkeit.
- Die vorgeformten Keramikblöcke mit den beiden unterschiedlichen Charakterisierungs-Techniken ermöglichen es, ausgezeichnete Harmonie und Übereinstimmung mit dem Nachbarzahn zu erreichen.

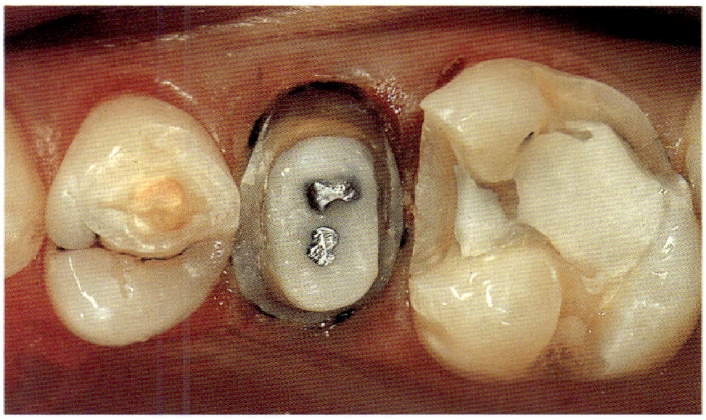

Abb. 8-25a Drei Zähne, die präpariert wurden, um (*von links nach rechts*) eine dünne bukkale Höckerspitze am ersten Prämolar, eine Vollkeramik-Krone am zweiten Prämolar, und ein mesio-okkluso-linguales Inlay auf dem ersten Molaren zu erhalten.

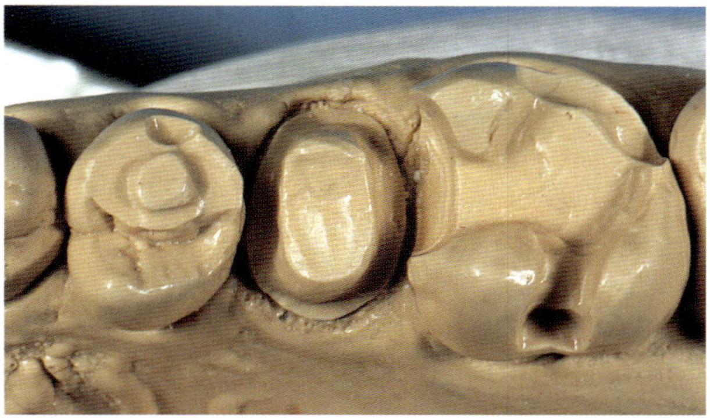

Abb. 8-25b Meistermodell der Präparationen für das kleine Onlay, die Vollkrone und das Inlay.

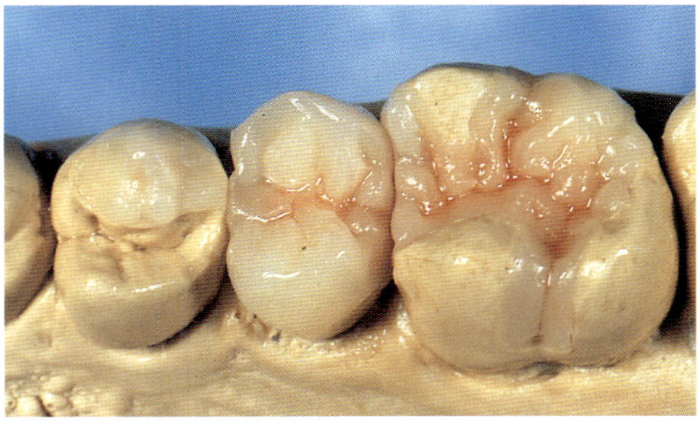

Abb. 8-25c Anatomische Wachsmodellation der drei Restaurationen auf dem Meistermodell.

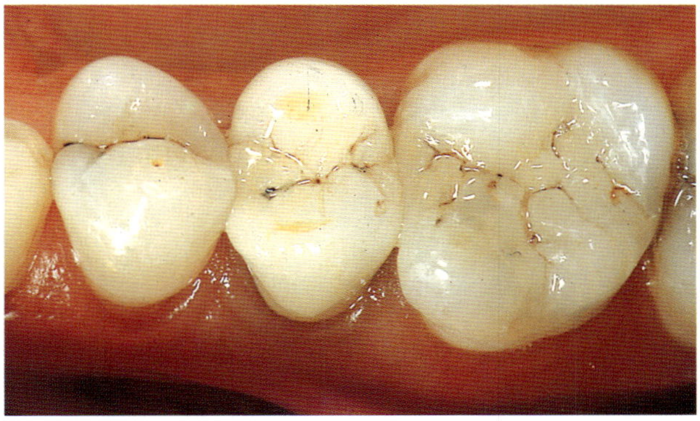

Abb. 8-25d Die drei Restaurationen in situ zeigen die Vielseitigkeit des Preßkeramik-Systems für die unterschiedlichen Typen von Restaurationen und die ausgezeichnete Möglichkeit, Zahnsubstanz nachzuahmen. (Die Bilder wurden freundlicherweise von Arnold Wohlwend zur Verfügung gestellt).

Verstärkte konventionelle Keramik

Bei ausgedehntem Verlust von Zahnsubstanz (Abb. 8-26) stellt die Anfertigung einer konventionellen Keramikrestauration ein komplexes Problem dar. Die unterschiedliche Schichtdicke an den verschiedenen Zahnoberflächen resultiert in unterschiedlichen Schrumpfungsgraden und schlechter Paßgenauigkeit. Gewöhnlich wird dann eine einheitliche Keramikschicht dadurch geschaffen, daß die präparierte Kavität mit Glasionomerzement oder einer ähnlichen Grundlage aufgefüllt wird. Dieses Ausblocken sollte in der gesamten Kavität erfolgen, und damit insgesamt die erforderliche Schichtdicke an Keramik verringern. Leider sind manche der Materialien, wie z.B. Glasionomerzement, zu schwach für extrem große Aufbauten.

Es wurde eine Alternativlösung für dieses Problem entwickelt, so daß die ideale Kavität nicht mit Glasionomerzement aufgebaut werden muß, und die Zähne nicht mit einer Vollrestauration versorgt werden müssen. Man macht einen Abdruck von der unebenen Kavität. Anschließend wird ein Stumpfmodell hergestellt, um das Verdrehen zu verhindern. Man baut zuerst eine Unterlage aus einem mit Aluminium verstärkten Keramikkörper auf, die die oberflächlichen Keramikschichten während der folgenden Brennvorgänge unterstützt und ein Verziehen verhindert (Abb. 8-27).

Ein solches System, das stärker und stabiler sein sollte als konventionelle Keramik, ist Hi-Ceram (Vident). Ein stärkeres, glasgefülltes Keramiksystem (In-Ceram, Vident) unterstützt ebenfalls wirkungsvoll größere Keramikschichten. Diese Kernmassen werden als Unterlage für konventionelle Keramik aufgebaut (Abb. 8-27) und sind ausgesprochen stabil, sodaß trotz nachfolgender Brennvorgänge die unproportionierte Dicke der Keramik und die wiederholten Brennvorgänge nicht in einer Verzerrung der darüberliegenden Keramik resultieren (Abb. 8-28).

Das Konzept der stabilen Basis kann ebenso in Verbindung mit einer gegossenen Substruktur aus Metallkeramik, die aufgewachst, gegossen und ausgearbeitet wird (Abb. 8-29) verwirklicht werden. Das Ergebnis ist dann eine ausreichende Dicke für Opaker und Keramik (Abb. 8-30). Abhängig vom verwendeten Metall kann diese Restauration angeätzt werden und am Dentin haften. Es resultiert dann eine Zahnstruktur wie in Kapitel 7 bereits beschrieben.

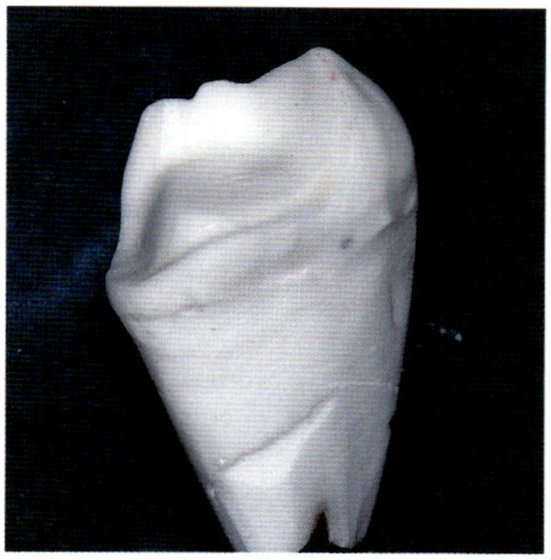

Abb. 8-26 Die Präparation zeigt, daß aufgrund unterschiedlich ausgeprägten Zahnverlustes nicht ausreichend Platz für die Keramik vorhanden ist.

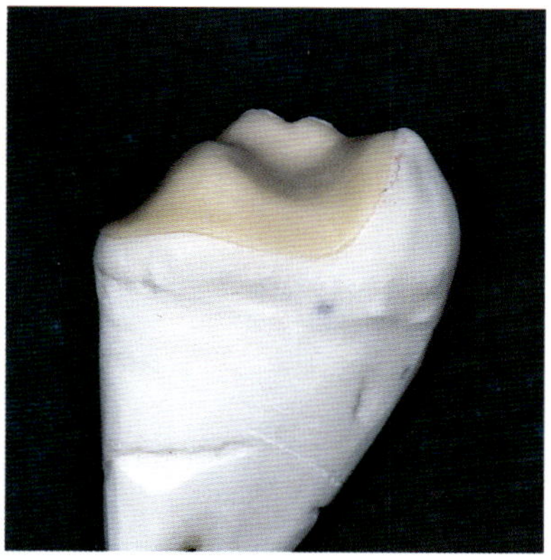

Abb. 8-27 Ein verstärkter Aluminiumkeramikkern als Basis einer ausgedehnten Kavität stabilisiert die folgenden Keramikschichten während der verschiedenen Brennvorgänge.

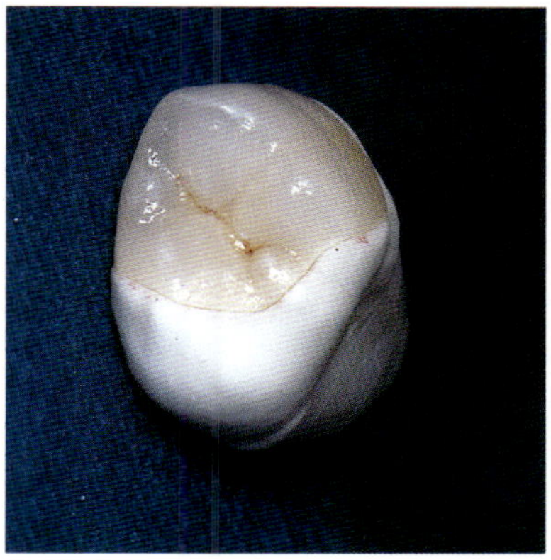

Abb. 8-28 Der verstärkte Keramikkern wird mit Keramik überschichtet, um die natürliche Zahnform wieder herzustellen.

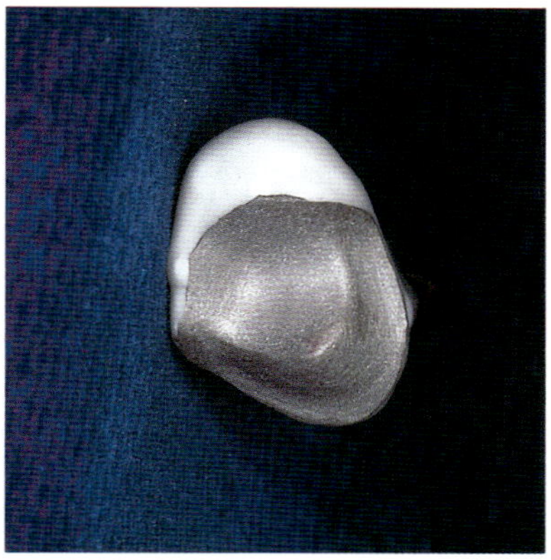

Abb. 8-29 Substruktur aus Metall auf den Präzisionsflächen der Kavität vor dem Einsetzen der Keramik.

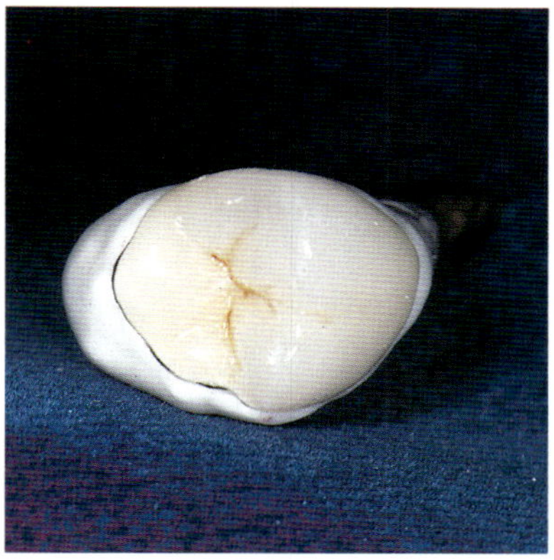

Abb. 8-30 Die fertige „Hybridrestauration". Die abschließende Keramikschicht wird durch Metall verstärkt.

9

Kompositinlays Eine Alternative zu Keramikinlays

Howard Strassler/ Leonard Litkowski

In den vergangenen Jahren haben verschiedene Hersteller indirekte und kombiniert direkt-indirekte Kompositinlay-Systeme angeboten. Viele Gründe sprechen für diese neuen Kompositinlay-Systeme: ihre gute Adaptation an den Kavitätenrändern, besonders im gingivalen Bereich; ihre reduzierte Polymerisationsschrumpfung im Vergleich zur Kompositapplikation; die leichte Bearbeitung des Materials außerhalb der Mundhöhle; außerdem die ausgezeichnete Charakterisierung und Einschleifmöglichkeit der Okklusalfläche.

Diese neuen Systeme benutzen eine dual-härtende Lichtpolymerisation kombiniert mit einem kontinuierlichen Aushärten durch Hitzebehandlung in Spezialöfen. Einige Hersteller bieten einen Lichtpolymerisationsofen für die Herstellung von Kompositinlays an. Nach dem Aushärten wird das Inlay mit einem dual-härtenden Zement eingesetzt. Diese Systeme und die Art ihrer Aushärtung sind in Tabelle 9-1 aufgelistet.

Behandlungsplanung

Die Entscheidung, Kompositinlays als ästhetische Seitenzahnrestauration zu verwenden, basiert zum einen auf gründlicher Inspektion der bestehenden intraoralen Verhältnisse, dem Zustand der zu versorgenden Zähne, außerdem spielen Zeit- und Kostenfaktoren eine Rolle. In vielen Fällen kann das Kompositinlay alternativ zur direkten Kompositfüllung hergestellt werden. Indikationen für Kompositinlays im Seitenzahnbereich sind:

- Versorgung einer konservativen Kavitätenpräparation mit einem Isthmus weniger als ein Drittel des Höcker-Höcker-Abstandes.
- Ersatz von Kompositfüllungen, die lange Zeit erfolgreich in situ waren, nun jedoch routinemäßig auf Grund von Fraktur, Insuffizienz oder Sekundärkaries ausgetauscht werden müssen.
- Ersatz bestehender Metallrestaurationen, die keine Onlayversorgung darstellen, aus Gründen der Ästhetik.

Tabelle 9-1 *Kompositinlay-Systeme*

Name des Systems	Systemtyp	Aushärtung	Hersteller
Brillant DI	direkt-indirekt	Licht/Hitze	Coltene-Whaledent
Clearfil CR Inlay	indirekt	Licht/Hitze	Kuraray
Concept	indirekt	Licht/Hitze	Vivadent
Conquest	indirekt	Licht	Jeneric/Pentron
Dentacolor	indirekt	Licht	Kulzer
EOS	indirekt	Licht	Vivadent
True Vitality	direkt-indirekt/oder indirekt	Licht/Hitze	Den-Mat Corp
Visio-Gem	indirekt	Licht/Vakuum	ESPE-Premier

- Ästhetische Versorgung bei Patienten mit Bruxismus oder Knirschen, die mehr oder weniger starke Kräfte auf die Antagonisten ausüben.

Kompositinlays können bei Ober- und Unterkieferprämolaren und -molaren, auf die diese Kriterien zutreffen, angewendet werden.

Grundsätze der Präparation

Die Präparation für Kompositinlays erfolgt nach den gleichen Grundregeln wie schon in Kapitel 4 beschrieben. Eine entscheidende Rolle spielt die korrekte Einschubrichtung sowohl bei der direkten als auch bei der indirekten Methode. Außerdem ist es wichtig, eine ausreichende Materialstärke zu erreichen, um damit eine Fraktur des Komposits zu verhindern. Wichtige Faktoren bei der Präparation sind ein leichtes Anphasen der approximalen Ränder, eine leichte Anschrägung (mit einem Gingivalrandschräger) am gingivalen Präparationsrand und keine okklusale Anschrägung. Die Ränder der Kavitätenoberfläche sollten wegen der Frakturgefahr nicht in okklusionstragenden Bereichen liegen. Die Präparation wird abschließend mit einem langen, glatten, spitz zulaufenden Fissurenbohrer (z.B. E.T. Serie, Gebr. Brasseler) finiert, so daß die Kavitätenwände relativ glatt und frei von Unebenheiten und Unterschnitten sind.

Die Kavität läuft im Vergleich zu Goldgußinlays nicht so steil konisch zu. Sowohl die bukkalen als auch die lingualen Wände divergieren in einem Winkel von konisch 15 bis 20 Grad.

Der Kavitätenboden sollte mindestens 1,5 mm tief sein und endet gewöhnlich 0,5 mm tief im Dentin. Es ist jedoch empfehlenswert, in nichttragenden Bereichen eine Materialstärke von mindestens 1,0 mm, und mindestens 1,5 mm in Bereichen mit zentrischem Kontakt zu haben. Die Größe der Kavität wird durch die Ausdehnung der proximalen Karies oder nach Entfernen der defekten vorherigen Restauration bestimmt. Bei Kavitäten mit weniger als 1,0 mm Dentinschicht über der Pulpa ist es empfehlenswert, einen licht-härtenden Glasionomer-Liner, wie z.B. LC Zionomer (Den-Mat Corp), Vitrebond (3M) oder G-C Liner (G-C International) als Unterfüllung zu benutzen. Die Farbauswahl sollte vor der Zahnpräparation erfolgen, um ein besseres Endergebnis zu erreichen. Im allgemeinen wird jedoch eine bestehende Metallrestauration entfernt. Deshalb ist es notwendig, die Farbe nach dem Nachbarzahn zu bestimmen. Wenn mehrere Zähne in einem Quadranten versorgt werden müssen, kann bewußt eine Änderung der Farbschattierung vorgenommen werden. Da Kompositmaterialien transluzent sind, erhält die Restauration in gewissem Ausmaß auch die Farbe des natürlichen Zahnes. Dies kann als Vorteil für ein natürlicheres Aussehen der Versorgung des Zahnes genutzt werden.

Provisorische Versorgung

Die Kavität wird provisorisch mit autopolymerisierendem Acrylatkunststoff versorgt. Für die Herstellung der Provisorien wird der Kofferdam abgenommen. Für ein Inlay kann das Provisorium direkt im Munde des Patienten angefertigt werden. Ein dünner Film von Speichel des Patienten selbst wird in die Kavität als Isolierung aufgebracht. Ein bleitotes Stahlmatrizenband mit Matrizenhalter und Interdentalkeilen aus Holz können verwendet werden, um ein Wegfließen des Acrylatkunststoffs während der Applikation zu verhindern.

Zwei Tropfen Monomer werden in ein Dappenglas gegeben, anschließend wird ausreichend Pulver hinzugefügt, bis eine sahnige Konsistenz des Acrylatkunststoffs erreicht ist. Wenn die Konsistenz schon etwas zähfließender wird, wird mit einem Pinsel (z.B. BendaBrush, Centrix, Inc) etwas Acrylatkunststoff in die Kavität eingefüllt, wobei zuerst der Kastenboden bedeckt wird. Ist die Masse teigig geworden, wird sie mit einem abgewinkelten Kunststoffspatel in die Kavität eingefüllt. Der Patient sollte in maximaler Interkuspidation schließen, und dann alle exzentrischen Bewegungen ausführen, um das okklusale Relief zu formen. Wenn der Acrylatkunststoff allmählich aushärtet, wird der Matrizenspanner abgenommen und das Provisorium mehrmals auf und abbewegt, damit es nicht nach vollständiger Polymerisation mit der Kavität verklebt.

Nach der Polymerisation werden die Matrize und das Acrylatprovisorium vom Zahn abgenommen. Alle Präparationsränder werden an der Unterseite des Provisoriums überprüft. Die überstehenden Ränder werden mit Arkansassteinchen und abrasiven Scheiben gekürzt. Die Endpolitur wird mit einem Prophylaxekelch und Bimsmehl durchgeführt.

Nach der Ausarbeitung wird das Provisorium in die Kavität zurückgesetzt, um die Paßgenauigkeit und den Randschluß zu überprüfen. Mit Artikulationspapier wird die Okklusion überprüft und es werden eventuell Korrekturen der Okklusions- und der Approximalkontakte vorgenommen. Das Provisorium wird mit einem Eugenol-freien temporären Zement, wie z.B. Provicell (Septodont) oder TempBond N.E. (Kerr/Sybron) eingesetzt. Ein Eugenol-haltiger temporärer Zement kann sich negativ auf die adhäsiven Prozesse und Materialien auswirken, die die Haftung des fertigen Kompositinlays bewirken.

Herstellung des Kompositinlays

Die Technik der Herstellung der Kompositinlays hängt vom jeweiligen verwendeten Materialsystem ab. Zwei verschiedene Techniken sind möglich: eine kombiniert *direkt-indirekte Technik* und eine *indirekte Technik.*

Direkt-indirekte Technik

Bei dieser Technik wird das Kompositinlay direkt in der Kavität im Mund des Patienten hergestellt. Dann wird das Inlay entfernt und in einem Aushärtungsofen vergütet. Während der Anfertigung wird das Anlegen von Kofferdam empfohlen, um die Region zu isolieren und das Kompositmaterial vor Kontamination mit Blut und Speichel zu schützen. Zwei handelsübliche Präparate können bei dieser Technik verwendet werden: das Brilliant Direct Inlay System (Coltene-Whaledent) und das True Vitality System (Den-Mat Corp).

Isolieren der Inlaykavität. Wenn die Präparation der Kavität abgeschlossen ist (Abb. 9-1), werden sowohl der Zahn als auch die Kavität großzügig mit einem Isoliermittel (z.B. Separator, Coltene-Whaledent) (Abb. 9-2) bestrichen. Dieses Isoliermittel ist mit dem Hybridkomposit der Restauration kompatibel, und das Inlay kann nach der intraoralen Lichtpolymerisation leicht entfernt werden.

Anlegen der Matrize und der Interdentalkeile. Eine konturierte durchsichtige Matrize ohne Halter wird angelegt (z.B. CureThru Matrix, ESPE-Premier) und durchsichtige, reflektierende Interdentalkeile (z.B. Cure-Thru Wedge, ESPE-Premier) werden approximal am Gingivalrand eingeklemmt. Durch das Verkeilen der Matrize sollen die Zähne separiert werden, um die Dicke des Mylar-Matrizenbandes zu kompensieren. Somit soll der Approximalkontakt zwischen dem Inlay und dem Nachbarzahn gesichert werden. Das Isoliermittel wird mit einem sanften Luftstrom des Luftbläsers dünn verteilt.

Einbringen des Kompositinlay-Material. Das Hybridkomposit wird in die Inlaykavität eingebracht, wobei die hoch-visköse Paste in den ap-

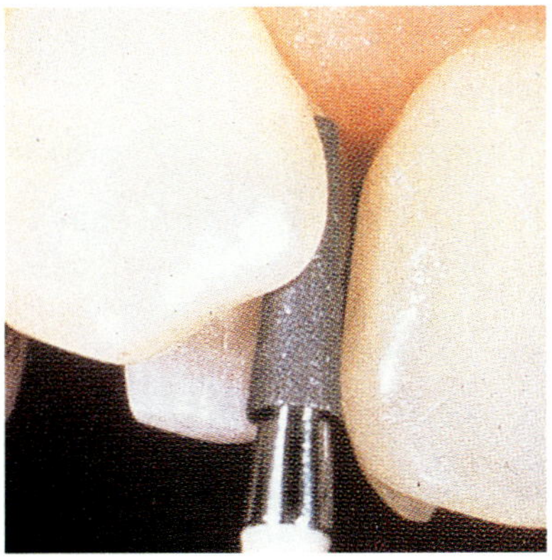

Abb. 9-1 Präparation für ein Kompositinlay mit einem spitz zulaufenden Fissurendiamanten; man beachte die Divergenz der Wände von 15 bis 20 Grad. (Abb. 9-1 bis 9-7 wurden freundlicherweise von Coltene-Whaledent zur Verfügung gestellt.)

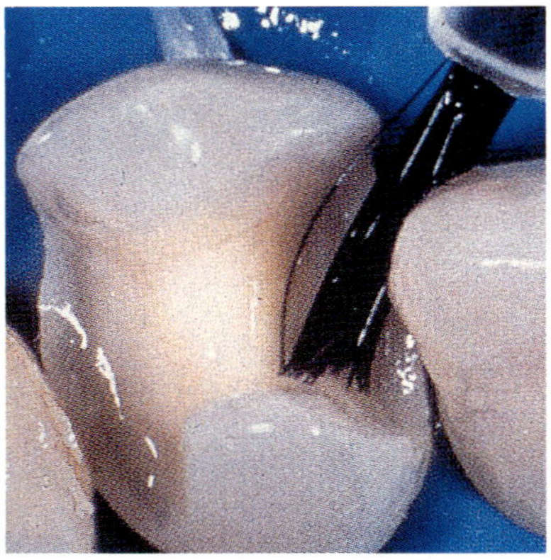

Abb. 9-2 Die Kavität wird mit einem Isoliermittel bestrichen, das kompatibel mit dem Kompositmaterial des Inlays ist; dadurch wird das Entfernen des Inlays nach der Lichtpolymerisation erleichtert.

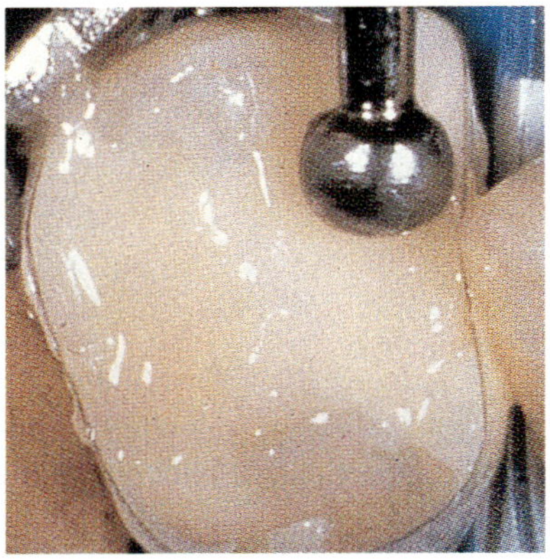

Abb. 9-3 Die Kavität ist mit Komposit gefüllt. Die Okklusalfläche wird geformt, und die Ränder werden mit einem Kugelstopfer adaptiert, der leicht mit Bondingmaterial benetzt wurde.

proximalen Kasten appliziert und sorgfältig mit einem Kugelstopfer kondensiert wird. Nach dem Einbringen in den approximalen Kasten wird die okklusale Kavität gefüllt und sorgfältig mit einem Kugelstopfer kondensiert. Dieser wurde leicht mit Versiegler benetzt, um ein Kleben des Komposits am Kugelstopferende zu verhindern (Abb. 9-3).

Erneut werden die Zähne mit Hilfe der reflektierenden Interdentalkeile separiert, um einen Überschuß an Komposit im Approximalraum zu vermeiden. Die Ansatzspitze einer Polymerisationslampe wird fest auf das Ende des reflektierenden Interdentalkeils gesetzt, und der Approximalraum wird 60 Sekunden lang ausgehärtet. Die Approximalräume werden von fazial und lingual polymerisiert; anschließend wird noch die Okklusalfläche 60 Sekunden lang ausgehärtet (Abb. 9-4).

Entfernen des Inlay. Nach Abschluß der Lichthärtung muß das Inlay von der Kavität abgenommen werden. Ein Scaler wird vorsichtig interdental angesetzt, wobei auf die Präparationsränder geachtet werden muß. Das Inlay wird vorsichtig aus der Kavität entnommen (Abb. 9-5). Wenn sich das Inlay nicht entfernen läßt, kann mit Zahnseide eine kleine Schlinge mit wenig Komposit im Bereich der zentralen Fossa einpolymerisiert werden. Dies dient als Griff für ein Instrument, mit dem das Inlay dann entlang seiner Einschubrichtung herausgezogen werden kann.

Vergütung im Ofen. Ein Isoliermittel (Coltene-Whaledent) wird auf alle Inlayflächen aufgetragen. Dadurch wird der Zutritt von Luft verhindert und das Inlay kann vollständig ohne Lufteinschlüsse aushärten. Eine Schicht mit Luftzutritt wird im Kunststoff zu weich und sollte möglichst ausgeschlossen werden. Das Inlay wird dann für weitere 60 Sekunden mit Licht polymerisiert (Abb. 9-6) und muß anschließend in einem Ofen vergütet werden. Es wird in einem DI-500 Ofen (Coltene-Whaledent; Abb. 9-7) oder einem Cerinate Ofen (Den-Mat-Corp; Abb. 9-8) 7 Minuten lang bei 110°C hitzebehandelt. Die kombinierte Licht- und Hitze-Behandlung sichert die vollständige Polymerisation des Materials. Dies garantiert eine größere Härte und sorgt für eine bessere Widerstandsfähigkeit des Inlays. Die Polymerisationsschrumpfung im Mund, welche Randspalten verursachen kann, wird ebenfalls minimiert.

Dieses direkt-indirekte Verfahren macht eine Abdrucknahme der Präparation überflüssig, und das Inlay kann in einer einzigen Sitzung fertiggestellt werden (Abb. 9-9).

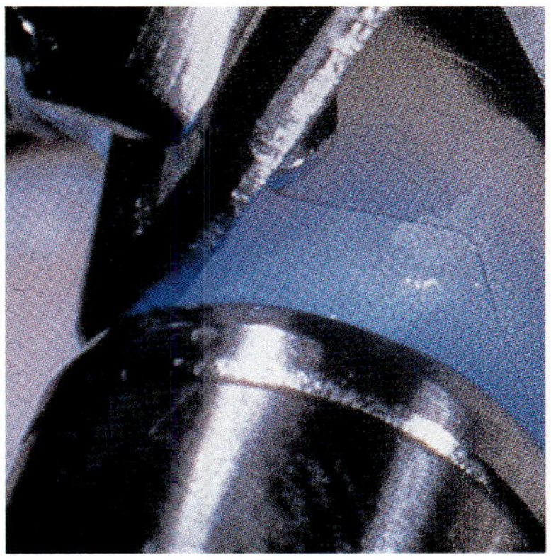

Abb. 9-4 Alle Approximalflächen wurden 60 Sekunden lang lichtgehärtet. Die Okklusalfläche wird anschließend für 60 Sekunden lichtgehärtet.

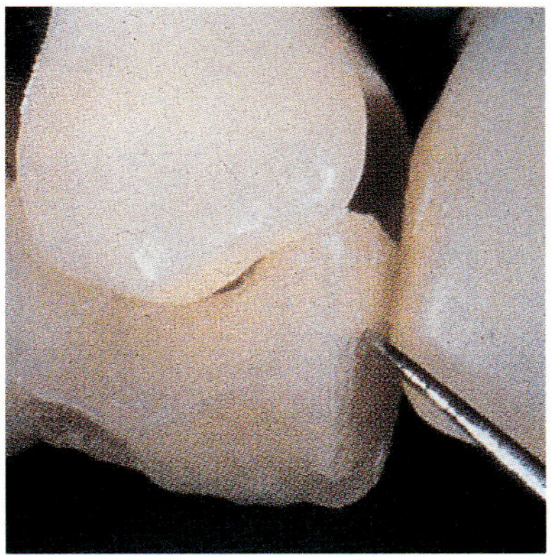

Abb. 9-5 Nach dem Aushärten wird das Kompositinlay vorsichtig aus der Kavität entfernt.

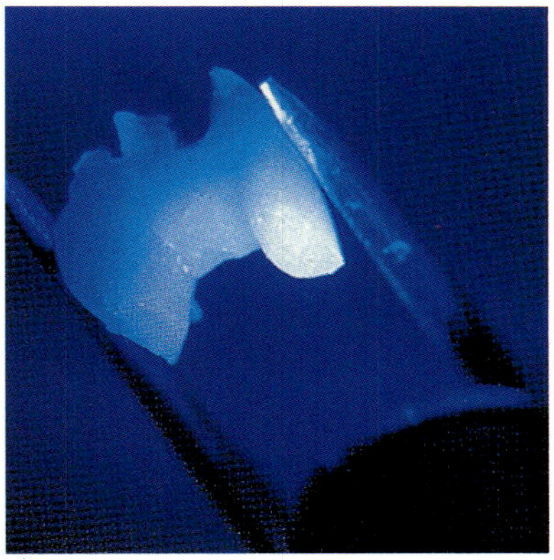

Abb. 9-6 Nach dem Herausnehmen muß das Inlay weitere 60 Sekunden lichtgehärtet werden, bevor es im Ofen vergütet wird.

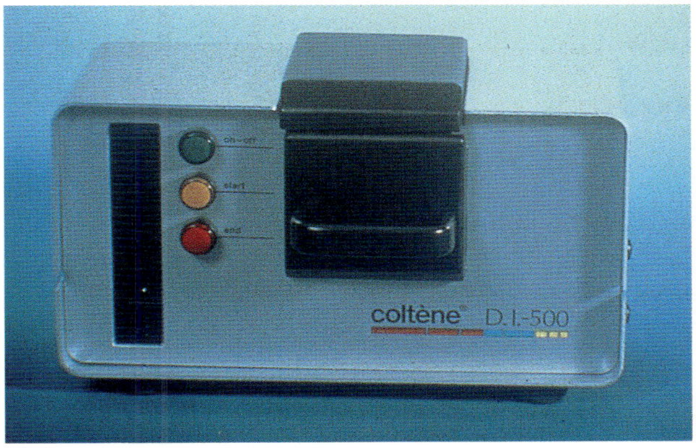

Abb. 9-7 DI-500 Vergütungsofen

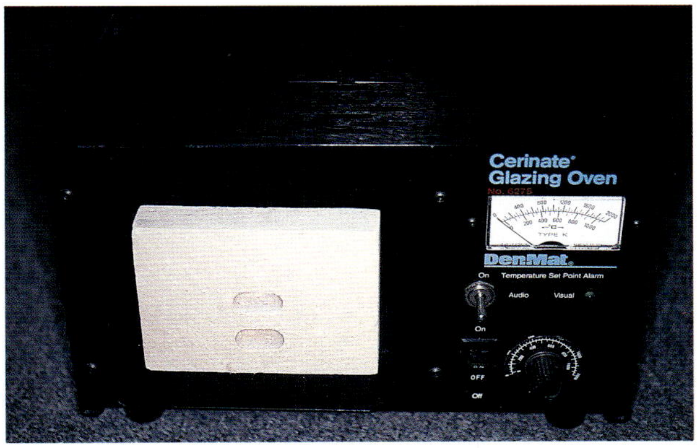

Abb. 9-8 Ein Cerinate Ofen (Den-Mat Corp) kann ebenfalls für die Hitze-Behandlung von Kompositinlays verwendet werden.

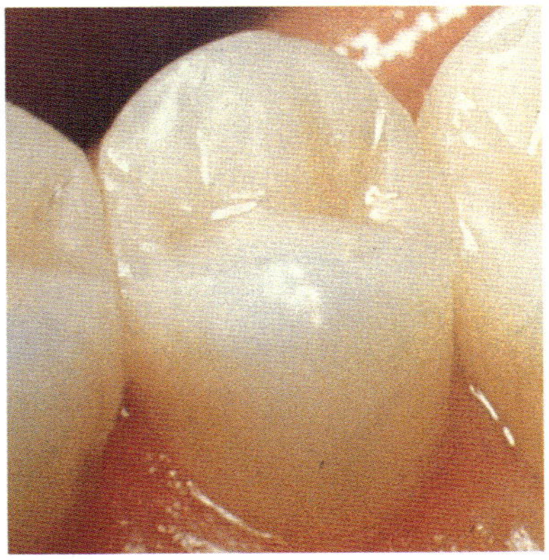

Abb. 9-9 Fertiges Kompositinlay aus Brilliant D.I. Hybridkomposit (Abbildung mit freundlicher Genehmigung von Coltene-Whaledent).

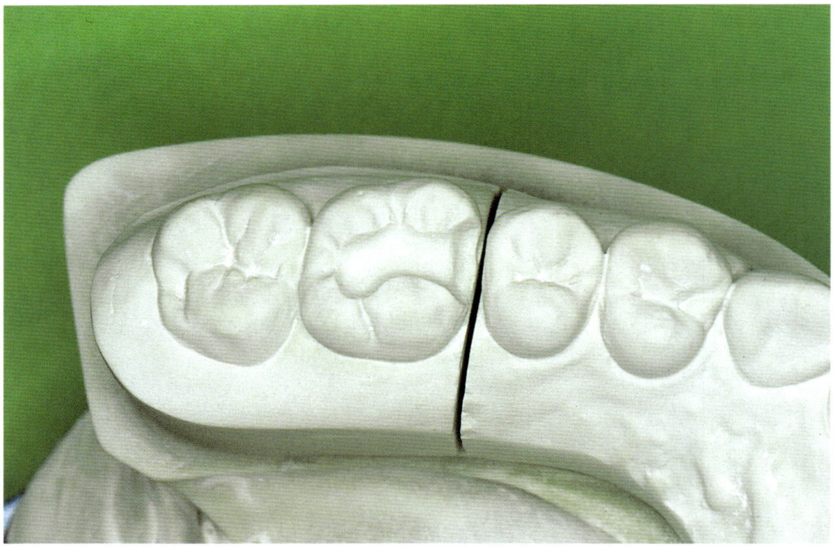

Abb. 9-10 Nach der Abformung der Inlaypräparationen wird ein Meistermodell mit Stümpfen für die Herstellung der indirekten Kompositinlays angefertigt.

Indirekte Technik

Die Alternativmethode für ein Kompositinlay ist der Weg über die Abformung des präparierten Zahnes und Herstellen des Inlays auf einem Modellstumpf. Beispiele für diese indirekte Technik sind in Tabelle 9-1 aufgeführt. Kürzlich kam ein neues Kompositsystem auf den Markt (Clearfil CR Inlay, Kuraray). Es bietet ein dual-härtendes Kompositinlay an, dessen Polymerisation mit Licht gestartet wird, dazu einen preiswerten, kompakten Ofen für die Endvergütung des Inlays. Diese indirekte Methode kann einzeitig oder zweizeitig angewendet werden. Beim einzeitigen Verfahren muß zuerst ein Abdruck mit einem Vinylpolysiloxanmaterial gemacht und mit einem schnellhärtenden Superhartgips wie z.B. Snap-Stone (Whip-Mix Corp) ausgegossen werden. Dieser bindet innerhalb 5 Minuten ab. Das Inlay wird vom Behandler oder von Praxispersonal, das in dieser Methode geübt ist, angefertigt und sollte innerhalb etwa 30 Minuten adhäsiv befestigt werden. Beim zweizeitigen Verfahren muß der Abdruck zur Inlayherstellung ins Labor geschickt werden, das erfordert eine zweite Sitzung zum Befestigen. Die folgende Darstellung bezieht sich sowohl auf das einzeitige als auch auf das zweizeitige Verfahren. Der Unterschied liegt in der Abfolge der einzelnen Arbeitsschritte und darin, ob sie in der Praxis oder im Labor erfolgen. Zu Demonstrationszwecken wurde hier Clearfil CR Inlay-Material benutzt.

Abformung. Die Abformung sollte entweder mit einem Polyether (z.B. Polyjel F, LD Caulk/ Dentsply International; Impregum F, ESPE-Premier) oder einem Vinylpolysiloxan (z.B. Express, 3M; Reprosil, LD Caulk) erfolgen. Beide Materialien können sofort mit Superhartgips ausgegossen werden. Beide sind auch formbeständig, wenn sie ins Labor geschickt werden müssen. Der Abdruck wird dann mit einem Modellstumpfgips für die Herstellung des Inlays ausgegossen. Für die Herstellung im Praxislabor sollte ein schnellhärtender Superhartgips (z.B. Snap-Stone, Whip Mix Corp) verwendet werden.

Modellherstellung. Wenn der Modellstumpfgips abgebunden hat, sollte das Modell hergestellt und als Vorbereitung für die Inlayanfertigung gesägt werden (Abb. 9-10). Beim Sägen sollte darauf geachtet werden, daß die gingivalen Kontakte intakt bleiben; dies sollte unter Umständen auch auf Kosten des Nachbarzahnes erfolgen. Der Abdruck kann ein zweites Mal ausgegossen werden, wenn ein zusätzliches Modell zur besseren Beurteilung der Approximalkontakte und der Einschubrichtung gewünscht wird.

Inlayherstellung. Die Präparationsränder werden mit einem roten Farbstift markiert (Abb. 9-11). Die Innenflächen der Kavität werden auf dem Modellstumpf mit einem Separiermedium, CR Sep (Kuraray), dünn eingestrichen, ebenso die Umgebung und die Antagonisten (Abb. 9-12). Ein bis zwei Tropfen werden in die Kavität gegeben und über den Zahn verteilt, so daß alle Ränder ausreichend bedeckt sind. Das Isoliermittel wird dann *vorsichtig* mit dem Luftbläser getrocknet.

Das Komposit der ausgewählten Farbe wird auf dem Anmischblock verteilt. Dieses Material ist gegenüber Lichtexposition empfindlich und härtet schon während des Ausarbeitens aus, so daß schnell gearbeitet werden muß. Es ist ratsam, das Material innerhalb von 5 Minuten zu verarbeiten. Das Komposit kann in zwei Schichten aufgetragen werden, wenn Schattierungen von Dentin und Schmelz erzielt werden sollen (Abb. 9-13). Das Hybridkomposit weist eine hohe Viskosität auf, es kann daher leicht geformt werden und bleibt formstabil bis zur Lichthärtung (Abb. 9-14). Es sollten spezielle Kunststoffinstrumente verwendet werden. In dieser Phase sollte man die Okklusal- und Approximalfläche gestalten. Abschließend wird nochmals mit Licht polymerisiert; jede Fläche 40 Sekunden lang. Nach der Lichtpolymerisation wird das Inlay vom Stumpf abgenommen, indem approximal in okklusaler Richtung etwas gedrückt wird (Abb. 9-15).

Hitzebehandlung. Das Kompositinlay wird 15 Minuten lang bei 100°C im CRC-100 Vergütungsofen (Kuraray) hitzebehandelt. Dieser Ofen kann die Temperatur über die Polymerisationsdauer vieler Restaurationen halten. Das Gerät ist sehr kompakt und nimmt wenig Platz in Anspruch (Abb. 9-16).

Ausarbeiten und Polieren. Nach der Hitzebehandlung wird das Inlay auf dem Modellstumpf mit feinen Diamanten (Abb. 9-17) und flammenförmigen Steinchen (Abb. 9-18) ausgearbeitet. Dann wird es mit Kompositpaste und Lederschwabbel poliert (Abb. 9-19).

Charakterisierung. Das Inlay wird gründlich im Ultraschallbad gereinigt. Es kann dann individuell an der Oberfläche mit einer der Farben auf Kompositbasis aus dem CR Inlay-System bemalt werden. Diese Farbschattierungen werden mit dem Pinsel in Grübchen und Fissuren aufgetragen. Die Farbe wird dann 40 Sekunden mit Licht behandelt. Es kann auch die tiefer liegende Kompositschicht in der Kavität bemalt werden, wenn gewissermaßen eine interne Charakterisierung erreicht werden soll. In diesem Stadium ist das Inlay fertig zum adhäsiven Einzementieren am Zahn (Abb. 9-20).

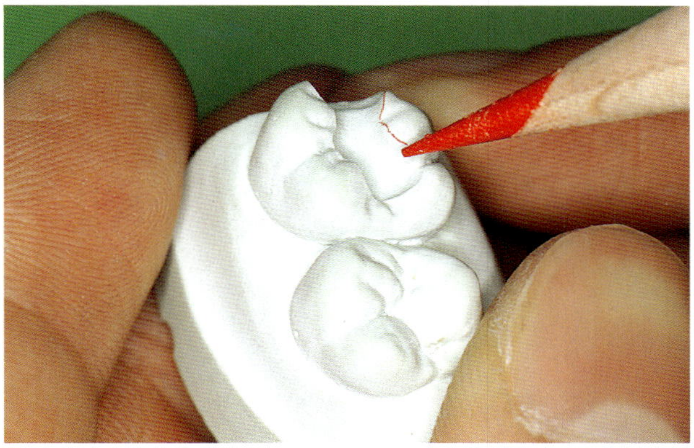

Abb. 9-11 Die Präparationsränder werden mit einem roten Farbstift markiert.

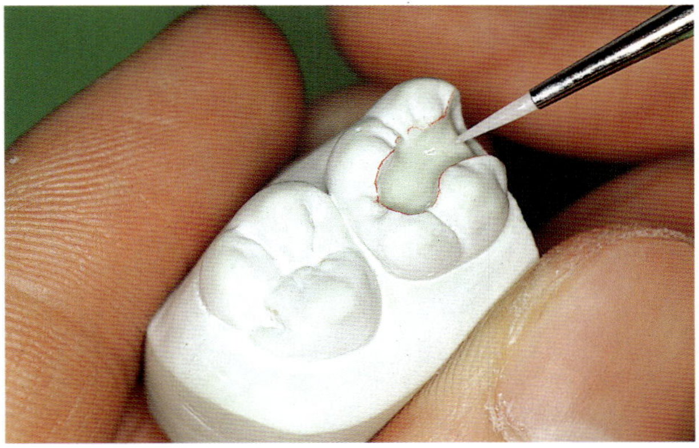

Abb. 9-12 Das Isoliermittel wird auf den Stumpf und alle benachbarten Modelloberflächen aufgetragen.

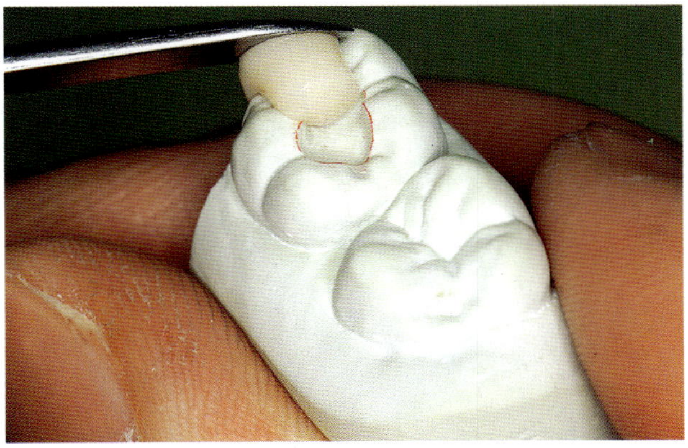

Abb. 9-13 Das Komposit wird in zwei Portionen auf den Stumpf aufgetragen.

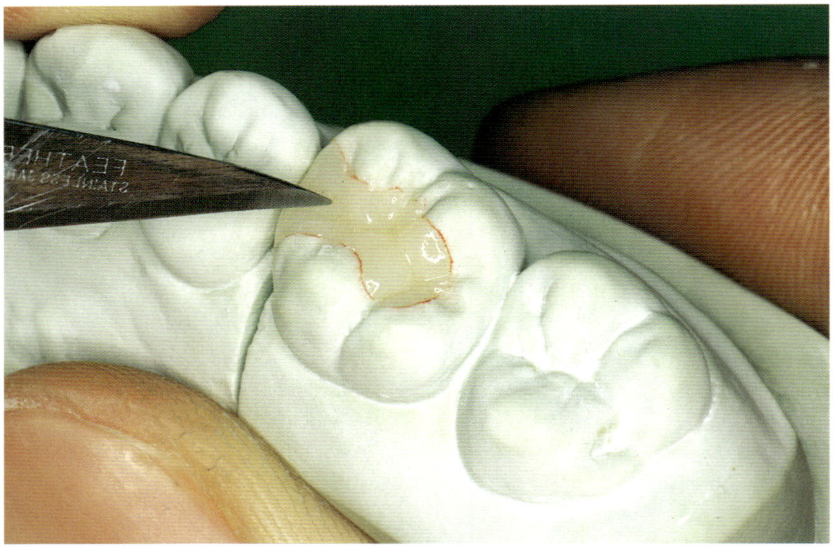

Abb. 9-14 Wegen der hohen Viskosität des Kompositmaterials können Okklusal- und Approximalflächen leicht modelliert werden. Das Komposit ist formbeständig, bis es für die Dauer von 40 Sekunden an jeder Oberfläche mit Licht polymerisiert wird.

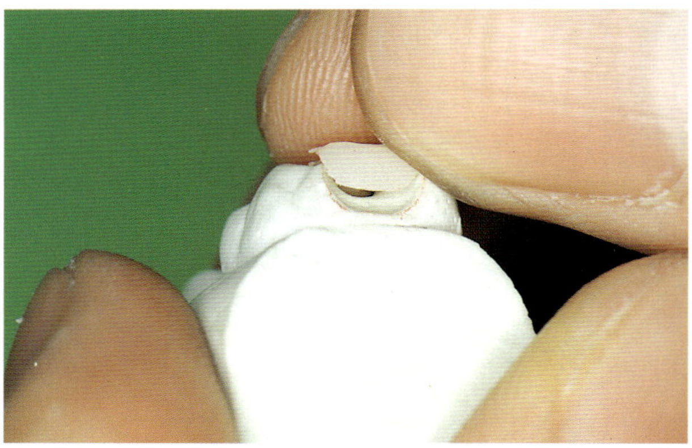

Abb. 9-15 Das Inlay wird nach der Polymerisation vorsichtig vom Stumpf abgenommen. Es ist nun fertig für die Vergütung im Ofen.

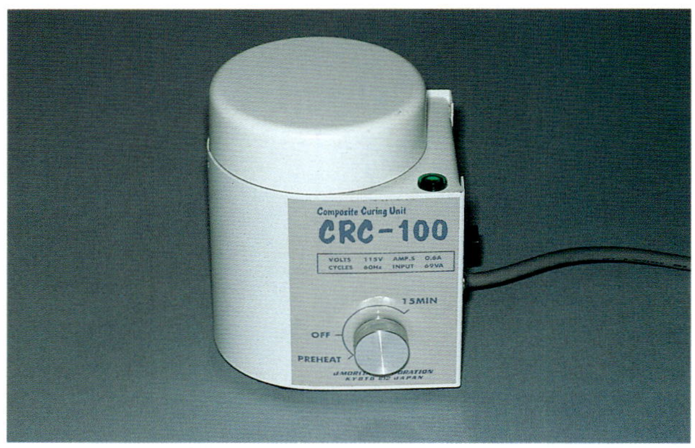

Abb. 9-16 Der CRC-100 Ofen (Kuraray) ist ein kompakter Ofen, der eine Temperatur von 100°C erreicht und das Inlay 15 Minuten durch Hitzebehandlung vergütet.

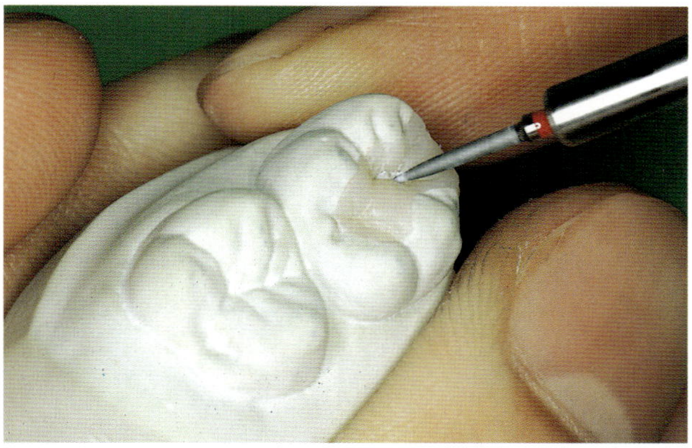

Abb. 9-17 Das Inlay wird mit feinen Diamanten ausgearbeitet.

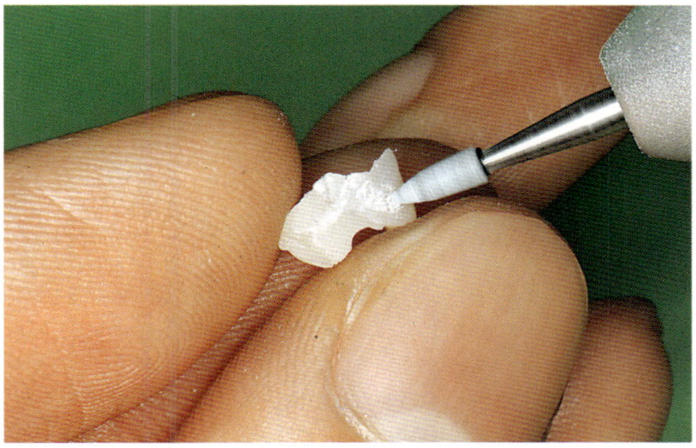

Abb. 9-18 Das Inlay kann auch mit flammenförmigen Steinchen bearbeitet werden.

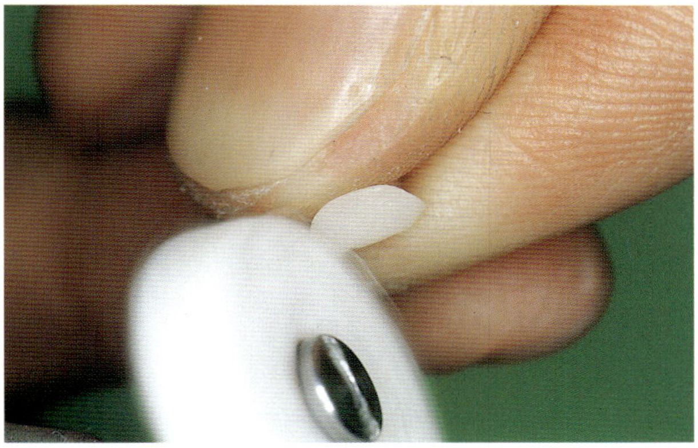

Abb. 9-19 Das Inlay wird mit einer Lederschwabbel und Kompositpolierpaste poliert.

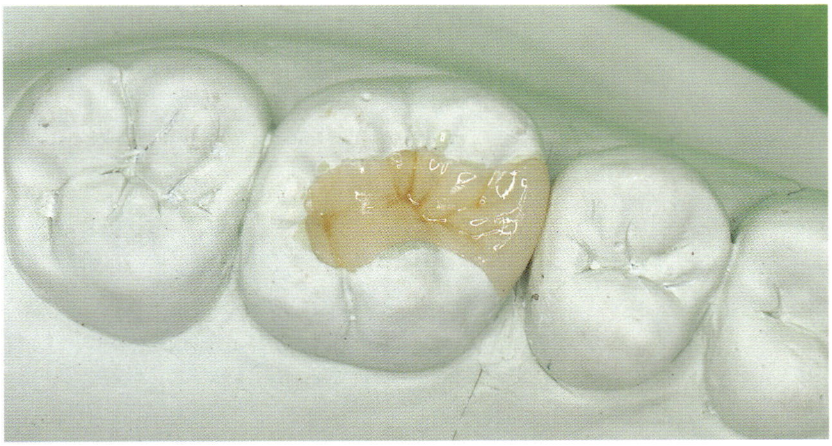

Abb. 9-20 Die Okklusalfläche des Inlay wird mit Oberflächenfarben bemalt und dann lichtgehärtet. Das Inlay ist fertig für die Einprobe im Mund.

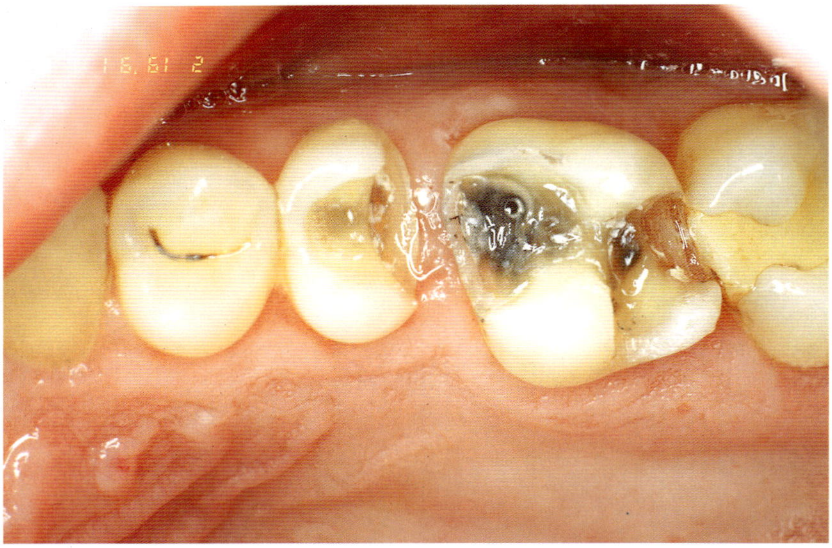

Abb. 9-21 Das Provisorium aus Acrylatkunststoff wird entfernt und die Kavität von jeglichem temporärem Zement gereinigt.

Entfernen der provisorischen Versorgung

Das Provisorium aus Acrylatkunststoff wird vorsichtig aus der Kavität entfernt, um die Präparationsränder nicht zu beschädigen. Das Inlay kann mit einem Scaler oder einer Kürette entfernt werden, indem das Instrument mit seinem Ende am approximalen Rand des Provisoriums angesetzt, und dieses entlang der Einschubrichtung herausgehebelt wird. Eugenol-freier provisorischer Zement ist im allgemeinen weicher und haftet weniger fest an der Unterlage als Eugenol-haltige Zemente, so daß das Inlay leicht entfernt werden kann. Die Kavität wird sorgfältig von jeglichem temporärem Zement und außerdem mit einem Prophylaxekelch und einer flourhaltigen Schleifpaste gereinigt (Abb. 9-21) .

Einpassen des Inlays

Bevor das Kompositinlay einprobiert wird, werden die Innenflächen von Zahn und Restauration auf Unebenheiten hin untersucht (Abb. 9-22). Bei der indirekten Methode sollte das Inlay eng am Stumpf des Arbeitsmodells anliegen (Abb. 9-23). Bei der Einprobe des Kompositinlays muß der Rachen mit einem Gazetupfer abgedeckt sein, damit der Patient das Inlay nicht aspiriert. Das Inlay wird dann vorsichtig in die Kavität einprobiert. Die Lokalisation und Stärke des Kontaktpunktes werden mit ungewachster Zahnseide überprüft. Diese wird interdental durchgezogen, während die Assistenz mit leichtem Druck das Inlay an der Okklusalfläche mit einem Kugelstopfer fixiert. Wenn die Approximalfläche korrigiert werden muß, hält man ein 5 x 5 mm^2 großes doppelseitiges Artikulationspapier (Parkell) mit einem entsprechenden Halter an die approximale Fläche des dem präparierten benachbarten Zahns. Das Inlay wird eingesetzt und wieder herausgenommen, um die Markierung an der Approximalfläche zu sehen. Dieser Bereich kann mit einer mittelgroßen Gummilinse (3M) oder einer Enhance Sensor Scheibe (LD Caulk/ Dentsply International) korrigiert werden.

Wenn das Inlay korrekt sitzt, muß der Randschluß überprüft werden (Abb. 9-24). Überstehende Ränder können mit einem OS-2 oder ET-4 E.T. Ausarbeitungsinstrument (Gebr. Brasseler) gekürzt werden. Überschüsse im Approximalraum werden entweder mit einem speziellen Skalpell für den Approximalraum (z.B. GKG 38, Hu-Friedy) oder einem Behandlungskopf mit einseitig scharfer Schneide (Profin, Weissman Technology International) entfernt.

Bei der indirekten Methode sollte vor der Einprobe im Mund die Okklusion auf dem Modellstumpf und im Arbeitsmodell probiert werden. Bei der direkt-indirekten Methode wird die Okklusion vor dem Beschleifen der Zähne festgestellt und auf dem Diagnostikmodell markiert. Korrekturen der Antagonisten, die auf Grund von Elongationen oder Zahnfehlstellungen erforderlich sind, werden vor der Kavitätenpräparation durchgeführt. Die Okklusalfläche wird in Anlehnung an das Diagnostikmodell gestaltet. Das Inlay wird auf den präparierten Zahn reponiert und die Okklusion wird mit Accufilm doppelseitiger Artikulationsfolie überprüft. Man läßt den Patienten dann vorsichtig zubeißen, um eine Fraktur der Restauration zu vermeiden. In diesem Stadium sollte der Patient möglichst nicht anästhesiert sein. Die Okklusion wird mit der Enhance Sensor Scheibe (LD Caulk/ Dentsply International) korrigiert. Sorgfältig müssen alle zentrischen Kontakte und exzentrischen Bewegungen überprüft werden. Sollte ein okklusales Einschleifen notwendig sein, kann die Oberfläche vor dem endgültigen Bonding nachträglich wieder individuell charakterisiert werden. Die Endpolitur des Inlays und das Finishing der Ränder erfolgen nach dem Einsetzen.

Vier-Stufen-Einprobe

Analog zu adhäsiv befestigten Keramikinlays und -onlays müssen alle Restaurationen nach folgenden Kriterien überprüft werden: *(1)* marginaler Randschluss, *(2)* Approximalkontakte mit den Nachbarzähnen, *(3)* okklusale Verhältnisse zu den Antagonisten und *(4)* Farbgebung. Die ersten drei Stufen sind in diesem Kapitel behandelt worden. Das Inlay sollte dieselbe Farbschattierung wie der präparierte und der benachbarte Zahn aufweisen. Die okklusale Bemalung erfolgte während der Herstellung; braune und weiße Farben werden zum individuellen Charakterisieren von Grübchen und Fissuren verwendet. Die Farbe des Zements wird in Übereinstimmung mit der Farbe des Kompositinlays ausgewählt.

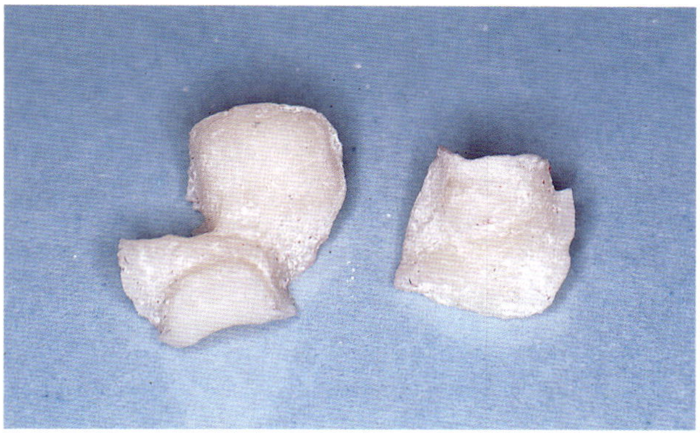

Abb. 9-22 Die Innenflächen des Inlays werden nach Unebenheiten untersucht, die das Einsetzen des Kompositinlays verhindern würden.

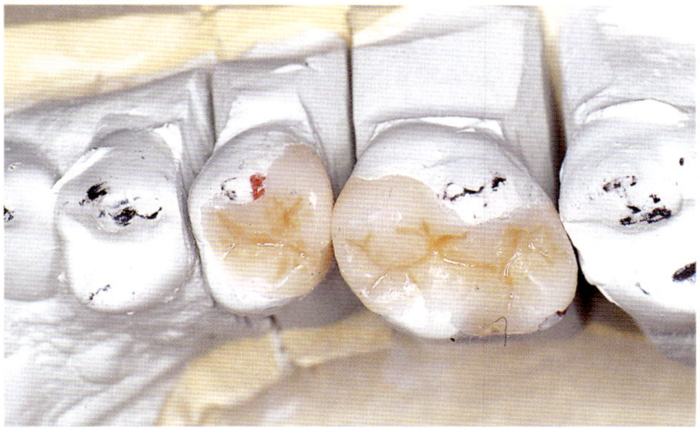

Abb. 9-23 Vor der Einprobe im Mund sollten die Inlayränder gut am Modellstumpf anliegen.

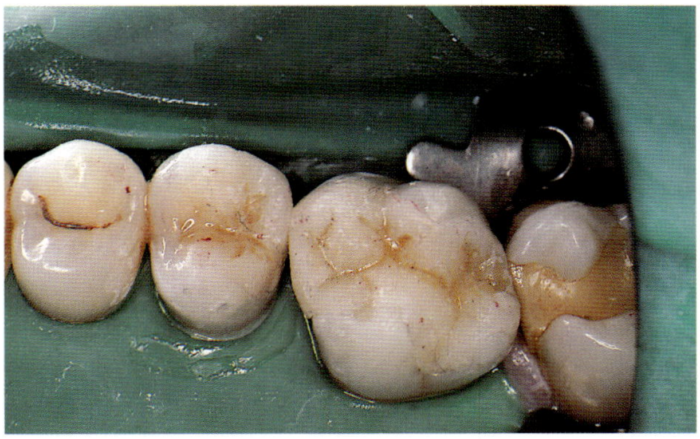

Abb. 9-24 Die Präparationsränder werden in situ erneut überprüft.

Einsetzen der Restauration

Anlegen von Kofferdam

Vor dem adhäsiven Befestigen des Inlays wird Kofferdam angelegt. Wenn möglich, sollten jeweils zwei Zähne neben dem präparierten Zahn mit einbezogen werden. Dadurch können beim Einsetzen des Inlays Probleme mit den Kofferdamklammern, die auf die Gingiva oder in die Approximalräume drücken, vermieden werden. Es sollte ein etwas stärkerer Kofferdam benutzt werden, um während des Einzementierens ein optimales Zurückdrängen der Gingiva zu erreichen. Der Kofferdam schützt außerdem vor Kontamination mit Blut und Speichel.

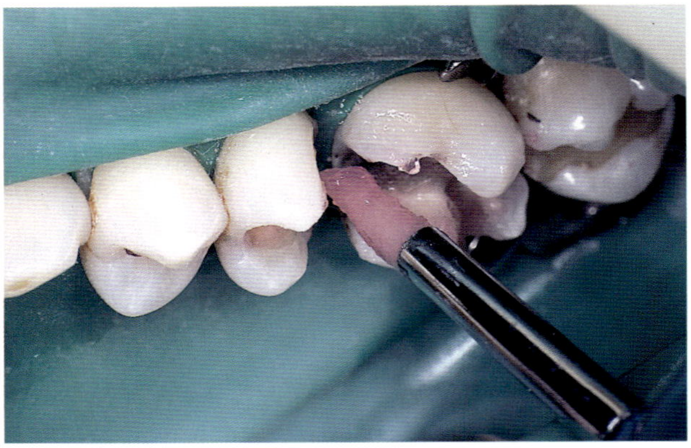

Abb. 9-25 Die präparierten Schmelzränder werden mit einem Ätzgel 30 Sekunden lang angeätzt, das dann 20 Sekunden mit Wasser abgesprayt wird.

Inlayeinprobe

Nach der Polymerisation wird die Innenfläche des Inlays mit einem OS-2 Diamanten (Gebr. Brasseler) angerauht, um einen chemischen Verbund zwischen dem Zementiermedium und dem Kompositinlay zu ermöglichen. Das Inlay wird einprobiert und unter Kofferdam auf seinen korrekten Sitz überprüft. Bei der indirekten Methode wurde das Inlay schon auf dem Modellstumpf korrigiert. Bei der direkt-indirekten Methode (wobei das Coltene-Whaledent DI oder das Den-Mat True Vitality-System benutzt wird), müssen die groben okklusalen Überschüsse des Inlays im Mund auf dem präparierten Zahn reduziert werden. Hierzu eignet sich ein OS-2F Diamant der Firma Brasseler ohne Wasserkühlung. Dabei dürfen die Präparationsgrenzen nicht verletzt werden. Die Approximalräume werden nach dem Einzementieren ausgearbeitet. Die Okklusion wird nach dem adhäsiven Befestigen des Inlays korrigiert.

Adhäsivtechnik

Der Zahn wird zuerst mit einer abrasiven fluorhaltigen Paste und einem Prophylaxekelch gereinigt. Die Zahnpräparation wird dann mit dem Adhäsiv behandelt. Zuerst wird der Schmelz mit einem Ätzgel 30 Sekunden lang angeätzt (Abb. 9-25), das dann 20 Sekunden lang mit einem Wasserspray vom Zahn wieder abgesprayt wird. Der Zahn wird getrocknet. Dentin und angeätzter Schmelz werden dann mit einem Dentin-Conditioner auf Aluminiumoxalatbasis vorbehandelt (z.B. Tenure, Den-Mat Corp), der 30 Sekunden lang dünn über die Kavität verteilt wird.

Der Conditioner wird anschließend 15 Sekunden vom Zahn abgesprayt und die Kavität mit Luft getrocknet. Die beiden Adhäsive Tenure A und B werden gemischt und auf den angeätzten Schmelz und die Dentinoberfläche aufgetragen. Dann läßt man es wieder 30 Sekunden trocknen. Tenure wird deshalb ausgewählt, weil es einen sehr dünnen Film bildet. und weil es ein autopolymerisierendes Dentin- und Schmelzadhäsiv darstellt.

Der Zahn wird dann mit einer sehr dünnen Schicht eines ungefüllten Kunststoffs (z.B. Visar Seal, Den-Mat Corp) bestrichen, die das Tenure gewissermaßen benetzt. Ein dual-härtendes Befestigungskomposit wird ausgewählt. Es können die gleichen Befestigungskomposits für Keramik- und für Kompositinlays verwendet werden. Das Befestigungskomposit wird nach Angaben des Herstellers gemischt und sowohl in die Kavität als auch auf die Innenflächen des Inlays aufgetragen (Abb. 9-26). Das Inlay wird mit einem Kugelstopfer in seine Position gebracht. Mit einem feinen Pinsel, der mit Monomer benetzt wird, entfernt man vorsichtig grobe Überschüsse von Befestigungskomposit. Dadurch vermeidet man das spätere Entfernen großer Überschüsse mit rotierenden Instrumenten nach dem Lichthärten. Wenn das Inlay anderen Kompositrestaurationen benachbart ist, muß interdental eine Matrize angelegt werden.

Das Inlay wird von allen Seiten lichtgehärtet - approximal, fazial, lingual und okklusal - jeweils 60 Sekunden lang (Abb. 9-27).

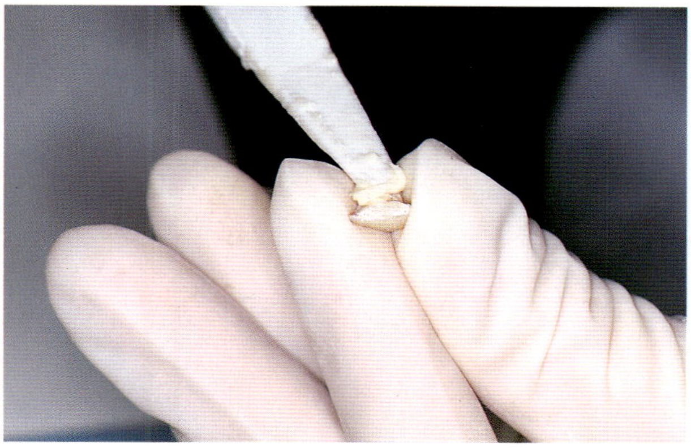

Abb. 9-26 Der dual-härtende (z. B. lichthärtend und selbsthärtend) Zement wird gemischt und auf die Innenfläche des Inlays und in die Kavität eingebracht.

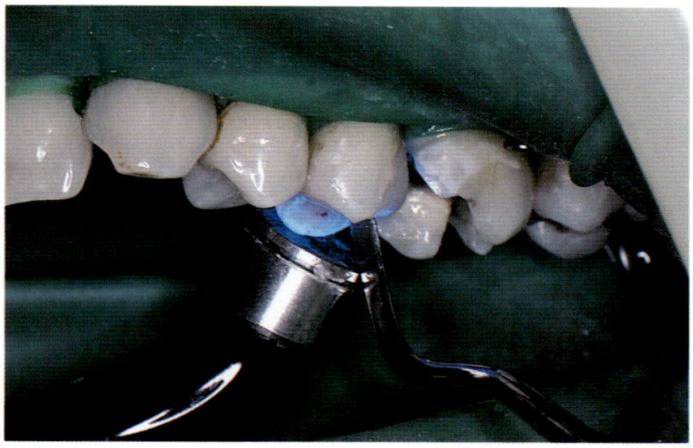

Abb. 9-27 Das korrekt sitzende Inlay wird an allen Oberflächen 60 Sekunden lang ausgehärtet.

Vorteile von Kompositinlays

Mehrere Gründe sprechen für das Kompositinlay als Alternative zum Keramikinlay oder zur direkten Kompositfüllung. Kompositinlays befinden sich bereits in klinischer Anwendung, und klinische Studien über mehr als 3 Jahre weisen Ergebnisse auf, die gleich gut oder besser als Seitenzahnfüllungen aus Komposit sind. Dieses Vorgehen bietet folgende Vorteile:

- Sehr gute Ästhetik
- Bessere Kontrolle der Approximalräume
- Ausgezeichneter marginaler Randschluß
- Reduzierte oder keine Laborkosten, wenn die Herstellung in der Praxis erfolgt
- Leichtes Reparieren des Materials im Mund des Patienten
- Stabilisierung des geschädigten Zahnes und, wenn nötig, leichte Entfernbarkeit
- Kompensation der gesamten Polymerisationsschrumpfung durch Aushärten des Materials außerhalb des Mundes
- Erhöhte Festigkeit des Komposits durch den Prozeß der Lichthärtung

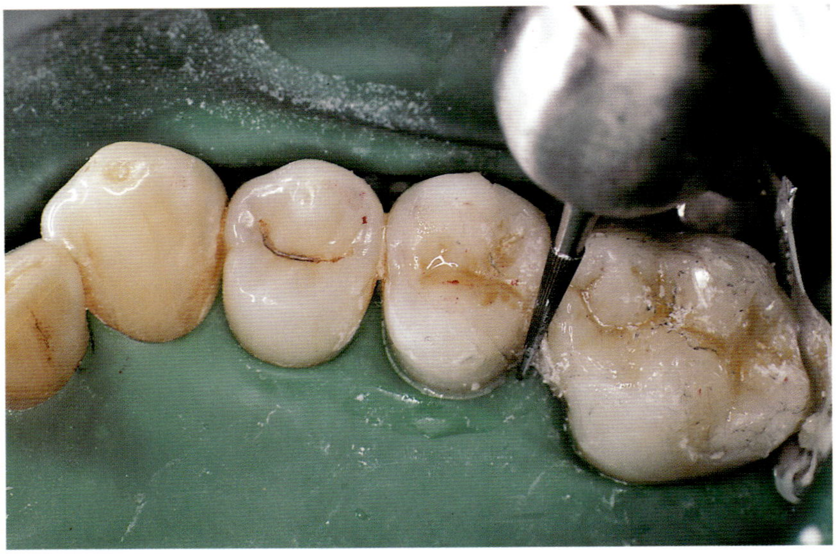

Abb. 9-28 Nachdem das Inlay mit Licht ausgehärtet ist, werden grobe Zementüberschüsse an den Rändern mit einem E.T.-U.F Fissurenbohrer (Gebr. Brasseler) entfernt.

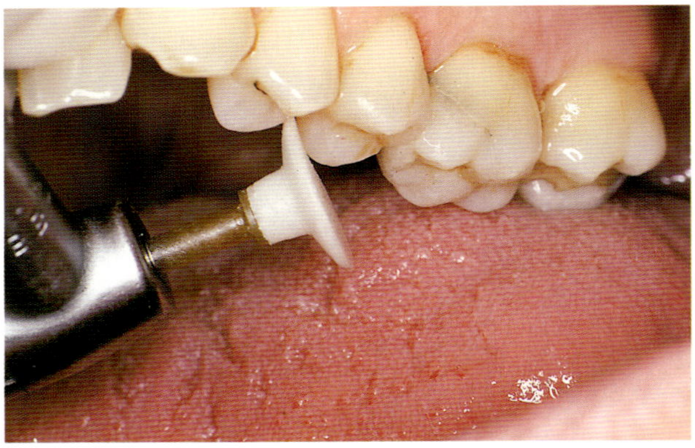

Abb. 9-29 Mit einer Enhance Sensor Scheibe werden die Präparationsränder des Inlays geglättet.

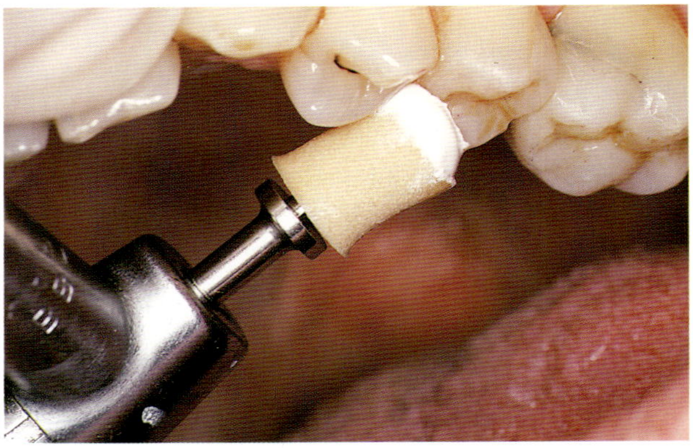

Abb. 9-30 Das Inlay wird mit einem Gummikelch und Komposit-Polierpaste poliert.

Ausarbeiten und Polieren

Nachdem das Befestigungskomposit polymerisiert ist, werden die Inlayränder mit feinen Fissurenbohrern ausgearbeitet; und zwar in der Reihenfolge 9-Blatt - 16-Blatt - 30-Blatt E.T. Fissurenbohrer (Gebr. Brasseler) (Abb. 9-28). Wenn okklusale Grübchen und Fissuren nachkonturiert werden sollen, kann dies mit einem OS-3, OS-4, einem 16- oder 30-Blatt Hartmetallfinierer erfolgen. Das endgültige Finishing und die Politur wird mit einer Aluminiumoxidpolymer-Scheibe (Abb. 9-29)

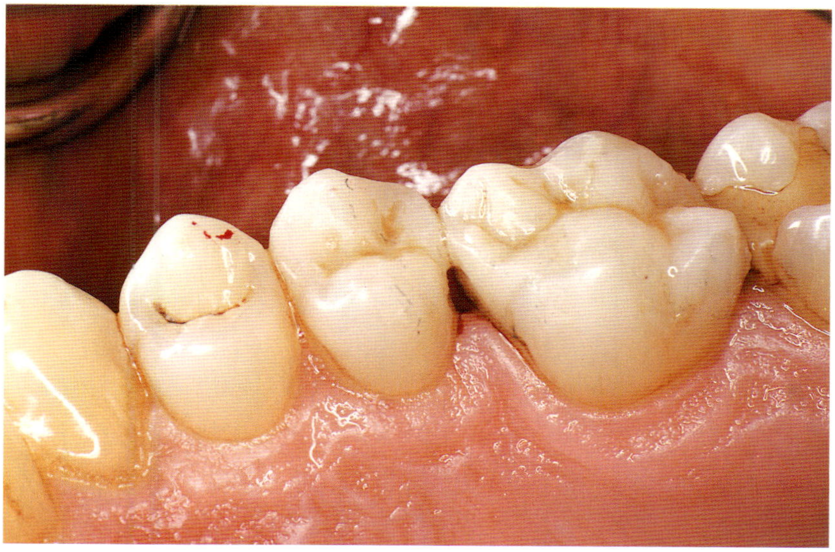

Abb. 9-31 Fertige CR Inlayversorgungen.

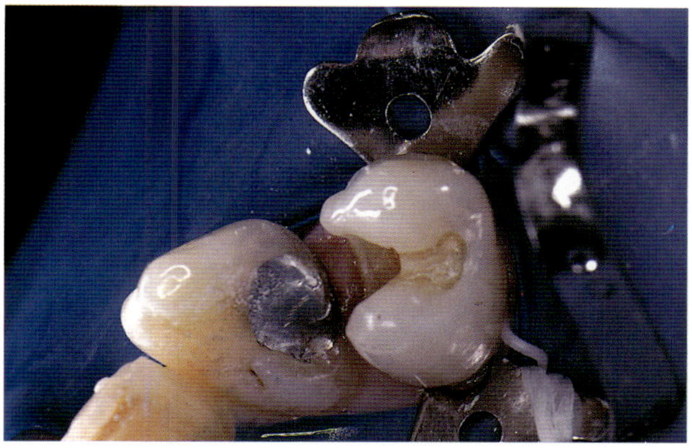

Abb. 9-32a Mesio-okklusale Inlaykavität eines ersten Oberkieferprämolaren im sichtbaren Bereich.

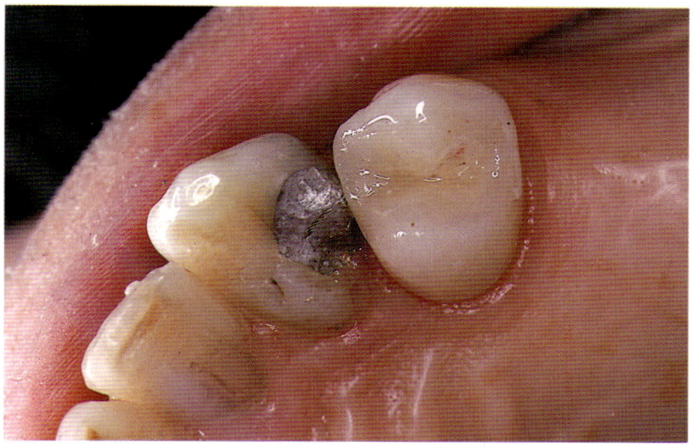

Abb. 9-32b Der Prämolar wurde mit einem True Vitality Kompositinlay versorgt.

durchgeführt. Abschließend wird noch mit Komposit-Polierpaste (z.B. PrismaGloss, LD Caulk/ Dentsply International; Rembrandt Polierpaste, Den-Mat Corp) und einem Gummikelch poliert. Der Kofferdam wird abgenommen und die Okklusion des Inlays mit Accufilm Artikulationsfolie in Zentrik und bei exzentrischen Bewegungen überprüft. Sind Einschleifmaßnahmen notwendig, muß erneut poliert werden. Abbildung 9-31 zeigt ein fertiges Inlay. Die Abbildungen 9-32a und b zeigen eine mesio-okklusale Restauration an einem ersten Oberkieferprämolaren im sichtbaren Bereich.

10 Erweiterte klinische Anwendungen

Das Konzept der angeätzten, adhäsiv befestigten Keramikversorgung hat auf Grund seiner minimal invasiven und konservativen Therapiemethode eine Vielzahl möglicher Anwendungen initiiert. Diese Anwendungen reichen von keramischen Verblendschalen über Inlays, Kronen bis zu Miniflügeln an Klebebrücken im Frontzahnbereich. In Kapitel 1 bis 7 wurden die gängigeren Einsatzbereiche im Seitenzahnbereich, wo die adhäsiv befestigte Restauration sowohl die funktionelle Stabilität als auch die Ästhetik des zerstörten Zahnes wiederherstellt. Die eher ausgefallene Versorgung einer Klasse IV-Kavität mit einem adhäsiv befestigten Keramikinlay und die linguale Klasse III-Versorgung wurde ebenfalls zum Aufbau eines Approximalkontaktes oder einer Front-Eckzahnführung diskutiert. Dieses Kapitel behandelt nun Einzelzahnversorgungen und beschreibt den Einsatz von zwei adhäsiv befestigten „Overlays“ als Verankerung für eine Klebebrücke.

Adhäsiv befestigte Brücke

Die Notwendigkeit einer substanzschonenden Versorgung bei Nichtanlagen oder Lücken infolge von Zahnextraktionen wurde seit der Entwicklung von Klebebrücken in den frühen 80er Jahren offensichtlich. Diese Methode wurde laufend weiterentwickelt, um ihr Indikationsspektrum zu erweitern. Diese Restaurationen sind inzwischen als Alternative zu konventionellen Brückenankern anerkannt.

Der Erfolg von keramischen Verblendschalen ermutigte einige Zahnärzte, deren Einsatz als Halteelemente für Brücken zu erweitern. 1986 veröffentlichten *Ibsen* und *Strassler* ihren ersten Artikel über eine adhäsiv mit Veneers befestigte keramische Frontzahnbrücke. Die adhäsiv befestigten labialen Veneers verbesserten die Ästhetik der Pfeilerzähne und trugen das Brückenzwischenglied. Das Konzept wurde dahingehend weiterentwikkelt, daß linguale Keramikveneers (oder „Flügel“)

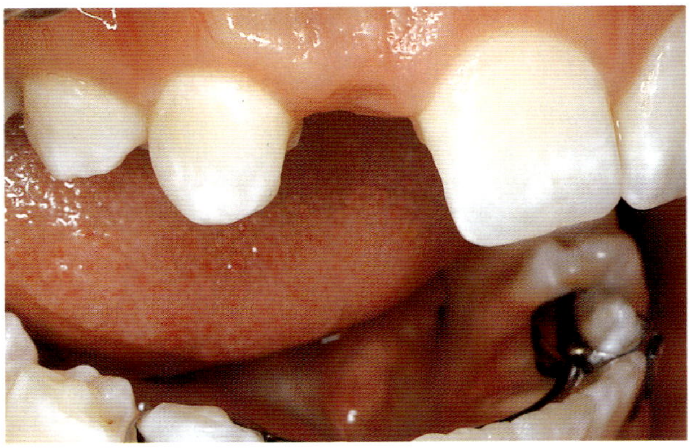

Abb. 10-1a Der seitliche Schneidezahn muß wegen Nichtanlage mit einer adhäsiv befestigten Keramikrestauration versorgt werden. Hierzu werden zwei Klasse III-Inlaykavitäten präpariert.

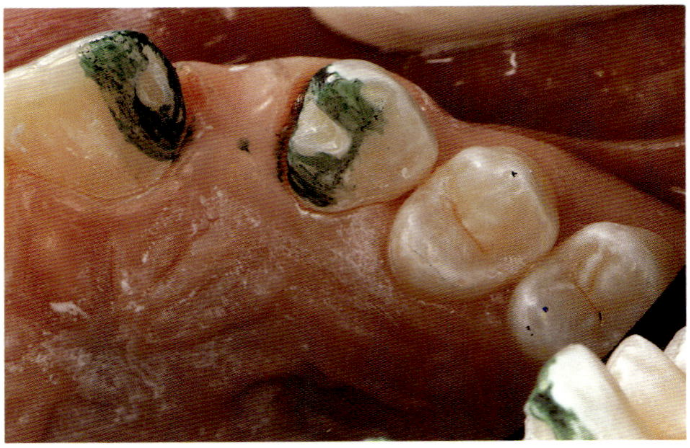

Abb. 10-1b Zwei Klasse III-Inlaykavitäten, von palatinal und bukkal präpariert. (Die grüne Farbe an der Palatinalfläche wurde benutzt, um die Präparation besser sichtbar zu machen.)

geschaffen wurden, um die bisher verwendeten adhäsiv befestigten Metallgerüste, z.B. bei Maryland-Brücken, zu ersetzen. Die Keramikflügel verliehen dem System keine zusätzliche Festigkeit, sondern ersetzten nur die fehlenden Metallgerüste für die okklusale Stabilität. In jenen Fällen, wo die Pfeilerzähne keine ästhetische Verbesserung benötigen und die Zähne nicht schon mit einer Maryland-Brücke versorgt sind, entstand eine weitere Modifikation. Es werden zwei Klasse III-Kavitäten mit inzisaler oder lingualer Einschubrichtung in die beiden Pfeilerzähne präpariert, die die Brükke tragen sollen (Abb. 10-1a bis f). Diese Präparationen müssen immer zur Peripherie des Zahnes hin divergieren, um das Einsetzen zu erleichtern. Die Präparation muß nach dem Prinzip des Widerstands gegenüber Kaukräften erfolgen, außerdem muß sie eine vertikale Unterstützung während Funktionsbewegungen des Unterkiefers darstellen.

Der ständige technische Fortschritt und die Entwicklung von faserverstärkten Keramikmaterialien und anderen Systemen (z.B. Vita In-Ceram, Vident; Optec, Jeneric/ Pentron; Mirage Fibre Reinforced Porcelain, Chameleon Dental Products; Cerinate, Den-Mat Corp) fördert immer wieder das Interesse auf diesem Gebiet. Der Grund dafür ist offensichtlich: diese Versorgungen sind in der Präparation ebenso konservativ wie die konventionellen adhäsiv befestigten Metallgerüste bei Klebebrücken, aber wesentlich ästhetischer. Die relativ hohen Erfolgsraten dieser Klebebrücken im Frontzahnbereich haben ihre Entwickler dazu ermuntert, die Anwendung auf den Seitenzahnbereich zu erweitern. Das Konzept wurde auf zwei unterschiedlichen Wegen versucht: *(1)* die Vollkeramikbrücke, *(2)* die metallverstärkte Keramikbrükke mit intrakoronalen Anteilen.

Bei Fehlen eines Prämolaren oder eines ersten Molaren können in den Nachbarzähnen zwei Slot-Präparationen durchgeführt werden. Jede Präparation muß im Verhältnis zum Zahn maximal breit und hoch sein, um eine möglichst breite Kontaktzone zu erhalten. Diese breite Kontaktzone verleiht dann den Verbindungselementen die gewünschte Stärke. Wenn der Kontaktbereich auf beiden Seiten ausreichend groß ist, kann in Einzelfällen die Lücke mit einer Vollkeramikrestauration versorgt werden, insbesondere wenn eine verstärkte Keramik verwendet wird.

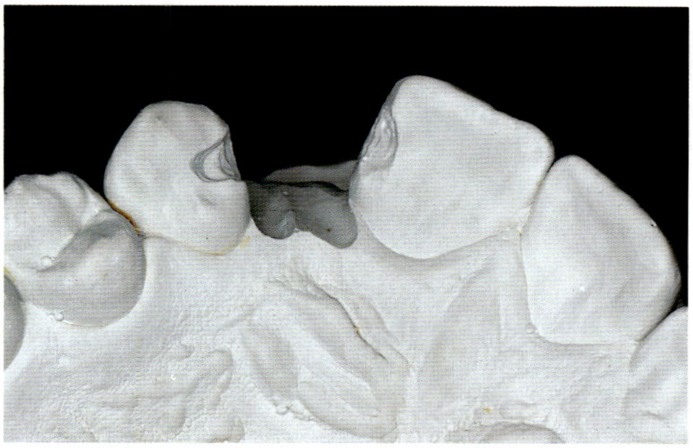

Abb. 10-1c Meistermodell der Klasse III-Inlaypräparation.

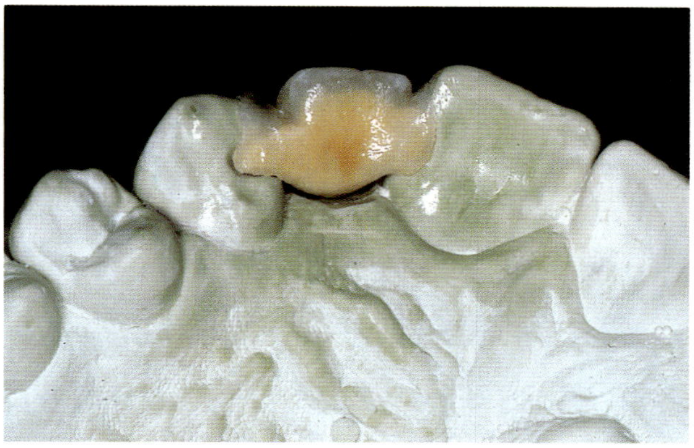

Abb. 10-1d Fertige Keramikversorgung auf dem Arbeitsmodell in situ.

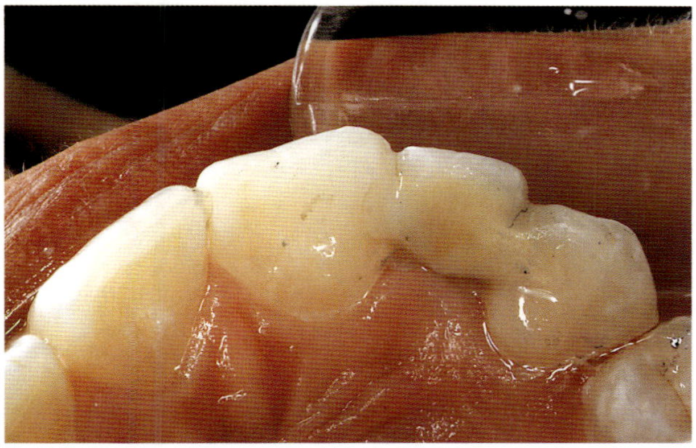

Abb. 10-1e Palatinalansicht der an den Pfeilerzähnen adhäsiv befestigten Restauration.

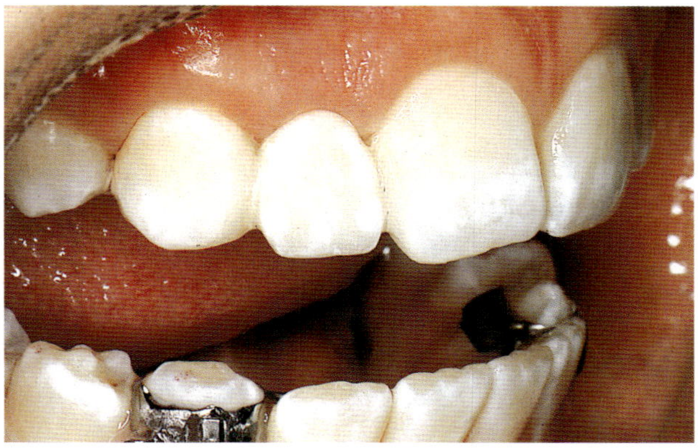

Abb. 10-1f Labialansicht des Zahnersatzes nach der Eingliederung.

Alternativ wird ein Gerüst aus Metallkeramik verwendet und in die Keramik eingeschlossen. Das Metall wird vollständig von Keramik umgeben, so daß die angeätzte Keramikoberfläche an der Kavität haftet (Abb. 10-2)
Die Autoren haben verschiedene Modifikationen dieses Konzepts erprobt, einschließlich einer verstärkenden oder stabilisierenden Substruktur aus Metall, die den Pulpenboden bedeckt, aber an der Okklusalfläche und am Brückenzwischenglied mit Keramik überzogen ist (Abb. 10-3). Wenn der Kavitätenboden mit einem Metallgerüst aus einer niedrig schmelzenden Legierung abgedeckt ist, kann es mit einer Lösung aus Hydrofluorsäure, Schwefelsäure und Salpetersäure angeätzt werden, während die Keramik an den lateralen Kavitätenwänden mit Hydrofluorsäure angeätzt wird. Wenn die Metallkeramik aus einer der Legierungen besteht, die sich weniger gut anätzen lassen, kann die Haftung zusätzlich durch Sandstrahlen und vorheriges Konditionieren mit einem Metallprimer erreicht werden. Der ersetzte Zahn wird an den Nachbarzähnen in gewohnter Weise adhäsiv befestigt; wann immer möglich, sollte Kofferdam angelegt werden.

Das Verfahren kann ebenso im Frontzahnbereich angewendet werden, wobei zwei Inlaykavitäten an den Nachbarzähnen präpariert werden müssen (Abb. 10-4a und b). Ein gegossenes Metallgerüst ist mit Keramik überzogen und bedeckt den Pfeilerzahn (Abb. 10-4c und d). Das fertige Brückenzwischenglied wird an seine Position geklebt und wirkt wie ein normaler Zahn (Abb. 10-4e).

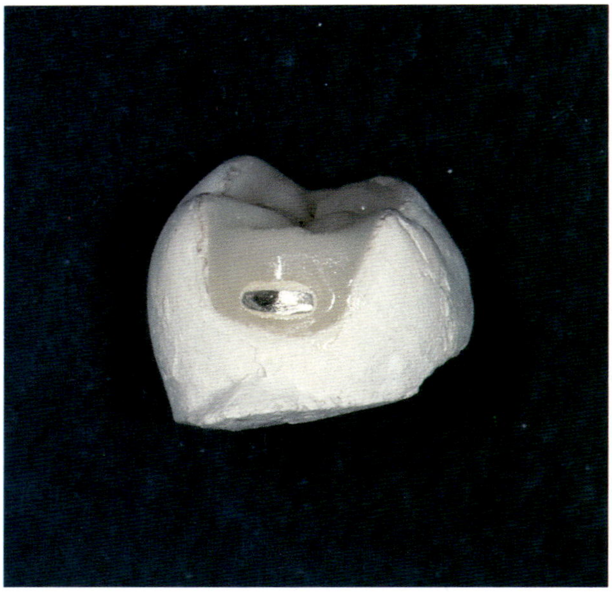

Abb. 10-2 Verwendung eines Metallstabes, der von Keramik umgeben wird. Die paßgenaue Oberfläche der Keramik soll zum Kleben angeätzt werden.

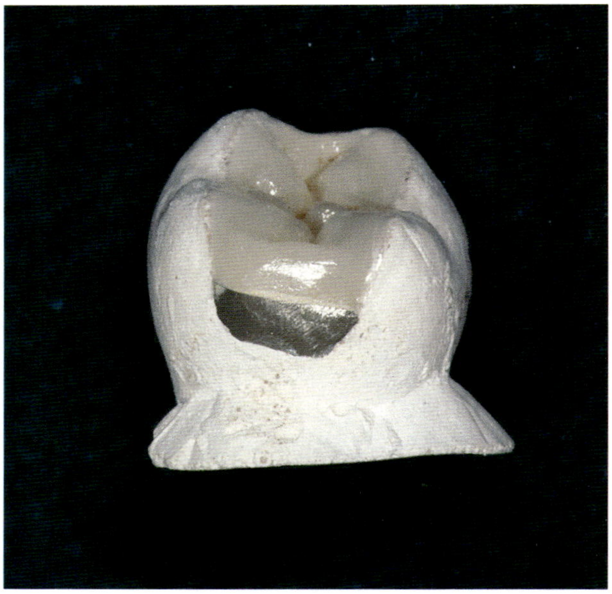

Abb. 10-3 Verwendung einer angeätzten, niedrigschmelzenden Metallegierung am Kavitätenboden.

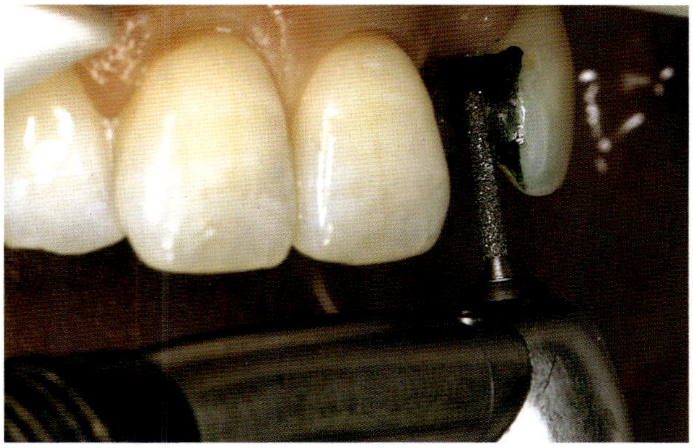

Abb. 10-4a Eine Slot-Präparation wird für eine Frontzahnbrücke aus Metall und Keramik durchgeführt.

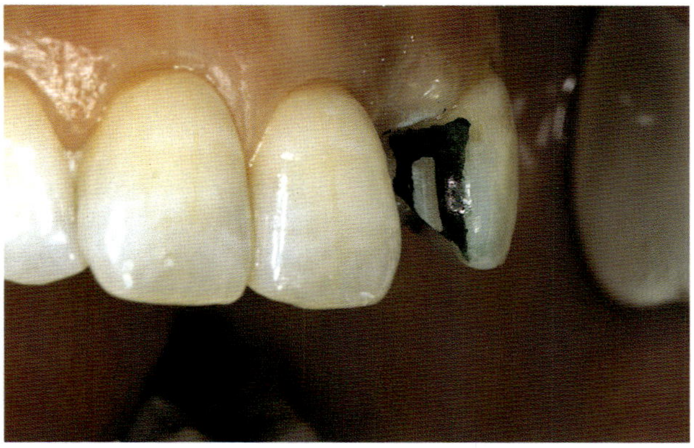

Abb. 10-4b Fertige Präparation des Pfeilerzahnes.

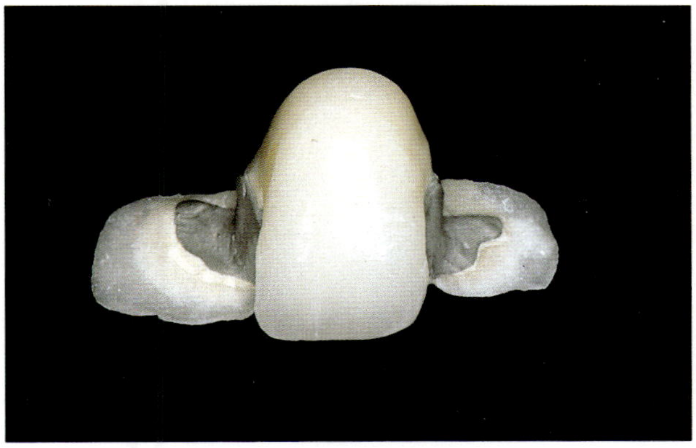

Abb. 10-4c Die Labialansicht der vollständigen Restauration zeigt das verstärkende angeätzte Metallgerüst.

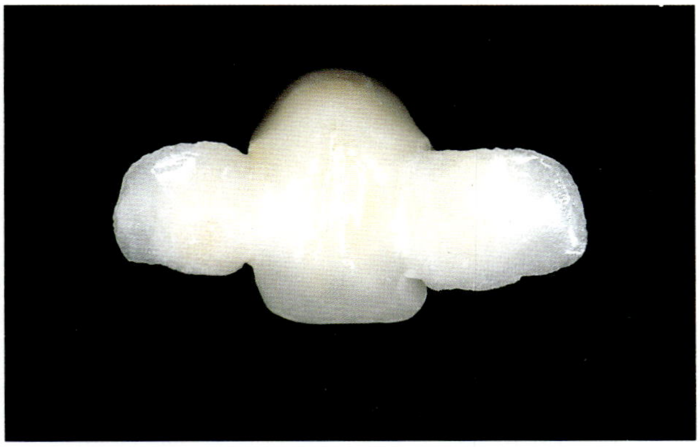

Abb. 10-4d Die Lingualansicht der Restauration zeigt das Metallgerüst verborgen durch die Keramik.

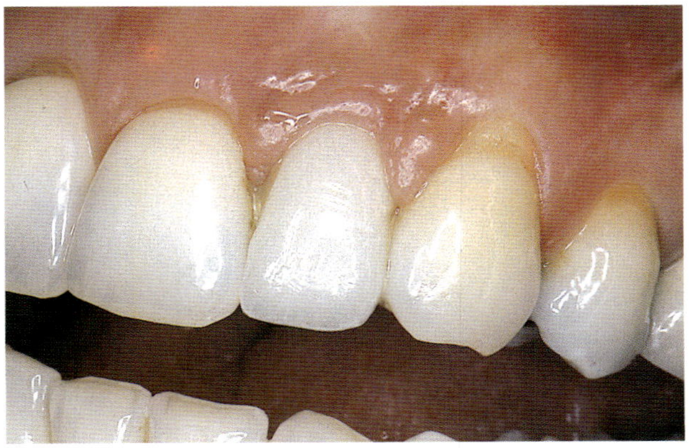

Abb. 10-4e Fertige Restauration in situ.

Alternativ kann eine verstärkte Substruktur aus spezieller Keramik, wie z. B. In-Ceram (Vident) verwendet werden (Abb. 10-5). Einige dieser Grundmaterialien können nicht angeätzt werden, jedoch zeigen rasterelektronenmikroskopische Aufnahmen dieser Produkte, daß sie von Natur aus eine Oberflächentopographie besitzen, die dem Komposit eine hohe Festigkeit verleiht. Frühe Studien haben gezeigt, daß die Haftkraft von Komposit an In-Ceram vergleichbar ist mit der von Komposit an angeätzter konventioneller Keramik.

Eine nützliche Anwendung für diesen Typ von Vollkeramikbrücken ergibt sich bei Verlust des ersten Molaren, wenn der zweite Molar gekippt und nach mesial gewandert ist. Diese geänderte Stellung führt unweigerlich zu einem reduzierten Kontakt des gekippten zweiten Unterkiefermolaren mit seinem Antagonisten (Abb. 10-6a). Der nun entstandene Raum zwischen der Okklusalfläche des gekippten Molaren und dem Antagonisten (der nicht extrudiert ist) schafft einen zusätzlichen interokklusalen Raum für eine Verbindung mit einem festsitzenden Zahnersatz aus Vollkeramik. In diesen Fällen wird der Zahn mit einem Onlay versorgt, um die Stabilität zu erhöhen und die okklusale Harmonie wiederherzustellen. Die okklusale Oberfläche wird angerauht, um eine bessere Adhäsion zu erreichen. Alle scharfen Ecken und Kanten werden abgerundet. Die bukkalen und lingualen Höcker werden mit einer Hohlkehle präpariert.

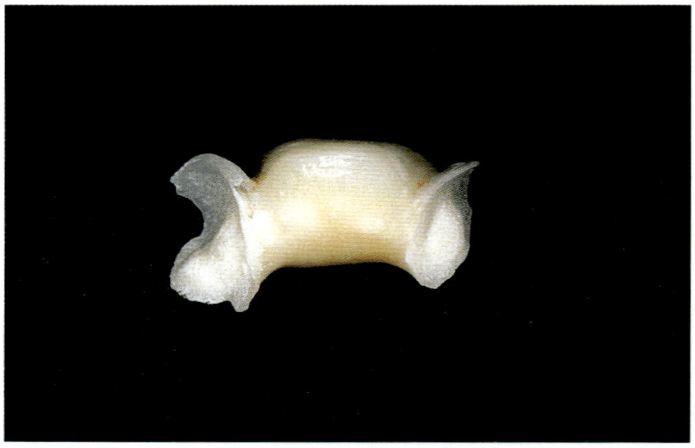

Abb. 10-5 Seitenansicht einer Alternativrestauration mit In-Ceram (Vident) als Gerüst.

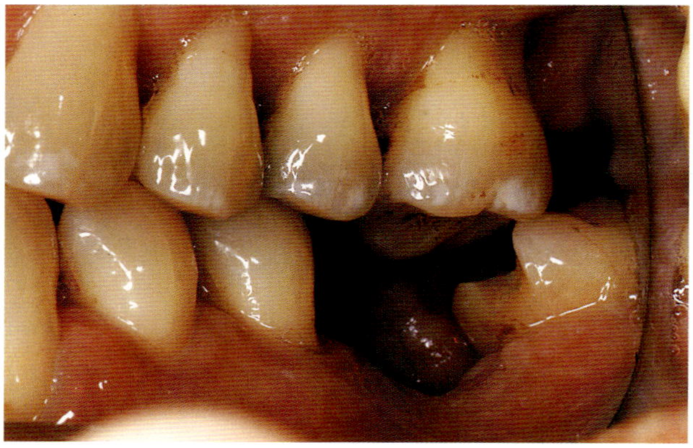

Abb. 10-6a Seitenansicht eines fehlenden linken ersten Unterkiefermolaren vor der Behandlung.

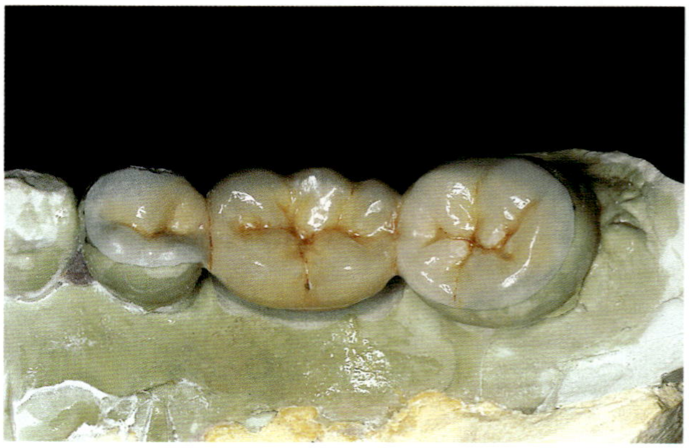

Abb. 10-6b Das Meistermodell zeigt das disto-okklusale Inlay auf dem zweiten Prämolaren und ein Onlay auf dem mesial gekippten zweiten Molaren. Der Unterschied in der Höhe zwischen den Okklusalflächen gestattet einen großzügigen Aufbau der Keramik. Dadurch wird insgesamt eine größere Festigkeit erreicht und die ordentliche Funktion des Zahnbogens wiederhergestellt.

Am mesialen Pfeilerzahn wird distal an Stelle einer vorherigen Amalgamfüllung eine Standard-Inlaykavität präpariert (Abb. 10-7a). Die Keramik wurde bis zum Erreichen einer korrekten Okklusion aufgebaut, die Restauration eingesetzt (Abb. 10-7b). Wenn nötig, kann die Okklusion noch korrigiert werden. Der Erfolg dieser Art von festsitzendem Zahnersatz aus Vollkeramik ist dem erhöhten vertikalen Platzangebot an der Mesialfläche des gekippten Molaren zu verdanken, außerdem den optimalen Kontaktverhältnissen ohne Auftreten von Führungskontakten bei exzentrischen Bewegungen. Der gekippte Molar sollte mesial keinen parodontalen Knochenabbau aufweisen und sollte parodontal resistent sein. Andernfalls sollte man versuchen, den Molaren aufzurichten. Es muß dann über eine andere Konstruktion nachgedacht werden.

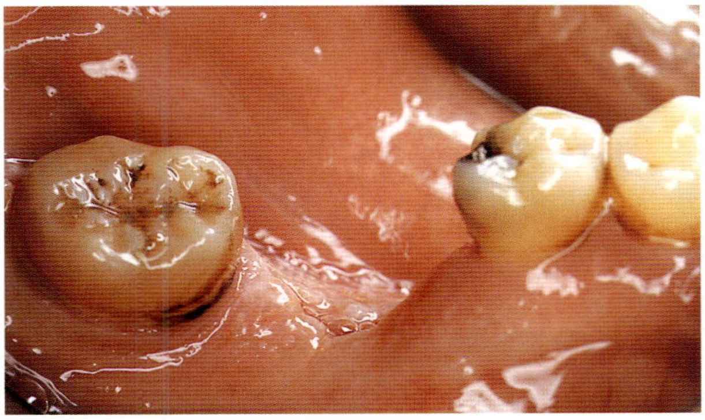

Abb. 10-7a Das Bild zeigt den gekippten Molaren vor der Behandlung und eine disto-okklusale Amalgamfüllung auf dem Prämolaren.

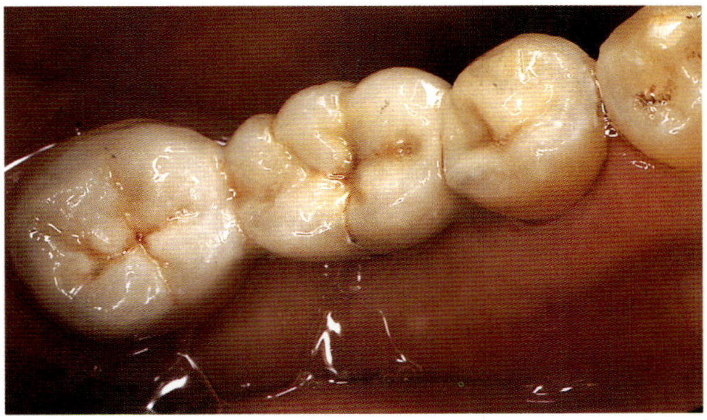

Abb. 10-7b Die Restauration in situ. Sie wurde bis zur korrekten Okklusionsebene aufgebaut, wobei auf dem Molaren ein Onlay erforderlich wurde. Dies schafft ebenfalls eine erhöhte Festigkeit.

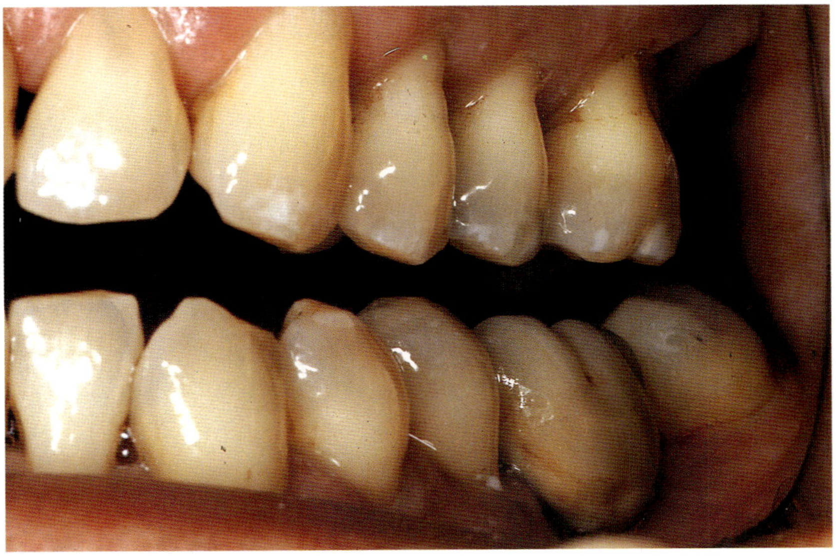

Abb. 10-7c Seitansicht einer fertigen Vollkeramik-Restauration.

Anforderungen an die Präparation

Zentrale Fossa

- Keramik: 1,5 mm
- Metall: 0,5 mm

Approximaler Kasten

- 1 bis 5 mm tief mesiodistal
- möglichst tief in okkluso-apikaler Richtung
- bukko-lingual auf gleichem Gingivaniveau

Änderung der Okklusionsverhältnisse

In der Praxis ist es manchmal notwendig, die bestehenden Okklusionsverhältnisse zu ändern. In vielen Fällen sind die entsprechenden Zähne noch ohne Restaurationen. Es ist für den Zahnarzt nicht wünschenswert, diese Zähne für einen festsitzenden Zahnersatz zu beschleifen, nur um die Okklusion zu ändern.

Wenn bereits in einem der beiden Kiefer Zahnersatz geplant ist, bietet die adhäsiv befestigte Keramikrestauration eine mögliche Alternative, die Okklusionsverhältnisse in Kombination mit konventionellen Brückenkonstruktionen zu ändern.

Klinisches Fallbeispiel (Abb. 10-8a bis d)

Ein Patient stellte sich mit einer kongenitalen beidseitigen Nichtanlage der seitlichen Schneidezähne und einem fehlenden rechten ersten Oberkieferprämolaren vor. Es wurde eine skelettale Klasse III mit Kopfbiß diagnostiziert. Der Patient wünschte eine prothetische Versorgung mit festsitzendem Zahnersatz und eine allgemeine Verbesserung der Ästhetik.

Der Zahnersatz wurde derart gestaltet, daß die Prämolaren beidseits mit einbezogen wurden. Um einen tieferen Überbiß zu schaffen, so daß bei der Disklusion der Seitenzähne während exzentrischer Unterkieferbewegungen eine Frontzahnführung zum Tragen kommt, mußte die Bißlage angehoben werden. Die vertikale Dimension wurde durch okklusales Auftragen erhöht. Die provisorische Versorgung, die von Prämolar zu Prämolar reichte, wurde analog dazu gestaltet. Die Molaren mußten wegen der neuen Okklusionsebene entsprechend höher aufgebaut werden. Aus diesem Grund wurden beidseits Verblendschalen-Onlays einzementiert. (Eine kieferorthopädische Behandlung wäre vorzuziehen gewesen, aber der Zeitfaktor spielte eine Rolle.)

In diesem Fall kann sich die Präparation auf das Anrauhen der zu bedeckenden Zahnoberfläche (wodurch die Adhäsion verbessert wird) und das Ausrunden von scharfen Stellen beschränken. Die Bukkal-, Lingual- und Approximal-Okklusalflächen wurden als ganz leichte Hohlkehle präpariert, so daß für den Zahntechniker eine definierte Präparationsgrenze erkennbar war. Die angeätzte Keramikrestauration wurde bei erhöhter vertikaler Dimension adhäsiv in situ befestigt, die Okklusion wurde in terminaler Schlußbißstellung adjustiert. Anschließend wurde eine neue Bißregistrierung durchgeführt, und die konventionelle Frontzahnbrücke in harmonischer Übereinstimmung mit diesen Restaurationen hergestellt.

Man sollte sich darüber klar sein, daß diese Art der Restauration kein Universalmittel ist. Es wäre töricht, dies bei allen Fällen als eine konservative, einfache Methode, um die Okklusionsverhältnisse zu ändern, anzusehen. Bevor dies allzu forsch betrieben wird, muß nachgedacht werden (z.B. über Kiefergelenksbeschwerden), die Okklusion muß als Verursacher von Symptomen überprüft werden, die möglicherweise beteiligt sein können. Vor dem Einsetzen irgendwelcher Restaurationen, muß das gewünschte Okklusionskonzept in einer wieder entfernbaren Form ausgearbeitet sein, um sicher zu gehen, daß durch diese Behandlung das Problem auf lange Sicht beseitigt ist. Viele okklusale Therapien scheinen das myofunktionale Schmerzsyndrom nur kurzfristig zu lösen. Dann aber treten die Schmerzen unweigerlich wieder auf. Wieder entfernbare okklusale Aufbisse sind in den meisten Situationen eher indiziert.

Schlußfolgerung

Die vielfältigen Anwendungsmöglichkeiten von adhäsiv befestigten Keramikrestaurationen sind lediglich durch die Phantasie des Zahnarztes und die Materialeigenschaften begrenzt. So wie wir Möglichkeiten finden, die Eigenschaften der Keramik zu verbessern, wird sich das Indikationsspektrum dieser konservativen Therapiemethode erweitern.

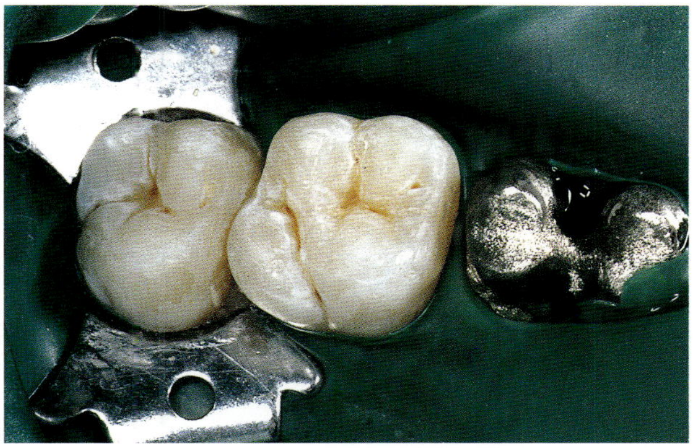

Abb. 10-8a Angeätzte Präparation der Molaren für die Aufnahme der okklusalen Overlays.

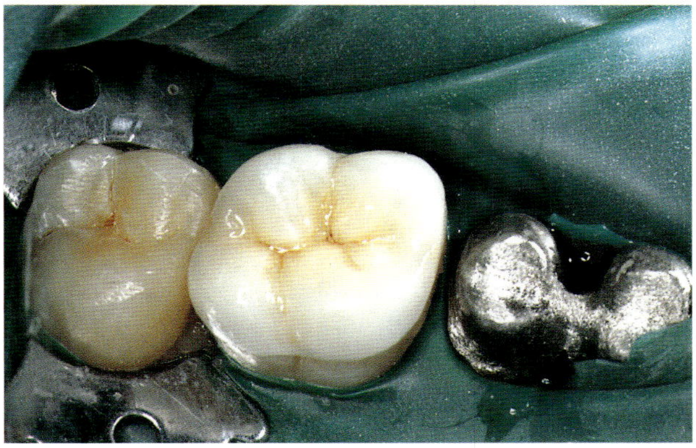

Abb. 10-8b Die okklusalen Overlays werden im Mund des Patienten einprobiert.

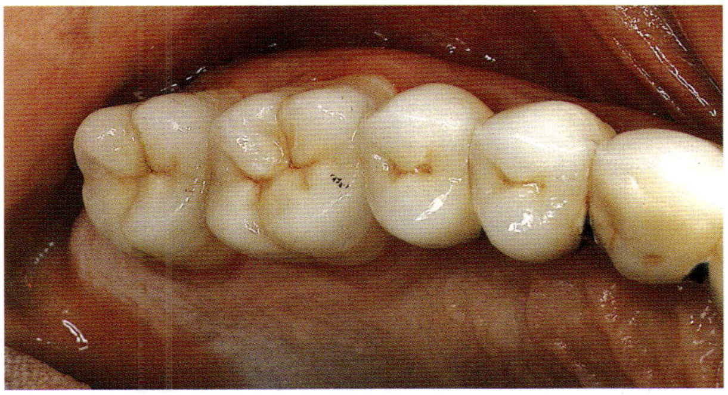

Abb. 10-8c Die okklusalen Molarenoverlays sind in situ geklebt, daneben die Metallkeramikbrücke, die bis in die Frontzahnregion reicht. Die gesamte Konstruktion bei angehobener vertikaler Bißhöhe.

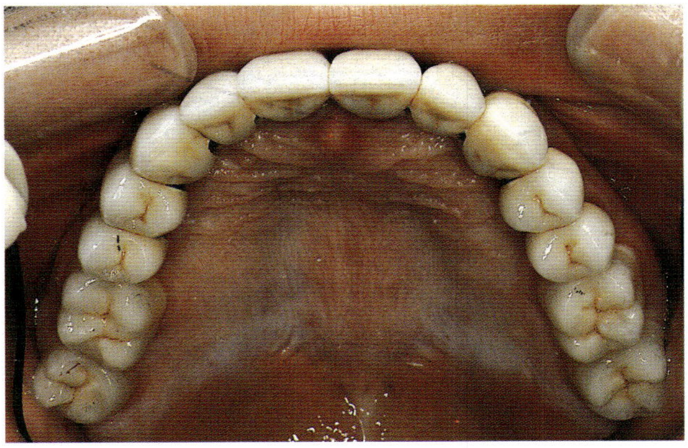

Abb. 10-8d Okklusalansicht der vollständigen Metallkeramikbrücke und der adhäsiv befestigten Vollkeramik-Molaren-Overlays.

11

Direkt gefräste Keramikinlays und -onlays - CAD/CAM-Systeme

Barry P. Isenberg/ David A. Garber

Forschung und Prototypen

Die Einführung von computergestützten gefrästen keramischen Inlays (computer-aided design/computer-aided manufacture [CAD/CAM]-Systemen) in die restaurative Zahnheilkunde stellt einen großen technologischen Durchbruch dar. Es ist nun möglich, Keramikrestaurationen in einer einzigen Sitzung zu entwerfen und fertigzustellen, im Gegensatz zum konventionellen Verfahren mit Abdrucknahme, Provisoriumanfertigung und Herstellung der Restauration im zahntechnischen Labor. Damit werden Fehlerquellen und Ungenauigkeiten ausgeschlossen, die der indirekten Methode anhaften. Die CAD/CAM-Systeme dagegen sparen dem Zahnarzt und dem Patienten Zeit, sie stellen eine ästhetische Restauration dar und erzeugen ausreichende Abrasionsfestigkeit.

In der Vergangenheit waren die Möglichkeiten des Zahnarztes für intrakoronale Versorgungen auf Materialien wie Amalgam, Gold, Seitenzahnkomposits oder laborgefertigte Kunststoff- oder Keramikinlays beschränkt. Obwohl die Materialien für den Seitenzahnbereich verbessert wurden, bestehen weiterhin bei den meisten Materialien verschiedene Probleme. Es ist schwierig, eine ästhetische abrasionsfeste Seitenzahnrestauration zu entwickeln. Von den verwendeten Materialien kommt die Keramik den Eigenschaften des Schmelzes am nächsten (*Craig*, 1080). Wenn Zähne und Keramik angeätzt werden, und die Keramik adhäsiv mit Komposit im Zahn befestigt wird, steigt die Widerstandsfestigkeit gegenüber Kaukräften und Fraktur. Deshalb wird der Randschluß zu einem entscheidenden Kriterium.

Optisches Vermessen und computergestütztes Fräsen der Restaurationen wurde bereits 1971 versucht (*Altschuler*, 1971/1973). Mit dem technischen Fortschritt wurde zu dieser Zeit eine Vielzahl von Systemen entwickelt (*Duret* et al, 1988; *Williams*, 1987; *Rekow*, 1987; *Brandestini* et al, 1985; *Duret* und *Preston*, 1991). Außerdem wurden andere Computersysteme für die Herstellung von Zahnersatz entwickelt (z.B. das Celay-System, das Procera-System, das Titan-System und verschiedene japanische Systeme).

Die französische Gruppe um Dr. François Duret scheint die Technologie von CAD/CAM am meisten vorwärts zu treiben. Ihr System wird laufend weiterentwickelt an der Universität von Südkalifornien; die Denti-CAD Einheit an der Universität in Maryland unter der Leitung von Dr. Dianne *Rekow*; und das Team *Brandestini/ Mörmann* arbeitet über das Cerec-System.

Das französische System - eines der frühesten - wurde zuerst als Prototyp 1983 gezeigt. Dieses System arbeitet mit Lasern, um die Umrisse der Kavität im Mund des Patienten optisch zu vermessen. Viele Aufnahmen aus verschiedenen Richtungen werden mit einer Videokamera gemacht. Der Computer liefert dann ein dreidimensionales zusammengesetztes Bild vom Zahn, auf dem der Behandler die Präparationsränder erkennen kann. Mit Hilfe des Computers und einer Datenbank, auf der der äußere Umriß eines Zahns gespeichert wird, können die Flächen des Inlays mit einer Schleifmaschine, bestehend aus 3,5 Rotationsachsen, gefräst werden. Das System kann für gefräste Inlays, Onlays, Vollkronen und drei-gliedrige Brükken verwendet werden. Es ist wahrscheinlich das am besten entwickelte, verständlichste und auch teuerste getestete Modell. Bei diesem System sollte der Zahnarzt das Aufnahmegerät in der Praxis zur Verfügung haben und die Daten an ein zentrales Labor für die Herstellung des Zahnersatzes schicken können.

Das System, das ursprünglich an der Universität von Minnesota von Dr. Dianne Rekow (nun an der Universität von Maryland) entwickelt wurde, verwendete ursprünglich die sogenannte „Stereofotogrammetrie-Technik". Hierzu wird eine Serie von Schwarz-Weiß-Fotos gemacht, um die Umrisse der Kavität darzustellen, die zur Restauration der fehlenden Teile der klinischen Krone nötig sind. Die Information wird digital verrechnet und vom Computer für die Rekonstruktion der Krone verwendet. Der neueste Prototyp, das von *Rekow* entwickelte DentiCAD-System, verwendet direkte intraorale Kontaktdigitalisierung, eine Form von Miniaturabtasten. Ein Abtastkopf leitet die intraorale Information über den Zahn an den Computer weiter. Obwohl dieses System noch in der Entwicklung und derzeit noch nicht perfekt ist, wird es künftig in der Lage sein, Inlays, Onlays sowie vollständige Kronen aus Kunststoff, Keramik und Metall herzustellen.

Das dritte System, das in Zürich entwickelte Cerec System, ist in Europa seit 8 Jahren erhältlich und wird derzeit auch in den Vereinigten Staaten, Kanada, Japan, Mexiko, Südafrika und Südamerika durch die Firma Siemens auf den Markt gebracht. Dieses System wird im folgenden diskutiert, da es gegenwärtig schon im Handel erhältlich und in der zahnärztlichen Praxis einsetzbar ist. Dieses CAD/CAM-Gerät, das Inlays, Onlays, $^3/_4$ -Kronen, $^7/_8$ -Kronen und Veneers herstellen kann, ermöglicht dem Zahnarzt, den Zahn mit einer indirekten permanenten Restauration in einer einzigen Sitzung zu versorgen. Dies geschieht ohne eine Abformung oder die Hilfe eines Zahntechnikers. Das komplette fahrbare Gerät zeigt Abb. 11-1. Es besteht aus drei grundlegenden Komponenten: einer kleinen Kamera (Abb. 11-2), einem Computer mit Bildschirm (Abb. 11-3) und einer Miniaturschleifmaschine mit 3 Rotationsachsen (Abb. 11-4). Es wurde eine neue Version der Schleifmaschine entwickelt, („E"- Version), um die diamantierte Scheibe mit einem Elektromotor statt mit einem Wasserstrahl anzutreiben („Hydro"-Version). Dies sorgt für ein glatteres Schleifen der Keramik und damit für bessere Paßgenauigkeit der Restauration.

Ein Flußdiagramm zur Beschreibung des Cerec System zeigt die Abb. 11-5. Der Abtastkopf der Kamera sendet infrarotes Licht durch die Linse auf die präparierte Zahnoberfläche. Das Licht wird im Abtastkopf auf einen Photorezeptor reflektiert und dann auf den Computer übertragen. Die Intensität des reflektierten Lichts liefert die Werte für die vertikale Ausdehnung der Kavitätentiefe. Die gemessenen Daten werden dann vom Computerspeicher auf die Miniaturschleifmaschine übertragen, die die Restauration herstellt.

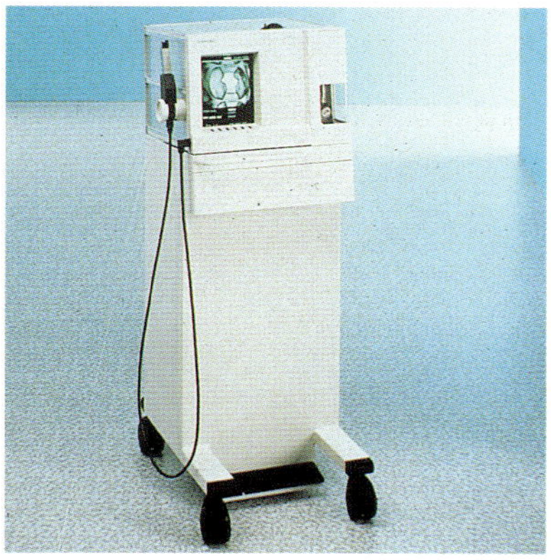

Abb. 11-1 Das kompakte, fahrbare Cerec-Gerät, enthaltend eine Kamera, einen Computer mit Bildschirm und eine Schleifmaschine mit drei Rotationsachsen (Pelton & Crane, eine Tochtergesellschaft der Firma Siemens).

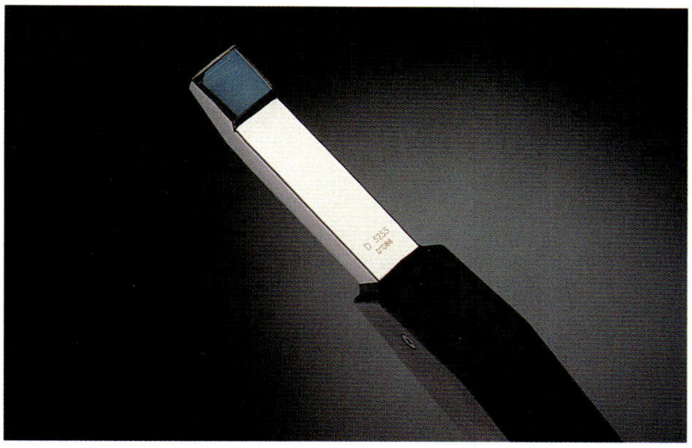

Abb. 11-2 Die Kamera zum optischen Abtasten der Kavität.

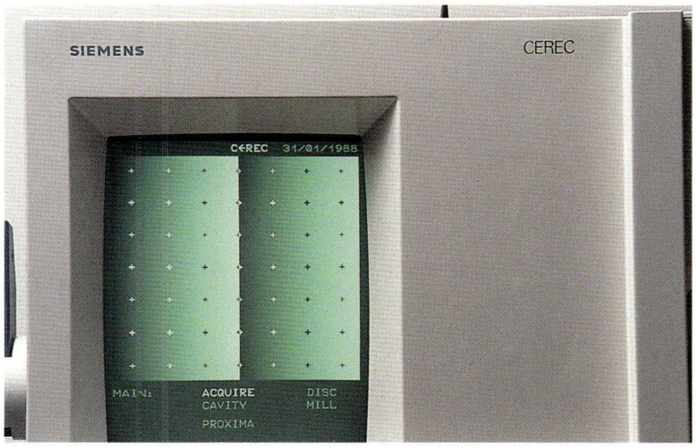

Abb. 11-3 Der Computerbildschirm des Cerec System.

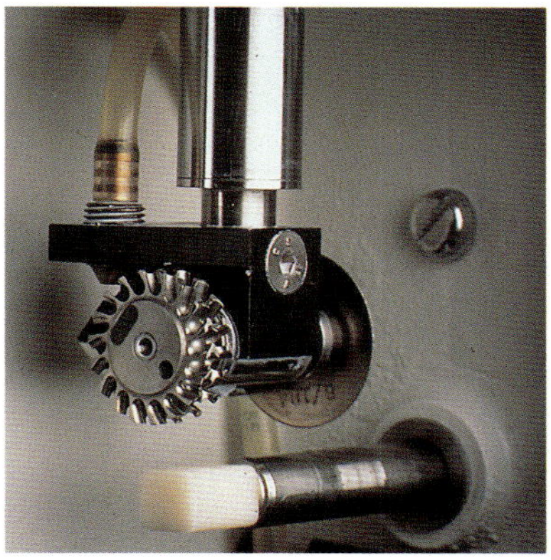

Abb. 11-4 Die Schleifmaschine mit den drei Rotationsachsen zum Fräsen der Restauration.

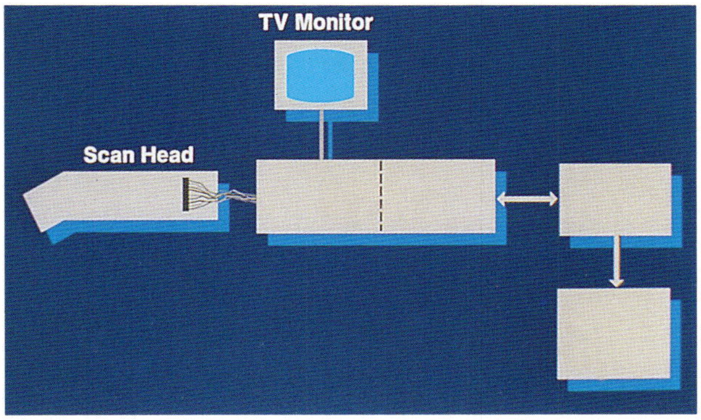

Abb. 11-5 Flußdiagramm des Herstellungsprozesses einer Restauration mit dem Cerec System.

Klinisches Vorgehen beim Cerec System

Präparation

Bei der Präparation eines Cerec Inlays sind einige Besonderheiten zu beachten. Die konventionelle Inlaypräparation muß modifiziert werden, um die Möglichkeiten der Schleifmaschine maximal auszunutzen. Der Computer *kann keine schrägen oder konvexe Flächen, keine Stufen oder undefinierte Winkel unterscheiden*; daher ist es zwingend notwendig, daß *die präparierten Wände möglichst gerade sind*. Die ideale okklusale Wand kann vertikal leicht konvergierend sein oder zur Okklusalfläche hin leicht divergierend (Abb. 11-6). Im allgemeinen führen leicht *konvergierende* Kavitätenwände zu einer schärferen Zeichnung auf dem Bildschirm; diese kann vom Computer leichter gelesen werden. Wenn während der Präparation Unterschnitte entstanden sind, werden sie beim Abtasten der Kavität ausgeblockt und später mit Befestigungskomposit gefüllt. Die okklusale Kavitätenwand sollte einen weichen, fließenden Umriß haben.

Die approximalen Wände müssen nach okklusal leicht *divergierend* gestaltet werden, um ein vollständiges Eingliedern der Inlays zu ermöglichen.

Ein relativ flacher Kavitätenboden und flache Wände sind vom Computer leichter zu unterscheiden und führen zu einer besseren Paßgenauigkeit der Restauration, insbesondere im Randbereich. Bei sehr tiefen Läsionen bis in den Pulpenbereich sollte eine schnellhärtende oder lichthärtende Calciumhydroxid-Unterfüllung gelegt werden. Um den Pulpenboden auszugleichen, sollte das Dentin mit einer Glasionomerzementunterfüllung abgedeckt werden. Unregelmäßige Oberflächen erschweren den Schleifvorgang.

Optisches Vermessen der Kavität

Die Oberfläche des präparierten Zahnes reflektiert oft nicht ausreichend genug, manche Stellen erscheinen auf dem Computerbildschirm nur als undeutliches, glänzendes Bild. Daher muß man die Kavität mit einem Spezialpuder abdecken, der eine angemessene Lichtreflexion bewirkt (Abb. 11-7). Es sollte Kofferdam angelegt werden, um die Gingiva zurückzudrängen und den Puder vor Kontamination mit Speichel zu schützen. Durch die

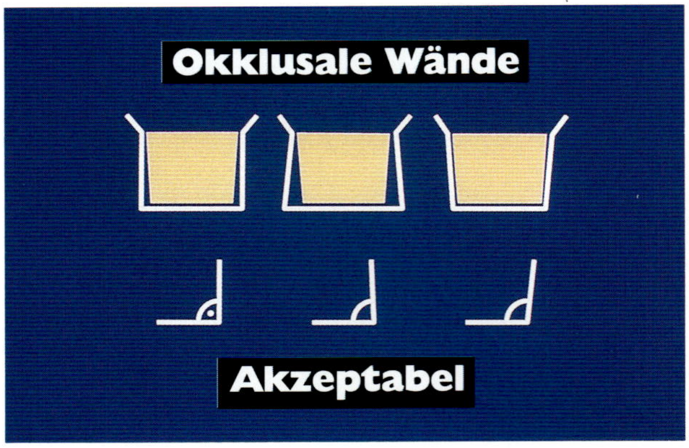

Abb. 11-6 Idealformen der Kavitätenwände

Feuchtigkeit in der Mundhöhle würde die Kamera ein unscharfes Bild der Kavität aufnehmen.

Mit einer handgeführten Kamera wird die präparierte, mit Puder bedeckte Kavität abgetastet und auf dem Computerbildschirm vergrößert abgebildet. Die Kamera wird solange justiert, bis auf dem Bildschirm ein scharfes Abbild der vollständigen Kavität erscheint. Es ist wichtig, die Kamera entlang der Längsachse zu führen, so daß der Computer alle Innenwände und Oberflächen der Kavität gleichzeitig ablesen kann. In dieser Phase nimmt der Behandler seinen Fuß vom Pedal, die räumliche Darstellung der Kavität wird auf dem Bildschirm gespeichert. Die Brennweite der Kameralinse beträgt 10 mm; bei einem größeren Abstand als 10 mm wird nicht korrekt fokusiert und folglich eine fehlerhafte Restauration hergestellt.

Computergestützte Gestaltung der Restauration

Die Restauration wird nach dem Abbild auf dem Computerbildschirm hergestellt, wobei die registrierten Daten durch eine Vielzahl von Konstruktionseingaben ergänzt werden. Der Behandler kann elektronisch die Restauration gestalten, indem er mit dem Cursor die Präparationsgrenzen abfährt und damit den Umriß bestimmt. Es werden die Innenflächen, die Kavitätenwände und die okklusalen Ränder gestaltet. Somit werden der Kavitätenboden, die achsialen Wände, die Präparationsgrenzen, die Approximalflächen (und -kontakte) und die marginalen Ränder aufgebaut (Abb. 11-8). Der Vorgang kann jederzeit abgebrochen werden, und der Behandler hat die Möglichkeit,

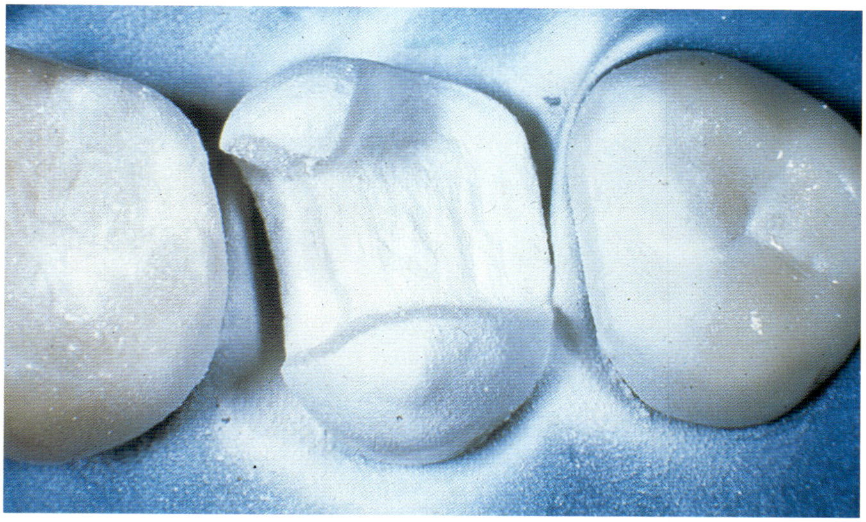

Abb. 11-7 Die präparierte Kavität wird mit einem licht-reflektierenden Puder bedeckt, um das optische Abtasten zu erleichtern.

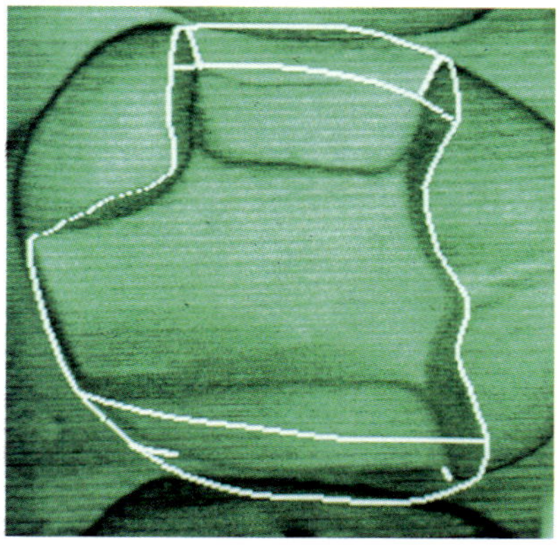

Abb. 11-8 Die Restauration wird elektronisch mit dem Cursor vermessen, um die Umrißform und die inneren Grenzen festzulegen.

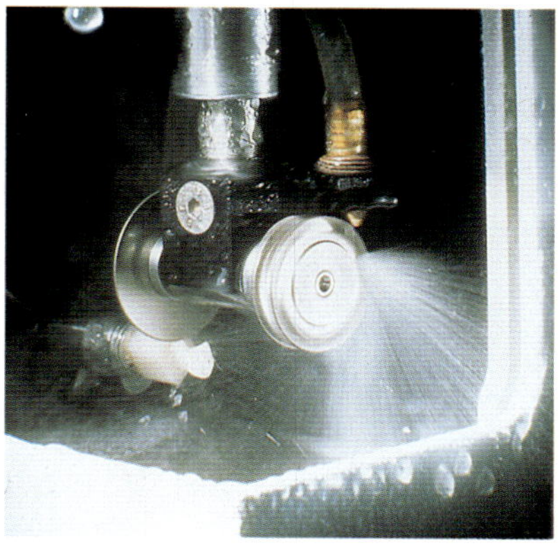

Abb. 11-9 Der Keramikblock wird in die Schleifmaschine eingespannt, die die Restauration aus dem Block herausfräst.

die elektronisch gewonnene Konstruktion zu korrigieren. Wenn die Umrisse der Restauration fertig sind, konstruiert der Computer ein vermessenes dreidimensionales Modell des Inlays, Onlays oder Veneers.

Alle Informationen werden automatisch auf einer programmierten Diskette gespeichert. Die Konstruktionsdauer beträgt normalerweise 2 bis 8 Minuten, auch beim Ersatz von mehreren Höckern oder Veneers.

Schleifvorgang

Nachdem alle Daten gespeichert sind, wählt der Computer die Größe des Keramikblocks für den Schleifvorgang aus. Es existiert eine große Vielfalt an Farben und Größen sowohl bei gebrannter Keramik (Vita, Vident Co) als auch bei gegossener Glaskeramik (Dicor, Dentsply International). Diese Blöcke werden maschinell gefertigt und sind daher homogener und weniger porös als der üblicherweise im zahntechnischen Labor hergestellte Werkstoff. Der Keramikblock wird auf einem Ansatz aus Metall eingespannt und in die Schleifmaschine eingebracht. Danach wird das kleine

Fenster geschlossen und der Schleifvorgang gestartet (Abb. 11-9). Der Schleifprozeß erfolgt durch ein System von drei Rotationsachsen, das 25 μm dünne Schichten abträgt. Eine Diamantscheibe wird durch einen Elektromotor angetrieben, der in 4 bis 7 Minuten den Schleifvorgang abschließt. Mit diesem können die okklusalen Umrisse der Höckerabhänge, marginale Ränder und approximale Flächen erfaßt werden. Es ist aber nicht möglich, damit das okklusale Relief zu gestalten. Dies muß vom Zahnarzt im Mund des Patienten nach dem Einzementieren des Inlays durchgeführt werden.

Einsetzen im Mund

Da es bevorzugt im Spaltraum zwischen Zahn und Inlay zum Bruch der Restauration kommt, spielen die Größe des Spalts und das Befestigungsmaterial eine bedeutende Rolle für den Langzeiterfolg der Restauration. Der Spalt sollte kleiner als 100 μm sein, besonders im Okklusalbereich (*Leinfelder et al,* 1989). Wenn der Spalt zu groß ist, wird die Restauration geschwächt, es kommt zu Verfärbungen, Sekundärkaries und möglicherweise zu Fraktur des Inlays. Neuere Studien (*Isenberg et al,* 1990, 1992) haben gezeigt, daß bei kleinem Spalt die Belastung der Restauration minimiert wird. Hat man sich von der Paßgenauigkeit überzeugt, kann das Inlay einzementiert werden.

Dazu muß der Zahn 20 Sekunden lang mit einer 37%-igen Phosphorsäure angeätzt werden. Der Zahn wird dann abgesprayt und getrocknet, ein Haftvermittler wird aufgetragen. Das Keramikinlay wird *außerhalb des Mundes* an seiner Unterseite angeätzt. Zur Zeit sind die beiden Materialien der Wahl Dicor Glaskeramik und Vita Keramik. Dicor wird mit Ammoniumbifluorid angeätzt, Vita mit einem gepufferten Hydrofluorsäuregel. Beide Materialien müssen zur besseren Retention des Befestigungskomposits noch an der Unterseite silanisiert werden.

Derzeit scheint das Dicor-Material der Härte des Schmelzes näherzukommen; dadurch wird die Abrasion durch den Antagonisten minimiert. Vita bringt derzeit eine neue Generation von Keramikmaterial auf den Markt, Vita Mark II, das eine wesentlich kleinere Teilchengröße besitzt. Seine Widerstandsfestigkeit und seine Fräseigenschaften werden momentan noch erforscht.

Bis heute wird noch ein dual-härtendes Befestigungskomposit aus Mikrofüllern verwendet, um das Inlay, Onlay oder Veneer adhäsiv zu befestigen. Die Forschungen haben nachgewiesen, daß mikrogefüllte Komposits zwei- bis dreimal besser halten als Hybride. Nach der Lichtpolymerisation kann das okklusale Relief gestaltet werden. Dies geschieht intraoral mit feingekörnten Diamanten. Der Brasseler Instrumentensatz, bestehend aus Diamanten, 12- und 30-Blatt-Hartmetallfinierern und Gummikegeln, eignet sich ausgezeichnet zum Ausarbeiten und Polieren mit Diamantpaste.

Vorteile des Cerec System

Keramische Versorgungen bieten viele Vorteile gegenüber konventionellen restaurativen Materialien. Das Cerec CAD/CAM System weist darüber hinaus zusätzliche spezielle Vorteile auf:

- Einzeitiges Verfahren
- Keine Abdrucknahme
- Stabiler Verbund durch adhäsives Befestigen
- Reduzierter Randspalt
- Abrasionsfestigkeit vergleichbar mit dem Schmelz
- Weniger Inlayfrakturen, da sie aus einem soliden, homogenen Block herausgefräst werden
- Ausgezeichnete Polierbarkeit
- Verbesserte Ästhetik
- Weniger Substanzverlust des Zahns, dadurch bessere parodontale Verhältnisse
- Erhöhte Festigkeit des Zahns
- Präparation, Herstellung, Einzementieren und Polieren sind normalerweise in 1 bis 1/2 Stunden abgeschlossen.

Das Celay System

Das Celay System (entwickelt von Dr. Stefan I. *Eidenbenz* an der Universität in Zürich), eine innovative Technik, ist eine Abwandlung des direkt-indirekten Restaurationskonzeptes, aber ohne die Hilfe eines Zahntechnikers. Es wird eine Inlay- oder Onlaykavität für den entsprechenden Zahn präpariert, an die Stelle einer konventionellen Abformung tritt jedoch ein direktes Herstellungsverfahren. Eine verformbare Präzisionsmasse wird direkt in der Kavität im Mund des Patienten modelliert, wo Okklusion, Approximalkontakte und marginaler Randschluß ausgearbeitet werden. Das Material wird dann lichtgehärtet, bevor es vom Zahn abgenommen und als Prototyp dient, um kopiert und aus Keramik in einer separaten Schleifmaschine (Abb. 11-10) gefräst zu werden (entwikkelt von Claude *Nowak* von der Mikrona Technologie AG, Spreitenbach, Deutschland).

Das Schleifzentrum hat zwei verschiedene Bereiche. Auf der einen Seite wird das Modell zum Kopieren in einem Halter zentriert (Abb. 11-11), wo es manuell mit einem Sensor abgetastet wird (Abb. 11-12). Der andere Bereich der Schleifmaschine enthält eine rotierende Scheibe (Abb. 11-13) mit verschiedenen Fräsen (Abb. 11-14). Das direkt modellierte Inlay wird im Sichtfenster manuell mit einem Sensor abgetastet. Dieser ist direkt mit der Schleifmaschine verbunden. Jede abgetastete Form wird somit gleichzeitig durch die rotierende Turbine in allen drei Dimensionen aus einem Keramikblock herausgefräst. Die grobe Form wird mit einer Diamantscheibe geschliffen (Abb. 11-15), mit einem zylinderförmigen Diamanten werden die Feinheiten herausgearbeitet (Abb. 11-16). Die Keramikblöcke für die Restaurationen sind in verschiedenen Farben und Größen erhältlich. Es wird die passende Größe ausgewählt und in den Halter der Schleifmaschine eingespannt.

Das System kann auch rein indirekt mit Abdrucknahme und Modellherstellung im Labor eingesetzt werden. Das Kompositmaterial des Prototyps wird präzise auf dem Modellstumpf in die gewünschte Form gebracht. Dann wird das Prototyp-Inlay auf der linken Seite der Schleifmaschine zwischen zwei Metallspitzen fixiert (Abb. 11-12). Die Oberfläche des Prototyps wird dann in analoger Weise manuell mit einem Sensor abgetastet (Abb. 11-13) und in der Schleifmaschine aus Keramik reproduziert. Es wird eine exakte Kopie des Kunststoff-Prototyps herausgearbeitet. Das okklusale Relief wird identisch reproduziert, wie es intraoral modelliert war (Abb. 11-17), so daß nach Abschluß des Schleifvorganges das Inlay, im Idealfall ohne größere Korrekturen, fertig zum Einzementieren ist (Abb. 11-18). Zusätzliches individuelles Charakterisieren des Inlays kann, wenn gewünscht, im Labor durch abschließendes Brennen vor der endgültigen Fertigstellung erfolgen (Abb. 11-19).

Die Paßgenauigkeit des Inlays hat eine Toleranz von weniger als 50 μm.

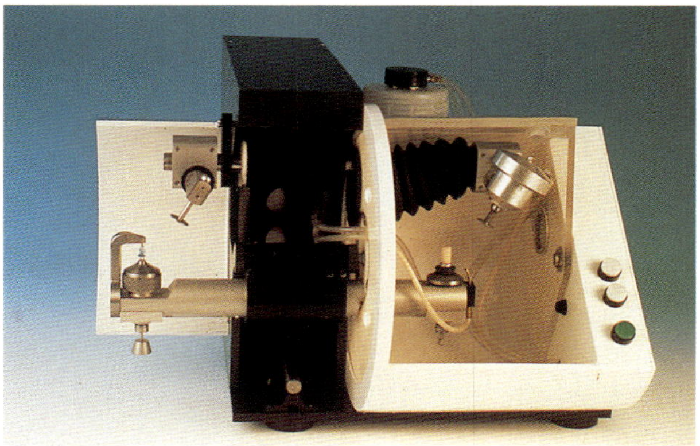

Abb. 11-10 Das Celay Schleifgerät (Vident). Auf der linken Seite wird ein Sensor zum Abtasten des Prototyps manuell über dessen Oberfläche aus Kunststoff geführt. Die rechte Seite der Maschine fräst gleichzeitig aus einem Keramikblock eine Kopie der linken Seite. Das Ergebnis weist einen Randspalt von weniger als 50 μm auf. (Die Abbildungen 11-10 bis 11-19 wurden freundlicherweise von der Firma Mikrona Technologie AG zur Verfügung gestellt.)

Vorteile des Celay Systems

- Eine paßgenaue Keramikrestauration kann in einer einzigen Patientensitzung fertiggestellt werden.
- Die Keramikversorgung erfolgt ohne die Mitarbeit eines Zahntechnikers.
- Die Restauration wird aus einem industriell gefertigten, hochwertigen Material hergestellt.
- Der Herstellungsprozeß ist sehr kurz. Ein kleines Inlay kann in 3 Minuten gefräst werden, ein mod-Inlay in weniger als 8 und ein komplettes Onlay in 12-13 Minuten.

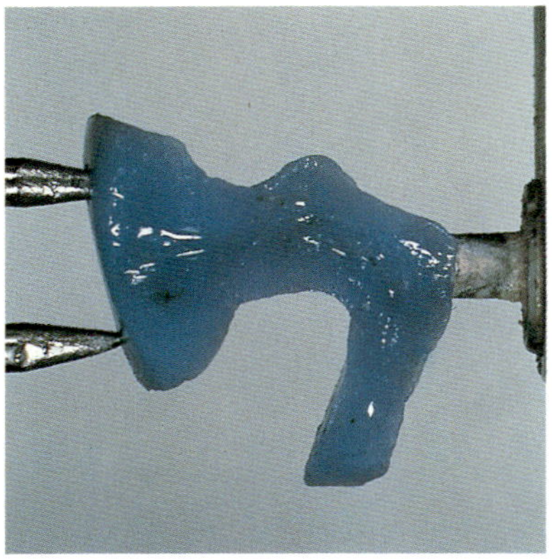

Abb. 11-11 Der Kunststoff-Prototyp wird auf der linken Seite des Gerätes in seiner Lage fixiert und mit einem Sensor manuell abgetastet.

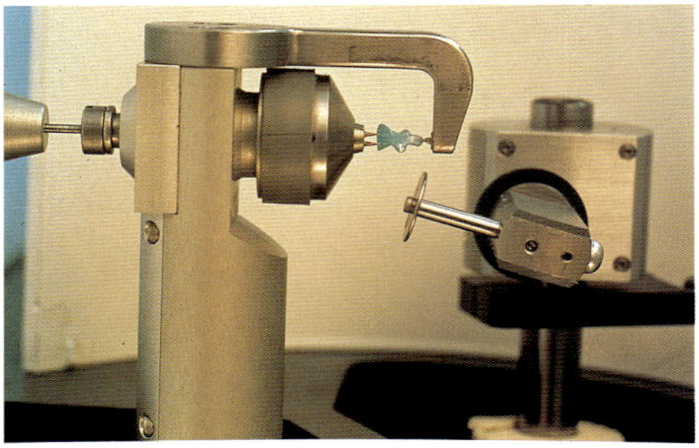

Abb. 11-12 Der Keramikblock wird in die Schleifmaschine eingespannt.

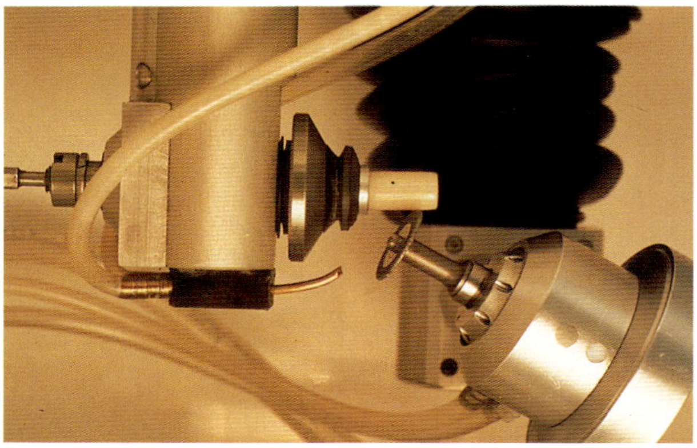

Abb. 11-13 Die Schleifmaschine reproduziert den Kunststoff-Prototyp mit einer Diamantscheibe.

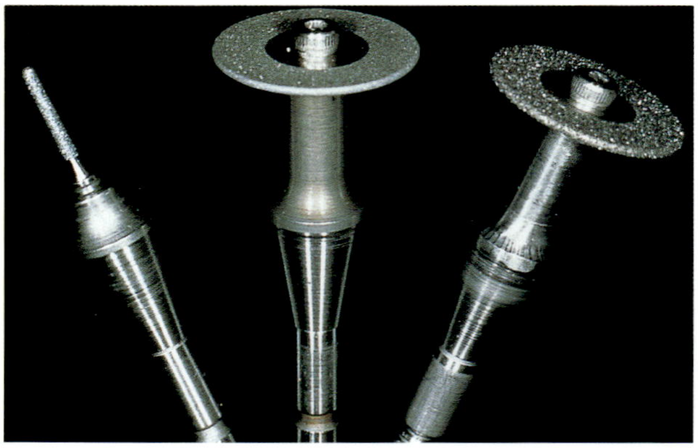

Abb. 11-14 Die drei Arten von diamantierten Fräsinstrumenten des Celay Systems.

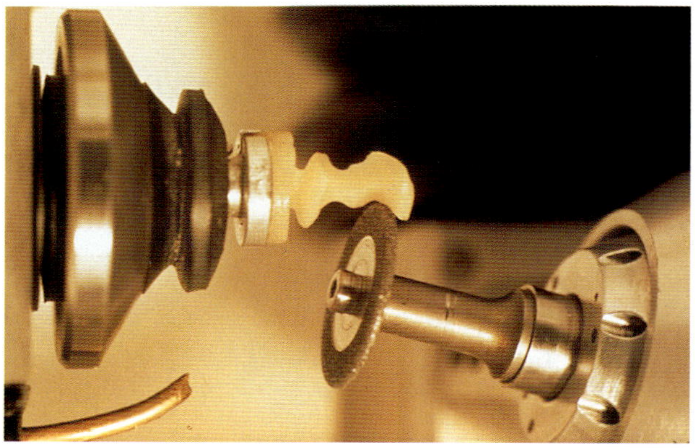

Abb. 11-15 Die grobe Form wird mit einer Diamantscheibe herausgearbeitet.

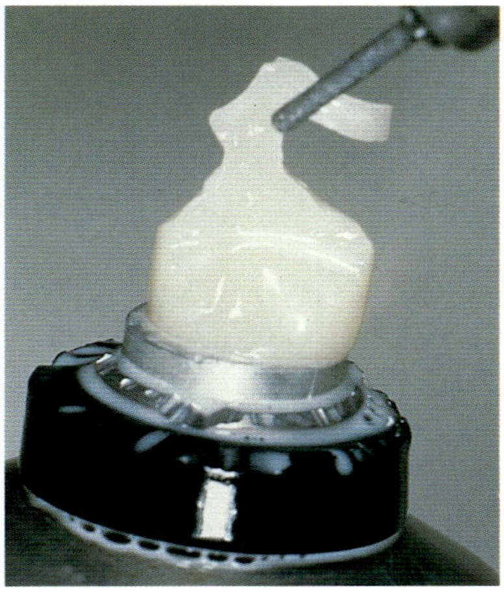

Abb. 11-16 Feine Details wie die zentrale Fossa und das okklusale Relief werden mit einem feinen zylinderförmigen Diamanten der Schleifmaschine herausgearbeitet.

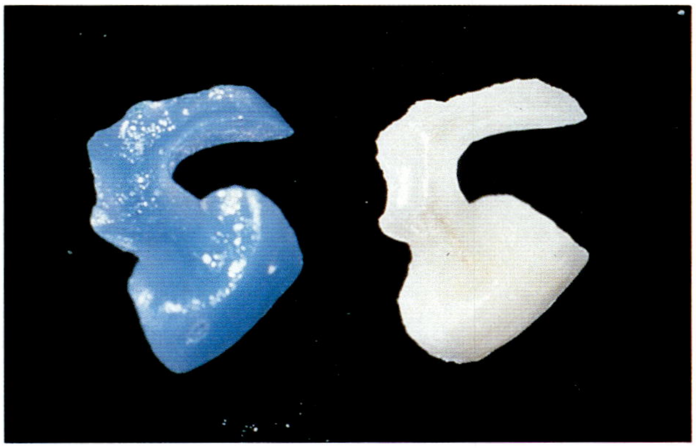

Abb. 11-17 Ein mesio-okklusales und bukkales Prototyp-Inlay aus Acrylatkunststoff (links) und seine Replik aus Keramik (rechts).

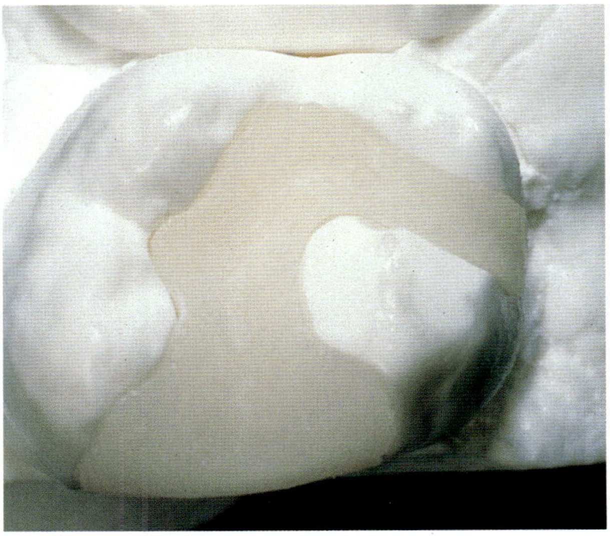

Abb. 11-18 Das gefräste Inlay wird auf einem indirekten Modell aufgepaßt.

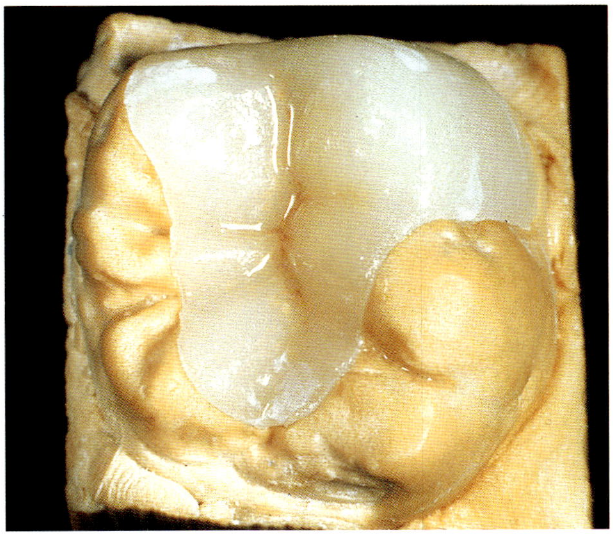

Abb. 11-19 Eine fertiggestellte Restauration wird auf einem indirekten Modell aufgesetzt, um den Randschluß, das okklusale Relief, die Farbgebung und die endgültige Zahnform zu zeigen.

Literatur

Adair PJ, Bell B, Pameijer CH. Casting technique of machinable glass ceramics. *J Dent Res* 1980; 59:475 (abstr no. 883).

Adair PJ, Grossman DG. The castable ceramic crown. *Int J Periodont Rest Dent* 1984; 2:33-45.

Adair PJ, Hoekstra KE. Fit of castable ceramic. *J Dent Res* 1982; 61:345 (abstr no. 1500).

Adair PJ, Sackett BP, Cammaratp VT. Preliminary clinical evaluation of cast ceramic full crown restorations. *J Dent Res* 1982; 61:292 (abstr no. 1024).

Altschuler BR. Holodontography. SAM-TR-73-4 Report, No. AD 758191. Brooks AFB, Texas, USAF, School of Aerospace Medical Div(AFSC) 1971/1973; 78:285.

Bailey LF, Bennett RJ. Dicor surface treatments for enhanced bonding. *J Dent Res* 1988; 67:925 (abstr no. 931).

Bennett RJ, Bailey LF. Bonding to Dicor laminate veneers. *J Dent Res* 1986; 65:314 (abstr no. 1309).

Biederman JD. Direct composit resin inlay. *J Prosthet Dent* 1989: 62:249-253.

Black GC. The physical properties of the silver-tin amalgams. *Dent Cosmos* 1896; 38:965.

Blackman R, Barghi N, Duke E. Influence of ceramic thickness on resin curing time. *J Dent Res* 1988:67:305 (abstr no. 1537).

Bleiholder F.F, Pijawka JP, Jurecic A. Filler/binder interaction in dental composites. *J Dent Res* 1974; 53:151 (abstr no. 387).

Bowen RL. Dental filling material comprising vinyl silane treated fused silica and a binder consisting of a reaction product of bisphenol and glycidyl, methacrylate [US patent 3, 066, 112], 1962.

Bowen RL. Compatibility of various materials with oral tissues. I: The components in composite restorations. *J Dent Res* 1979; 58:1493-1506.

Brandestini M, Mörmann W, Lutz F, Krejci I. Computer machined ceramic inlays: in vitro marginal adaptation. *J Dent Res* 1985; 64:208 (abstr no. 305).

Brännström M, Neyborg H. The presence of bacteria in cavities filled with silicate cement composite resin materials. *Swed Dent J* 1971; 64:149-153.

Brännström M, Torstenson B, Nordenvall KJ. The initial gap around large composite restorations in vitro: the effect of etching enamel walls. *J Dent Res* 1984; 63:681-684.

Buonocore MG. A simple method of increasing the adhesion of acrylic filling materials to enamel surfaces. *J Dent Res* 1955; 34:849-853.

Buonocore MG. Principles of adhesive retention and adhesive restorative materials. *J Am Dent Assoc* 1963; 67:382-391.

Calamia JR, Calamia S, Lemier J, Hamburg M, Scherer W, Nyucd N. Clinical evaluation of etched porcelain laminate veneers: results at 6 month - 3 years. *J Dent Res* 1987; 66:245 (abstr no. 1110).

Calamia JR, Simonsen RJ. Effect of coupling agents on bond strength of etched porcelain. *J Dent Res* 1984; 63:162 (abstr no. 79).

Calamia J, Vaidynathan J, Calamia S, Hamburg M. Shear bond strength between acid-etched Dicor and Composit resin. *J Dent Res* 1986; 65: 828 (abstr. no. 925).

Candio SJ. The direct resin inlay: clinical protocol. *Oral Health* 1990; 80 (8): 9:15.

Cavel WT, Kelsey WP, Barkmeier WW, Blankenau RJ. A pilot study of the clinical evaluation of castable ceramic inlays and a dual-cure resin cement. *Quintessence Int* 1988; 19:257-262.

Chan DCN, Jensen ME, Shet J, Sigler T. Shear bond strengths of etched porcelain bonded with resin to enamel. *J Dent Res* 1987; 66:245 (abstr no. 1109).

Ciucchi B, Bouillaguet S, Holz J. Proximal adaptation and marginal seal of posterior composite resin restorations placed with direct and indirect techniques. *Quintessence Int* 1990; 21:663-669.

Craig RG. *Restorative Dental Materials*, ed 7. St Louis; CV Mosby Co, 1980.

Duret F, Blouin JL, Duret B. CAD/CAM in dentistry. *Am Dent Assoc* 1988; 117:715-720.

Duret F, Preston JD. CAD/CAM imaging in dentistry. *Current Opinion Den* 1991; 1:150-154.

Eden GT, Kacicz JM. Dicor crown strength improvement due to bonding. *J Dent Res* 1987; 66:207 (abstr no. 801).

Fuzzi M, Luthy H, Wohlwend A, Difebo G, Carnevale G, Caldari R. Marginal fit of three different porcelain onlays bonded to tooth: an in vitro study. *Int J Periodont Rest Dent* 1991; 11:303-315.

Gerbo LR, Leinfelder KF, Mueninghoff LA, Russell C. Use of optical standards for determining wear of posterior composite resins. *J Esthet Dent* 1990; 2:148-152.

Gettleman L. Status report on low-gold content alloys for fixed prostheses. *J Am Dent Assoc* 1980; 100:237.

Goldstein R. Finishing of composites and laminates. *Dent Clin North Am* 1989; 33: 305-318.

Gray AW. Volume changes accompany solution, chemical combination and crystallization in amalgam. *Inst Metals J* 1923; 29:139.

Grossman DG. Machinable glass-ceramics based on tetrasilic mica *J Am Ceram Soc* 1972; 55: 446-449.

Hinoura K, Moore BK, Swartz ML, Phillips RW. Tensile bond strength between glass-ionomer cement and composite resin. *J Dent Res* 1986; 65:344 (abstr no. 1576).

Hsu CS, Stangel I, Nathanson D. Shear bond strength of resin to etched porcelain. *J Dent Res* 1985; 64:296 (abstr. no. 1095).

Ibsen RL, Strassler HE. An innovative method for fixed anterior tooth replacement utilizing porcelain veneers. *Quintessence Int* 1986; 17:455-459.

Isenberg BP, Essig ME, Leinfelder KF, Mueninghoff LA. Clinical evaluation of CEREC CAD-CAM restorations *J Dent Res* 1990; 69:1597 (abstr no. 1597).

Lacy AM, Zhang K, Koh A, Wiltshire WA, Watanabe L. Marginal microleakage around Class II resin and Dicor inlays. *J Dent Res* 1988; 67:196 (abstr no. 699).

Landy NA, Simonsen RJ. Cusp fracture strength in Class II composite resin restorations. *J Dent Res* 1984; 63:175 (abstr no. 40).

Leinfelder KF, Isenberg BP, Essig ME. A new method for generating ceramic restorations: a CAD-CAM system. *J Am Dent Assoc* 1989; 118:703-707.

Leinfelder KF, Price WG, Gurley WH. Low gold alloys: a laboratory and clinician evaluation. *Quint Dent Technol* 1981; 5:483.

Leinfelder KF, Roberson TM. Clinical evaluation of posterior composite resins. *Gen Dent* 1983; 31:276-281.

Leinfelder KF, Taylor DF. Current status of composite resins. *NC Dent J* 1978; 61:17-18.

Litkowski LJ. A review of five dentin-bonding systems. *Esthetic Dent Update* 1990; 1(4):58-61. Ludwig KL. Studies on the ultimate strength of all-ceramic crowns. *Dent Labor* 1991; 39:647-651.

Lutz R, Krejci I, Luescher B, Oldenburg TR. Improved proximal margin adaptation of Class II composite resin restorations by use of light-reflecting wedges. *Quintessence Int* 1986; 17:659-664.

McInnes-Ledoux PM, Ledoux WR, Weinberg R, Rappold A. Luting castable ceramic restorations - a bond strength study. *J Dent Res* 1987; 66:207 (abstr no. 802).

McLean JW, Powis DR, Prosser HJ, Wilson AD. The use of glass-ionomer cements in bonding composite resins to dentine. *Br Dent J* 1985; 158:410-414.

Millstein PL, Nathanson D. Effect of eugenol and eugenol cements on cured composite resin. *J Prosthet Dent* 1983; 50:211-215.

Millstein PL, Nathanson D. Effects of temporary cementation of permanent cement retention to composit resin cores. *J Prosthet Dent* 1992; 67:856-859.

Morin D, DeLong R, Douglas WH. Cusp reinforcement by the acid-etch technique. *J Dent Res* 1984; 63:1075-1078.

Nathanson D, Hassan F. Effect of etched porcelain thickness on resin-porcelain bond strength. *J Dent Res* 1987; 66:245 (abstr no. 1107).

Peutzfeldt A, Asmussen E. A comparison of accuracy in seating and gap formation for three inlay/ onlay techniques. *Oper Dent* 1990; 15:129-135.

Rappold A, McInnes-Ledoux P, Zink J, Crowe RA, Weinberg R. Intracoronal cast ceramic restorations - an in vitro investigation of fit. *J Dent Res* 1987; 67:134 (abstr no. 218).

Redford DA, Jensen ME. Cuspal flexure, strength, microleakage. *J Dent Res* 1986; 65:344 (abstr no. 1573).

Rekow D. Computer-aided design and manufactoring in dentistry: a review of the state of the art. *J Prosthet Dent* 1987; 58:512-516.

Robinson PB, Moore BK, Swarz ML. Comparison of microleakage in direct and indirect composite resin restorations in vitro. *Oper Dent* 1987; 12:113-116.

Roulet J-F. The problems associated with substituting composite resins for amalgam: a status report on posterior composites. *J Dent* 1988; 16:101-113.

Roulet J-F, Herder S. *Bonded Ceramic Inlays.* Chicago, Quintessence Publishing Co, 1991, p 90.

Scherer W, Caliskan F, Kain J, Moss S, Vijayaraghavan T. Comparison of microleakage between direct placement composites and direct composite inlays. *Gen Dent* 1990; 38:209-211.

Shortall AC, Baylis MA, Grundy JR. Marginal seal comparisons between resin-bonded Class II porcelain inlays, posterior composite restorations and direct composite resin inlays. *Int J Prosthodont* 1989; 2:217-223.

Stephens EB, Button GL, Gunsolley JC. Knoop microhardness comparison: heat-tempered vs light-cured composite resin. *J Dent Res* 1990; 69:310 (abstr no. 1615).

Strassler HE, Nathanson D. The new generation of dentin bonding agents. *Alpha Omegan* 1988; 81(12):28-32.

Takeshige F Kawai K, Torii M, Tsuchitani Y. Effect of heating on physical properties of composite resin. *J Dent Res* 1990; 69:310 (abstr no. 1609).

Wendt SL Jr The effekt of heat used as a secondary cure upon the physical properties of three composite resins. II. Wear, hardness, and color stability. *Quintessence Int* 1987; 18:351-356).

Wendt SL, Leinfelder KF. The clinical evaluation of heat-treated composite resin inlays. *J Am Dent Assoc* 1990; 120:177-181.

Williams AG. The Switzerland and Minnesota developments in CAD/CAM. *J Dent Pract Adm* 1987; 4:50-54.

Wilson AD, McLean JW. *Glass-Ionomer Cement.* Chicago, Quintessence Publishing Co, 1988.

Index